❀ 临床护理一本通 ❀

心血管内科临床护理

主　审　　郭　明
主　编　　丁淑贞　　姜秋红

副主编　潘冬梅　马丽梅　张　丽　谢小华
编　者（以姓氏笔画为序）

丁淑贞　马丽梅　王　涛　王瑛莉　孙红远
张　丽　张　彤　张　宏　张　杰　陈爱军
周　军　赵士荣　姜秋红　姜　艳　高　岩
韩　莉　谢小华　潘冬梅　邵英杰　汪秀荣

中国协和医科大学出版社

图书在版编目（CIP）数据

心血管内科临床护理／丁淑贞，姜秋红主编. —北京：中国协和医科大学出版社，2016.1

（临床护理一本通）

ISBN 978-7-5679-0343-2

Ⅰ.①心… Ⅱ.①丁… ②姜… Ⅲ.①心脏血管疾病－护理 Ⅳ.①R473.5

中国版本图书馆 CIP 数据核字（2015）第 107611 号

临床护理一本通

心血管内科临床护理

主　　编：丁淑贞　姜秋红

责任编辑：刘　婷　张秋艳

出版发行：**中国协和医科大学出版社**

（北京市东城区东单三条 9 号　邮编 100730　电话 010-65260431）

网　　址：www.pumcp.com

经　　销：新华书店总店北京发行所

印　　刷：三河市龙大印装有限公司

开　　本：710mm×1000mm　　1/16

印　　张：20.75

字　　数：290 千字

版　　次：2016 年 7 月第 1 版

印　　次：2021 年 10 月第 4 次印刷

定　　价：46.00 元

ISBN 978-7-5679-0343-2

前　言

　　心血管内科学目前已经取得了令人瞩目的迅猛发展，所涉及的人群数量、专科理论、诊疗手段的发展也日新月异，因此作为心血管内科整体医疗重要组成部分的护理也必须有自己相应的心血管内科护理专业理论。与此同时，心血管内科学是随着心血管内科学的发展而产生和发展的。随着心血管疾病基础研究的不断深入，众多高新技术的引入和应用，使心血管内科疾病的临床诊治手段不断地丰富和发展，这就要求心血管内科护理学也要有相应的变化。为了进一步总结实践经验，不断提高护理人员的实际工作水平，我们特组织有关专家编写了本书。

　　本书重点讲述了心血管专业常见疾病的临床表现、内外科治疗及临床护理要点，包括常见症状护理、心力衰竭患者的护理、心律失常患者的护理、常见先天性心血管病患者的护理、高血压患者的护理、冠状动脉粥样硬化性心脏病患者的护理、心脏骤停与心脏性猝死患者的护理、心脏瓣膜病患者的护理、感染性心内膜炎患者的护理、心肌疾病患者的护理、心包疾病患者的护理、周围血管疾病患者的护理及心血管常见介入诊疗技术及护理。本书始终贯彻实用性的宗旨，在内容取舍与编写方式上力求实用、新颖，使之能成为临床护士，特别是心血管专科护士的良师益友，为日常工作带来方便。

　　由于学识与经验不足，时间仓促，书中仍有可能存在缺点或不足，敬请广大读者批评指正。

编　者
2015 年 10 月

目　录

第一章　常见症状护理

第一节　心源性呼吸困难

心源性呼吸困难主要由左心衰竭和（或）右心衰竭引起，二者发生机制不同。左心衰竭时呼吸困难更为严重。左心衰竭引起呼吸困难的主要原因包括：①肺淤血，使气体弥散功能降低；②肺泡张力增高，通过迷走神经反射兴奋呼吸中枢；③肺泡弹性减退，使肺活量减少；④肺循环压力增高，导致反射性呼吸中枢兴奋性增高。右心衰竭严重时，也可引起呼吸困难，但程度较左心衰竭轻，主要原因为体循环淤血所致。

【临床表现及护理】

左心衰竭引起的呼吸困难多见于高血压性心脏病、冠心病、风湿性心瓣膜病、心肌炎及心肌病等。特点是活动时出现或加重，休息时减轻或缓解，仰卧加重，坐位减轻，典型者表现为端坐呼吸。急性左心衰竭多在夜间睡眠中发生，或称夜间阵发性呼吸困难，表现为夜间睡眠中突感胸闷气急，被迫坐起，惊恐不安。轻者数分钟至数十分钟后症状逐渐减轻、消失；重者可见端坐呼吸、面色发绀、大汗、有哮鸣音，咳浆液性粉红色泡沫痰，两肺底有较多湿性啰音，心率加快，可有奔马律。此种呼吸困难称"心源性哮喘"。其发生机制为：①睡眠时迷走神经兴奋性增高，冠状动脉收缩，心肌供血减少，心功能降低；②小支气管收缩，肺泡通气减少；③仰卧位时肺活量减少，下半身静脉回心血量增多，致肺淤血加重；④呼吸中枢敏感性降低，对肺淤血引起的轻度缺氧反应迟钝，当淤血程度加重、缺氧明显时，才刺激呼吸中枢作出应答反应。

右心衰竭引起的呼吸困难临床上主要见于慢性肺心病、渗出性或缩窄性心包炎、心包积液等。主要原因是体循环淤血所致。其发生机制为：①右心房与上腔静脉压升高，刺激压力感受器反射地兴奋呼吸中枢；②血氧含量减少，乳酸、丙酮酸等酸性代谢产物增多，刺激呼吸中枢；③淤血性肝大、腹水和胸腔积液。使呼吸运动受限，肺受压气体交换面积减少。

【辅助检查】

（1）血常规、尿常规、肾功能、电解质、血气分析。

（2）胸部 X 线。

（3）血糖、尿酮体及二氧化碳结合力。

（4）心电图。

（5）胸部 CT 或头颅 CT 检查。

（6）纤维支气管镜检查。

（7）肺血管造影及肺放射性核素扫描。

【护理评估】

（1）病史评估

询问呼吸困难发生的时间和特点，评估呼吸困难的类型，了解引起呼吸困难的体力活动类型，有无咳嗽、咳痰等伴随症状，咳嗽特点，痰液的性状和量。既往有无类似发作，有无其他疾病。

（2）身心状况

包括生命体征及意识状况，特别是呼吸的频率、节律及深度；皮肤黏膜有无水肿、发绀；颈静脉充盈程度；体位、营养状况等。注意有无三凹征及哮鸣音。心脏检查注意心率、心律、心音的改变，有无奔马律。注意观察患者面色及表情，评估患者是否有恐惧或焦虑心理。

（3）辅助检查

无创血氧饱和度监测可动态评估患者的缺氧程度；血气分析能更准确评估缺氧程度及酸碱平衡状况；胸部 X 线检查有利于判断肺淤血或肺水肿的严重程度。

【护理措施】

（1）嘱患者停止活动，卧床休息，协助患者取半卧位或端坐位，注意体位的舒适与安全。

（2）保持呼吸道通畅。穿宽松衣服，协助患者保持舒适体位，给予氧气吸入，根据病情调节氧流量，急性肺水肿时湿化瓶内加入适量乙醇。

（3）保持环境安静，定时通风，保持室内空气新鲜，但要防止患者着凉。

（4）遵医嘱及时给予药物治疗并注意观察药物疗效及副作用。

（5）密切观察病情变化，评估呼吸困难、缺氧的程度及其改善情况。

（6）做好患者及家属的安抚工作，以消除其紧张心理。

（7）与患者及家属一起制定活动目标和计划，循序渐进增加活动量，逐步提高患者的活动耐力。

（8）患者卧床期间加强基础护理及生活护理，进行床上主动或被动的肢体活动，定时翻身、按摩、拍背，防止下肢静脉血栓形成、压疮及肺部感染等并发症。

（9）做好健康宣传教育，使患者了解自己的病情及应对措施，积极配合治疗及护理。

第二节　心源性水肿

水肿是指组织间隙的水分过多。心源性水肿主要是右心衰竭的表现。是由于心脏功能减退而使每搏输出量不足，致有效循环血量减少，肾血流量减少，肾小球滤过率降低，继发性醛固酮增多，肾小管重吸收钠增加，引起钠水潴留以及静脉压增高，导致毛细血管静水压增高，组织液回收减少。

【临床表现】

水肿首先出现于身体下垂部分，常伴有右心衰竭的其他表现，如颈静脉曲张、肝大、静脉压升高，严重时可出现胸腔积液、腹水。

【辅助检查】

（1）血常规、尿常规、肝肾功能、血浆蛋白。

（2）查血找微丝蚴。

（3）心电图、胸片。

（4）腹部 B 超（包括肾脏）。

（5）肢体血管多普勒超声检查。

（6）内分泌相关指标测定（甲状腺功能测定、血浆皮质醇、醛固酮水平等）。

（7）免疫学检测（抗核抗体、抗双股 DNA、抗 ENA 抗体等）。

（8）立卧位水试验。方法：嘱患者清晨空腹排尿后，于 20 分钟内饮水 1000ml，然后每小时排尿 1 次，连续 4 次，测量总尿量。第 1 天取卧位（不用枕头）；第 2 天用同样方法重复一次，但取直立位（即活动或工作）。阳性者为立位时尿量低于卧位尿量 50% 以上。

【护理评估】

（1）病史评估

了解患者水肿出现的时间、部位、发展速度、程度及水肿与体位、饮食、活动的关系；了解患者的饮食情况、饮水量、摄盐量、尿量等，评估导致水肿的原因。

（2）身心状况

检查水肿的程度、范围，心源性水肿与饮食、体位有关，重者伴有颈静脉充盈、胸腔积液征和腹水征或伴有呼吸困难、发绀。评估患者是否因水肿影响日常生活及引起躯体不适而产生焦虑、烦躁等不良心理。

（3）辅助检查

血液生化检验了解有无低蛋白血症及电解质紊乱。

【护理措施】

（1）水肿严重时，嘱患者卧床休息。伴胸腔积液或腹水的患者宜采取半卧位；以下肢水肿为主者，间歇抬高下肢，利于静脉回流，以减轻肢体的肿胀不适。

（2）给予低钠、高蛋白、易消化饮食。做好饮食指导，说明钠盐与水肿的关系，告诉患者及家属不宜食用的高钠食物品种，强调限钠及加强营养的重要性。

（3）定期测量体重，遵医嘱记录 24 小时出入水量。根据心力衰竭和水肿的严重程度限制液体摄入量。

（4）遵医嘱及时准确给予利尿剂，观察用药后疗效及副作用，尤其注意观察尿量，及时补充电解质，防止出现电解质紊乱。

（5）协助患者经常更换体位，保持床单干燥、平整无皱褶，防止翻身或使用便器时擦破皮肤。使用气圈或气垫床预防压疮发生。

（6）保持皮肤清洁，着柔软、宽松的衣服，避免过冷或过热的刺激。使用热水袋保暖时水温不宜过高，防止烫伤。

（7）定期观察水肿部位和皮肤受压部位的情况，发现异常情况及时处理。

第三节 心 悸

心悸是指自觉心跳或心慌的一种不适症状。患者感到心悸时，心率可能增快，也可能减慢或正常，节律可能规则或不规则。心悸按有无器质性病变可分为器质性心悸和功能性心悸。心脏收缩力增强引起的心悸可分为生理性和病理性。造成心悸的生理性因素包括剧烈运动、精神过度紧张、饮用酒、浓茶或咖啡后；应用某些药物，如肾上腺素、阿托品等。病理性因素常见于心脏疾病、甲状腺功能亢进、贫血、发热、低血糖等。由自主神经功能紊乱所引起的心悸，多见于青年女性，其心脏本身并无器质性病变。

【辅助检查】

（1）血常规、血沉、血糖、电解质、甲状腺功能测定。

（2）心肌酶谱、抗"O"试验、C-反应蛋白、病毒抗体。

（3）血浆儿茶酚胺测定。

（4）心电图、常规胸片。

（5）超声心动图、动态心电图、运动试验。

（6）临床电生理检查。

【护理评估】

（1）病史评估

对心悸发作的患者，应评估下列情况：①发作时间，是初发还是复发；②发作性质，是阵发性还是持续性，持续时间长短；发作时心率快慢，节律是否整齐；③是否有呼吸困难、心绞痛、意识障碍、血压波动等伴随症状及体征；④是否与体力活动、情绪激动及烟酒等刺激性食物有关；⑤是否应用肾上腺素、阿托品等药物。了解患者既往健康状况及生活习惯。

（2）身心状况

主要评估患者的生命体征及意识状况，特别是心律、心率、脉搏情况，了解患者有无焦虑心理。

（3）辅助检查

常规心电图检查或24小时动态心电图监测可帮助确定产生心悸的心律失常类型。

【护理措施】

（1）症状明显时，嘱患者卧床休息，以减少组织耗氧，减轻心脏负担。

（2）协助患者生活起居，保证患者充分休息。

（3）应对症处理，发热引起的心率增快，应积极给予物理降温措施；室上性心动过速引起的心悸，可用刺激迷走神经的方法终止发作。

（4）做好健康宣教，使患者了解心悸产生的原因并积极应对。

（5）积极治疗原发病，避免各种诱因。

第四节　胸　　痛

胸痛是多种循环系统疾病引起。因个体痛阈差异性大，因此，胸痛的程度与原发疾病的病情轻重不完全一致。

【临床表现】

(1) 发病年龄

青壮年胸痛多考虑结核性胸膜炎、自发性气胸、心肌炎、心肌病、风湿性心瓣膜病，40 岁以上则需注意心绞痛、心肌梗死和支气管肺癌。

(3) 胸痛性质

胸痛的程度可呈剧烈、轻微和隐痛。胸痛的性质可有多种多样。例如带状疱疹呈刀割样或灼热样剧痛；食管炎多呈烧灼痛；肋间神经痛为阵发性灼痛或刺痛；心绞痛呈绞榨样痛并有重压窒息感，心肌梗死则疼痛更为剧烈并有恐惧、濒死感；气胸在发病初期有撕裂样疼痛；胸膜炎常呈隐痛、钝痛和刺痛；夹层动脉瘤常呈突然发生胸背部撕裂样剧痛或锥痛；肺梗死亦可突然发生胸部剧痛或绞痛，常伴呼吸困难与发绀。

(2) 胸痛部位

大部分疾病引起的胸痛常有一定部位。例如胸壁疾病所致的胸痛常固定在病变部位，且局部有压痛，若为胸壁皮肤的炎症性病变，局部可有红、肿、热、痛表现；带状疱疹所致胸痛，可见成簇的水疱沿一侧肋间神经分布伴剧痛，且疱疹不超过体表中线；肋软骨炎引起胸痛，常在第 1、第 2 肋软骨处见单个或多个隆起，局部有压痛、但无红肿表现；心绞痛及心肌梗死的疼痛多在胸骨后方和心前区或剑突下，可向左肩和左臂内侧放射，甚至达环指与小指，也可放射于左颈或面颊部，误认为牙痛；夹层动脉瘤引起疼痛多位于胸背部，向下放射至下腹、腰部与两侧腹股沟和下肢；胸膜炎引起的疼痛多在胸侧部；食管及纵隔病变引起的胸痛多在胸骨后；肝胆疾病及膈下脓肿引起的胸痛多在右下胸，侵犯膈肌中心部时疼痛放射至右肩部；肺尖部肺癌（肺上沟癌或称 Pancoast 癌）引起疼痛多以肩部、腋下为主，向上肢内侧放射。

(4) 疼痛持续时间

平滑肌痉挛或血管狭窄缺血所致的疼痛为阵发性，炎症、肿瘤、栓塞或梗死所致疼痛呈持续性。如心绞痛发作时间短暂（持续 1~5 分钟），而心肌梗死疼痛持续时间很长（数小时或更长）且不易缓解。

（5）影响疼痛因素

主要为疼痛发生的诱因、加重与缓解的因素。例如心绞痛发作可在劳力或精神紧张时诱发，休息后或含服硝酸甘油或硝酸异山梨酯后于1~2分钟内缓解，而对心肌梗死所致疼痛则服上药无效。食管疾病多在进食时发作或加剧，服用抗酸剂和促动力药物可减轻或消失。胸膜炎及心包炎的胸痛可因咳嗽或用力呼吸而加剧。

【辅助检查】

（1）血常规、血沉、胸部 X 线检查、心电图。

（2）血清心肌酶谱、肌钙蛋白 T 或肌钙蛋白 I 检查。

（3）D-二聚体测定。

（4）肿瘤标志物检测。

（5）胸部 CT、B 超或 MRI 检查。

（6）肺通气、灌注放射性核素扫描或肺动脉造影检查。

（7）心电图运动试验，如平板试验或二阶梯试验。

（8）超声心动图检查。

（9）必要时冠状动脉造影检查。

（10）消化道钡餐或胃镜检查。

【护理评估】

（1）病史评估

详细询问患者疼痛的部位、性质、程度、发作时间及持续时间，是否放射至其他部位，是首次发作还是经常发作，此次发作与以往发作有无差异，发作前有无过度劳累或情绪激动等诱发因素，有无伴随症状；了解患者以往健康情况，是否有高血压、冠心病、风湿性心脏病等疾病史。

（2）身心状况

注意生命体征、意识及精神状况，有无血压升高或下降、面色苍白、大汗淋漓等伴随症状及体征，了解疼痛程度是否随呼吸或咳嗽而改变，有无心脏杂音及心包摩擦音。患者是否因剧烈疼痛而感到恐惧。

（3）辅助检查

常规心电图或动态心电图、心脏三位片、心脏超声检查、血液生化检查。

【护理措施】

（1）胸痛发作时，嘱患者立即停止活动，卧床休息，协助患者取舒适体位。

（2）密切观察胸痛情况，注意其部位、性质及伴随症状。

（3）严密观察生命体征和意识状况，及时发现病情变化。

（4）遵医嘱及时给予吸氧、镇痛等处理措施。

（5）关心安慰患者，稳定患者情绪。

第五节　咳嗽与咳痰

咳嗽是一种保护性反射动作。通过咳嗽反射能有效清除呼吸道内的分泌物或进入气道内的异物。但长期、频繁、剧烈的咳嗽，会影响工作、休息，引起呼吸肌疼痛，则属病理现象。痰是气管、支气管的分泌物或肺泡内的渗出液。借助咳嗽将痰排出称为咳痰，是一种病态表现。

【辅助检查】

（1）血常规、肝肾功能、血气分析。

（2）痰的细菌学、细胞学及寄生虫病检查。

（3）胸部 X 线、CT。

（4）胸部 MRI。

（5）肺功能测定。

（6）咽喉镜检查、纤维支气管镜检查。

（7）气道激发试验、皮肤抗原过敏试验和免疫球蛋白测定。

（8）心电图、超声心动图检查。

【临床表现】

(1) 咳嗽的性质

咳嗽无痰或痰量极少，称为干性咳嗽。干咳或刺激性咳嗽常见于急性或慢性咽喉炎、喉癌、急性支气管炎初期、气管受压、支气管异物、支气管肿瘤、胸膜疾病、原发性肺动脉高压以及二尖瓣狭窄等。咳嗽伴有咳痰称为湿性咳嗽，常见于慢性支气管炎、支气管扩张、肺炎、肺脓肿和空洞型肺结核等。

(2) 咳嗽的时间与规律

突发性咳嗽常由于吸入刺激性气体或异物、淋巴结或肿瘤压迫气管或支气管分叉处所引起。发作性咳嗽可见于百日咳、支气管内膜结核以及以咳嗽为主要症状的支气管哮喘（变异性哮喘）等。长期慢性咳嗽，多见于慢性支气管炎、支气管扩张、肺脓肿及肺结核。夜间咳嗽常见于左心衰竭和肺结核患者，引起夜间咳嗽的原因，可能与夜间肺淤血加重及迷走神经兴奋性增高有关。

(3) 咳嗽的音色

指咳嗽声音的特点。如：①咳嗽声音嘶哑，多为声带的炎症或肿瘤压迫喉返神经所致；②鸡鸣样咳嗽，表现为连续阵发性剧咳伴有高调吸气回声，多见于百日咳及会厌、喉部疾患或气管受压；③金属音咳嗽，常见于因纵隔肿瘤、主动脉瘤或支气管癌直接压迫气管所致的咳嗽；④咳嗽声音低微或无力，见于严重肺气肿、声带麻痹及极度衰弱者。

(4) 痰的性质和痰量

痰的性质可分为黏液性、浆液性、脓性和血性等。黏液性痰多见于急性支气管炎、支气管哮喘及大叶性肺炎的初期，也可见于慢性支气管炎、肺结核等。浆液性痰见于肺水肿。脓性痰见于化脓性细菌性下呼吸道感染。血性痰是由于呼吸道黏膜受侵害、损害毛细血管或血液渗入肺泡所致。上述各种痰液均可带血。健康人很少有痰，急性呼吸道炎症时痰量较少，痰量增多常见于支气管扩张、肺脓肿和支气管胸膜瘘，且排痰与体位有关，痰量多时静置后可出现分层现象：上层为泡沫，中层为浆液或浆液脓性，下层为坏死物质。恶臭痰提示有厌氧菌感染。铁锈色痰为典型肺炎球菌肺炎的特征；黄绿色或翠绿色痰，提示铜绿假单胞菌感染；痰白黏稠且牵拉成丝难以咳出，提示有真菌感染；大量稀薄浆液性痰中含粉皮样物，提示棘球蚴病（包虫病）；粉红色泡沫痰是肺水肿的特征。日咳数百至上千毫升浆液泡沫痰还需考虑肺泡癌的可能。

【护理措施】

（1）协助患者采取舒适体位，如半坐卧位或坐位。

（2）避免食刺激性食物，如辛辣或产气食物。

（3）保持室内空气新鲜、无烟，限制探视人员，以除去呼吸道刺激因素。保持适当的温度、湿度，温度以 20~24℃ 为宜，湿度一般为 40%~50%。

（4）保持口腔清洁，以免因咳痰导致口腔异味而影响食欲。

（5）嘱患者喝少量温开水，湿润呼吸道，减少呼吸道刺激，缓解因咳嗽导致的不适。

（6）施行有效性咳嗽，先进行 5~6 次深呼吸，再深吸气后保持张口，然后浅咳至咽部，再迅速将痰咳出；或者缓缓吸气，同时上身前倾，咳嗽时腹肌收缩，腹壁内缩，1 次吸气，连续咳 3 声。

（7）对痰量较多又无力咳出的患者，要防止发生呼吸道阻塞与窒息，定时协助其翻身、拍背。

第六节 发 绀

发绀是指血液中还原血红蛋白增多，使皮肤、黏膜呈青紫色的现象，也可称紫绀。这种改变常发生在皮肤较薄、色素较少和毛细血管较丰富的部位，如口唇、甲床。

【临床表现】

(1) 中心性发绀

中心性发绀是由于动脉血氧饱和度降低引起，发绀的特点是全身性的，除四肢和面颊外，也见于黏膜（包括舌和口腔黏膜）与躯干的皮肤，但皮肤温暖。常见于各种严重的呼吸系统疾病，如肺栓塞、急性呼吸窘迫综合征等及先天性心脏病如法洛四联症、Eisenmenger（右向左分流）综合征等。

(2) 周围性发绀

周围性发绀是由于周围循环血流障碍所致，发绀的特点是常见于肢体的末端和下垂的部位，如肢端、耳垂与鼻尖，这些部位的皮肤发凉，若按摩或加温使之温暖，发绀即可消失。常见于右心衰竭、缩窄性心包炎、血栓性静脉炎、心源性休克等。

（3）混合性发绀

即中心性发绀和周围性发绀并存，可见于心力衰竭，因肺淤血使血液在肺内氧合不足以及周围血流缓慢，毛细血管内脱氧过多所致。

【辅助检查】

（1）血常规、尿常规、动脉血气。
（2）常规胸片、心电图。
（3）胸部 CT 或 MRI 检查。
（4）肺通气、灌注放射性核素扫描或肺动脉造影检查。
（5）超声心动图及彩色多普勒超声检查。
（6）肢体血管多普勒超声检查。
（7）血高铁血红蛋白、硫化血红蛋白、冷凝集素蛋白、冷凝素等检测。

【护理措施】

（1）病情观察

定时评估及记录患者的生命体征和发绀情况，比较不同时间患者的变化情形，预期可能发生的改变并提供防范措施，以避免病情恶化。

（2）环境

布置舒适的环境，调节适当的温度、湿度，清洁空气，减少不适当的温度、湿度、尘埃所造成的呼吸不适。

（3）调整舒适卧位

使用床上桌、枕头、椅背等维持舒适的半卧位或坐位。

（4）合理安排休息

急性期应限制患者的活动并给予日常生活协助，维持氧消耗量于最低限度。

（5）吸氧

根据缺氧的情况选择合理的给氧浓度。

（6）心理护理

给予情绪安抚，保持镇静，鼓励患者说出自己的感受，培养有效的沟通方式；避免探视人员所造成的患者情绪激动，而增加氧的消耗；避免不必要的护理、检查及治疗所造成的焦虑，尽量集中护理。

（7）注意保暖

保暖可使血管扩张并促进血液循环。

（8）饮食调整

食用易消化、不发酵的食物，以减少肠内气体或便秘，避免膈肌上升，抑制呼吸运动。饮食宜少量多餐，以减少氧消耗量。

（9）禁烟

吸烟会刺激呼吸道黏膜，使分泌物增加，导致换气障碍。

第七节 晕 厥

晕厥是短暂的意识丧失状态，是由于大脑一过性广泛性供血不足所致，一般为突然发作，迅速恢复，很少有后遗症。临床上以血管迷走性晕厥最常见，而心律失常所致的晕厥最为严重。

【临床表现】

晕厥发作时表现为突然发生的、历时数秒至数分钟的短暂意识丧失状态，多无手足抽搐及大小便失禁。意识恢复后无特殊不适，或仅有短暂而轻微的头晕、乏力、肢软等症状。

心源性晕厥常在卧位时发作，多伴有呼吸困难、发绀、胸闷和胸痛、低血压等症状，并常有异常心音和（或）心律不齐；低血糖性晕厥常在空腹时发作，常伴有面色苍白、冷汗、手抖、恶心等自主神经功能障碍等症状；神经源性晕厥可有一时性偏瘫、肢体感觉异常、偏盲、语言障碍或病理反射阳性等表现。

【辅助检查】

（1）血常规、尿常规、粪便常规、血糖、电解质、血气分析等。

（2）24 小时动态心电图、超声心动图检查、24 小时血压监测。

（3）脑电图、脑血流图、脑部 CT 和（或）MRI。

（4）脑血管造影。

（5）颈动脉窦压迫试验有助于诊断颈动脉窦综合征。方法：患者一般取仰卧位，检查者于患者两侧的颈动脉窦同时用拇指按摩，开始时轻用力，逐渐增加拇指的压力，一般持续 30 秒，同时严密观察患者情况、脑电图与心电图的改变。阳性反应者一般在 10~30 秒出现症状或脑电图慢波。检查过程中如发生下列情况之一，应中止按摩：①患者面色骤变苍白，或有意识障碍，或有抽搐；②脑电图出现慢波；③心率显著下降。

（6）倾斜试验。

【护理评估】

（1）病史评估

由于晕厥可由多种病因引起，有心源性、血管神经性、药物性、代谢性和脑血管病等，而心源性晕厥又可由多种原因产生，如各种严重心律失常、神经性等，所以，询问病史时应全面、系统，并掌握各种晕厥的特点。

对心源性晕厥患者的评估应注意以下几点：①晕厥的特点为意识丧失时间短，多在 1~2 分钟内恢复；②了解发作前有无先兆症状及诱因；③了解既往有无类似发作，是否有心脏病或其他疾病。

（2）身心状况

观察生命体征及意识状况，注意发作时有无抽搐、口吐白沫、大小便失禁等情况；注意监测心律、心率、血压等变化。评估患者有无焦虑或恐惧心理。

（3）辅助检查

常规心电图或 24 小时动态心电图检查，发作频繁者进行持续心电监测可了解发作时的心电情况。血液生化检查测定血钾及血糖，可帮助寻找病因。

【护理措施】

（1）协助患者平卧，解开衣领及领带，保持呼吸道通畅。

（2）伴抽搐者，将压舌板包纱布置入患者口腔中，防止舌咬伤；安装好床护栏，以免患者坠床。应有专人守护在患者身边。

（3）立即心电监护，并准备好抢救药品和器械。

（4）迅速建立静脉通道。

（5）严密观察患者生命体征及意识状况。

（6）做好患者及家属的安抚工作，以消除紧张恐惧心理。

（7）治疗原发疾病，消除诱因。

第二章　心力衰竭患者的护理

第一节　慢性心力衰竭

慢性心力衰竭又称慢性充血性心力衰竭，是一种复杂的临床综合征，是由各种心脏疾病和（或）其他原因引起的心脏射血能力减退所致。主要表现为呼吸困难与乏力（运动耐量受到限制）和体液潴留（肺水肿和外周性水肿），影响患者的生活质量。它通常是大多数心血管疾病的最终归宿，也是最主要的死亡原因。在西方国家心力衰竭的基础心脏病构成以高血压、冠心病为主，我国过去以心瓣膜病为主，但近年来高血压、冠心病所占比例呈明显上升趋势。

【临床表现】

1. 左心衰竭

以肺淤血及心排血量降低的表现为主。

（1）症状

1）程度不同的呼吸困难

①劳力性呼吸困难

为左心衰竭最早出现的症状，是因运动使回心血量增加，左房压力升高，加重了肺淤血。引起呼吸困难的运动量随心力衰竭程度加重而减少。

②端坐呼吸

肺淤血达到一定程度时，患者不能平卧，因平卧时回心血量增多且横膈上抬，呼吸更为困难。需高枕卧位、半卧位甚至端坐时方可使憋气好转。

③夜间阵发性呼吸困难

患者入睡后突然因憋气而惊醒，被迫采取坐位，呼吸深快，重者可有哮鸣音，称为"心源性哮喘"。大多端坐休息后可自行缓解。其发生机制除因睡眠平卧血液重新分配使肺血量增加外，夜间迷走神经张力增加、小支气管收缩、横膈高位、肺活量减少等也是促发因素。

④急性肺水肿

为心源性哮喘的进一步发展，是左心衰竭呼吸困难最严重的形式。

2）咳嗽、咳痰、咯血

咳嗽、咳痰是肺泡和支气管黏膜淤血所致，开始常于夜间发生，坐位或立位时咳嗽可减轻，白色浆液性泡沫状痰为其特点。偶可见痰中带血丝。长期慢性淤血肺静脉压力升高，导致肺循环和支气管血液循环之间形成侧支，在支气管黏膜下形成扩张的血管，此种血管一旦破裂可引起大咯血。

3）乏力、疲倦、头晕、心悸

是心排血量不足，器官、组织灌注不足及代偿性心率加快所致的主要症状。

4）少尿及肾功能损害症状

严重的左心衰竭血液进行再分配时，首先是肾血流量明显减少，患者可出现少尿。长期慢性的肾血流量减少可出现血尿素氮、肌酐升高并可有肾功能不全的相应症状。

（2）体征

1）肺部湿性啰音

由于肺毛细血管压增高，液体可渗出到肺泡而出现湿性啰音。随着病情的由轻到重，肺部啰音可从局限于肺底部直至全肺。患者若取侧卧位则下垂的一侧啰音较多。

2）心脏体征

除基础心脏病的固有体征外，慢性左心衰竭的患者一般均有心脏扩大（单纯舒张性心力衰竭除外）、肺动脉瓣区第二心音亢进及舒张期奔马律。

2．右心衰竭

以体静脉淤血的表现为主。

（1）症状

1）消化道症状

胃肠道及肝脏淤血引起腹胀、食欲减退、恶心、呕吐等是右心衰竭最常见的症状。

2）劳力性呼吸困难

继发于左心衰竭的右心衰竭呼吸困难已存在。单纯性右心衰竭为分流性先天性心脏病或肺部疾患所致，也均有明显的呼吸困难。

（2）体征

1）水肿

体静脉压力升高使皮肤等软组织出现水肿，特征为首先出现于身体最低垂的部位，常为对称性可压陷性。胸腔积液也是因体静脉压力增高引起，以双侧多见，如为单侧则以右侧更为多见，可能与右膈下肝淤血有关。

2）颈静脉征

颈静脉搏动增强、充盈、曲张是右心衰竭时的主要体征，肝-颈静脉反流征阳性则更具特征性。

3）肝大

肝脏因淤血而肿大，常伴压痛。持续慢性右心衰竭可致心源性肝硬化，晚期可出现黄疸、肝功能受损及大量腹水。

4）心脏体征

除基础心脏病的相应体征之外，右心衰竭时可因右心室显著扩大而出现三尖瓣关闭不全的反流性杂音。

3．全心衰竭

继发于左心衰而形成的全心衰竭，当右心衰出现之后，右心排血量减少，因此阵发性呼吸困难等肺淤血症状反而有所减轻。扩张型心肌病等表现为左、右心室同时衰竭者，肺淤血症状往往不很严重，左心衰竭的表现主要为心排血量减少的相关症状和体征。

4．心功能分级

正确评价患者心功能，对于判断病情轻重和指导患者活动量具有重要意义。根据患者的临床症状和活动受限制的程度可将心功能分为四级

（1928 年纽约心脏病协会［NYHA］分级，美国心脏病协会［AHA］标准委员会 1994 年修订）。

Ⅰ级：患者患有心脏病体力活动不受限制。日常活动不引起心悸、乏力、呼吸困难等症状。

Ⅱ级：体力活动轻度受限。休息时无症状，日常活动即可引起以上症状，休息后很快缓解。

Ⅲ级：体力活动明显受限。休息时无症状，轻微日常活动即可引起以上症状，休息后较长时间症状才可缓解。

Ⅳ级：不能进行任何体力活动。休息时也有症状，稍活动后加重。

【辅助检查】

1. 化验检查

（1）常规化验检查

有助于为心力衰竭的诱因、诊断与鉴别诊断提供依据。

1）血常规

血红蛋白降低、贫血为心衰加重因素，血白细胞增加、中性粒细胞增多提示感染诱因。

2）尿常规和肾功能检查

少量蛋白尿、透明或颗粒管型、红细胞，血尿素氮和肌酐升高，有助于与肾脏疾病和肾病性水肿相鉴别；心衰合并肾功能不全时，要注意洋地黄的合理使用。

3）电解质和酸碱平衡检查

低钾血症、低钠血症和代谢性酸中毒是难治性心衰的诱因，电解质要根据检查结果补充。

4）肝功能检查

丙氨酸氨基转移酶（ALT）、γ-谷氨酰转肽酶（GGT）和总胆红素轻度升高，有助于与非心源性水肿鉴别，低蛋白血症也见于右心衰晚期。

5）内分泌功能

心力衰竭晚期可见甲状腺功能减退，皮质醇减低，是心力衰竭诱发加重和难治的原因之一。

（2）脑钠肽检查

血浆 B 型利钠肽（BNP）和氨基末端 B 型利钠肽前体（NT-proBNP）有助于心力衰竭诊断、鉴别诊断和预后判断。慢性心力衰竭评价标准：NT-proBNP<400pg/ml、BNP<100pg/ml，不支持心力衰竭诊断；NT-proBNP>2000pg/ml、BNP>400pg/ml 时，支持心力衰竭诊断；NT-proBNP 400～2000pg/ml、BNP 100～400pg/ml 考虑其他原因，如肺栓塞、慢性阻塞性肺部疾病、心力衰竭代偿期等。

2. 超声心动图检查

超声心动图是心力衰竭诊断中最有价值的检查方法，其简单、价廉，便于床旁检查及重复检查。可用于如下疾病的辅助诊断。

（1）诊断心包、心肌或瓣膜疾病。

（2）估测肺动脉压。

（3）定量或定性房室内径、心脏几何形状、室壁厚度、室壁运动以及心包、瓣膜和血管结构；定量瓣膜狭窄、关闭不全程度，测量左心室射血分数（LVEF），左室舒张末期容量（LVEDV）和左室收缩末期容量（LVESV）。

（4）区别舒张功能不全和收缩功能不全。

（5）为评价治疗效果提供客观指标。

3. 心电图检查

心电图提供既往心肌梗死、左室肥厚、广泛心肌损害及心律失常信息。有心律失常时应做 24 小时动态心电图记录。

4. X 线胸片检查

X 线胸片可提供心脏增大、肺淤血、肺水肿及原有肺部疾病的信息。

5. 核素心室造影及放射性核素心肌灌注显像检查

核素心室造影可准确测定左室容量、LVEF 及室壁运动；核素心肌灌注显像检查可诊断心肌缺血和心肌梗死，对鉴别扩张型心肌病或缺血性心肌病有一定帮助。

6. 其他检查

冠状动脉造影适用于缺血性心肌病的病因诊断；心内膜心肌活检适用于心肌疾病的病因诊断；心导管检查不作为心力衰竭的常规检查。

【治疗原则】

心力衰竭的治疗应包括防止和延缓心力衰竭的发生；缓解临床心力衰竭患者的症状，改善其长期预后和降低病死率。因此，必须采取综合治疗措施，包括对各种可导致心功能受损的危险因素如冠心病、高血压、糖尿病的早期治疗；调节心力衰竭的代偿机制，减少其负面效应；对临床心力衰竭患者，除缓解症状外，还应达到以下目的：提高运动耐量，改善生活质量；阻止或延缓心肌损害进一步加重；降低病死率。

1. 病因治疗

（1）基本病因治疗	（2）消除诱因
如控制高血压、糖尿病等，应用药物、介入及手术治疗改善冠心病心肌缺血；心瓣膜病的换瓣以及先天畸形的纠治手术等。	积极选用适当抗生素控制感染；对于心室率很快的心房颤动，若不能及时复律应尽可能控制心室率。甲状腺功能亢进、贫血等也可能是心力衰竭加重的原因，应注意检查并予以纠正。

2. 一般治疗

（1）休息	（2）控制钠盐摄入
控制体力活动，避免精神刺激，降低心脏的负荷，有利于心功能的恢复。但长期卧床易发生静脉血栓形成甚至肺栓塞，同时也使消化功能减低，肌肉萎缩。因此，应鼓励心力衰竭患者主动运动，根据病情轻重不同，从床边小坐开始逐步增加限制性有氧运动，如散步等。	心力衰竭患者血容量增加，且体内水钠潴留，因此减少钠盐的摄入有利于减轻水肿等症状，但应注意在应用高效排钠利尿剂时，过分严格限盐可导致低钠血症。

3. 药物治疗

（1）利尿剂

利尿剂是心力衰竭治疗中最常用的药物，通过排钠排水减轻心脏的容量负荷，对缓解淤血症状、减轻水肿有十分显著的效果。对慢性心力衰竭患者原则上利尿剂应长期维持，水肿消失后，应以最小剂量无限期使用。但是不能将利尿剂作单一治疗。电解质紊乱是长期使用利尿剂最容易出现的副作用，尤其是高血钾或低血钾均可导致严重后果，应注意监测。特别注意监测血钾、血钠变化。

（2）肾素-血管紧张素-醛固酮系统抑制剂

1）血管紧张素转换酶抑制剂（ACEI）

ACEI 用于治疗心力衰竭时主要作用机制除了发挥扩张血管作用，改善心力衰竭时的血流动力学，减轻淤血症状外，更重要的是降低心力衰竭患者代偿性神经-体液的不利影响，限制心肌、小血管的重塑，以达到维护心肌的功能，推迟充血性心力衰竭的进展，降低远期病死率的目的。主张从心功能尚处于代偿期而无明显症状时即开始使用，有助于预防心力衰竭。ACEI 治疗应从极小量开始逐渐加量，至适量后长期维持。ACEI 目前种类很多，如卡托普利 12.5~25mg，餐前 1 小时口服，每天 2 次；贝那普利（5~10mg）、培哚普利（2~4mg）等为长效制剂，每天 1 次，可提高患者服药的依从性。

2）血管紧张素受体阻断剂（ARB）

当心力衰竭患者因 ACEI 抑制剂引起的干咳不能耐受时可改用 ARB 替代。常用药物如氯沙坦、缬沙坦、坎地沙坦等。

3）醛固酮受体阻断剂

螺内酯是应用最广泛的醛固酮受体阻断剂，小剂量（亚利尿剂量，20mg、1~2 次/天）螺内酯阻断醛固酮效应，对抑制心血管的重塑、改善慢性心力衰竭的远期预后有很好的作用。

（3）β 受体阻断药

β 受体阻断药可对抗代偿机制中交感神经激活，阻断心力衰竭时机体的代偿机制对心肌产生有害的影响，从而提高患者的运动耐量，降低病死率。除患者有禁忌证或不能耐受外，对所有左心室射血分数下降导致的稳定的心力衰竭患者均应当用 β 受体阻断药。用于治疗心力衰竭的 β 受体阻断药仅限于比索洛尔、卡维地洛和缓慢释放型美托洛尔。应用时从小剂量开始，逐渐增加剂量，适量长期维持。症状改善常在用药后 2～3 个月才出现。

（4）洋地黄

洋地黄可增强心肌收缩力，抑制心脏传导系统，对迷走神经的直接兴奋作用是洋地黄的一个独特优点，长期应用地高辛，即使较少剂量也可对抗心力衰竭时交感神经兴奋的不利影响。常用洋地黄制剂有如下几种。

1）地高辛	2）毛花苷 C（西地兰）	3）毒毛花苷 K
适用于中度心力衰竭的维持治疗，目前使用维持量法给药，即 0.25mg、1 次/天，连续口服相同剂量 7 天后血浆浓度可达稳定。70 岁以上或肾功能不良者宜减量。	适用于急性心力衰竭或慢性心力衰竭加重时，特别适用于心力衰竭伴快速心房颤动者。每次 0.2～0.4mg，稀释后静脉注射，10 分钟起效，1～2 小时达高峰，24 小时总量 0.4～1.2mg。	用于急性心力衰竭。每次 0.25mg，稀释静注后 5 分钟起作用，0.5～1 小时达高峰，24 小时总量 0.5～0.75mg。

（5）肼屈嗪和硝酸异山梨酯（消心痛）

对应用洋地黄、利尿剂和 β 受体阻断药的患者，由于低血压或肾功能不全不能耐受 ACEI 或 ARB 治疗时，可联合应用肼屈嗪和硝酸异山梨酯。

【护理评估】

1. 病史评估

详细询问患者起病情况，了解有无感染、过度劳累、情绪激动等诱因；有无活动后心悸、气促或休息状态下的呼吸困难，若有劳力性呼吸困难，还需了解患者产生呼吸困难的活动类型和轻重程度，如步行、爬楼、洗澡等，以帮助判断患者的心功能；询问患者有无咳嗽、咳痰，有无夜间阵发性呼吸困难。对于右心衰竭的患者，应注意了解患者是否有恶心、呕吐、食欲缺乏、腹胀、体重（体质量）增加及身体低垂部位水肿等情况。了解患者既往的健康状况，评估有无引起心力衰竭的基础疾病，如冠心病、风湿性心脏病、心肌病等。

2. 身体评估

（1）左心衰竭

评估患者有无活动后心悸、气促，有无夜间阵发性呼吸困难，有无咳嗽、咳痰、咯血等症状；了解患者有无心脏扩大及心脏杂音。应注意患者的心理反应，了解心理压力的原因。

（2）右心衰竭

了解患者有无上腹部不适和食欲缺乏等右心衰竭的早期表现；评估有无肝大、水肿、腹水、颈静脉曲张等特征。

（3）全心衰竭

了解患者有无左心衰竭和右心衰竭的症状、体征；评估心力衰竭的基础疾病、扩张型心肌病及各种心脏病的晚期往往出现全心衰竭表现。

3. 日常生活形态评估

了解患者的饮食习惯，是否喜爱咸食、腊制品及发酵食品，是否吸烟、嗜酒、爱喝浓茶、咖啡等；了解患者的睡眠情况及排便情况，是否有便秘；评估患者的日常活动情况，是否为活动过度导致的心力衰竭。

4. 心理-社会评估

长期的疾病折磨和心力衰竭的反复出现，使患者生活能力降低，生活上需有他人照顾，反复住院治疗造成的经济负担，常使患者陷于焦虑不安、内疚、恐惧、绝望之中；家属和亲人也可因长期照顾患者而身心俱疲。

【护理诊断】

(1) 气体交换受损	(2) 体液过多
与左心衰致肺循环淤血有关。	与右心衰致体循环淤血、水钠潴留、低蛋白血症有关。
(3) 活动无耐力	(4) 潜在并发症
与心排血量下降有关。	洋地黄中毒。

【护理措施】

1. 生活护理

应依照心功能情况决定活动和休息原则。

心功能Ⅰ级：不限制一般的体力活动，但避免剧烈运动和重体力劳动。

心功能Ⅱ级：可适当从事轻体力工作和家务劳动，强调多休息。

心功能Ⅲ级：日常生活可以自理或在他人协助下自理，严格限制一般的体力活动。

心功能Ⅳ级：绝对卧床休息，生活需要他人照顾。

2. 病情观察

（1）注意观察水肿的消长情况。

（2）监测患者呼吸困难，根据缺氧的轻重程度调节氧流量和给氧方式，一般为 2~4L/min，肺心病患者应为 1~2L/min 持续吸氧。

（3）观察肢体状况。

（4）观察体温、咳嗽、咳痰、呼吸音等变化，预防并及时发现肺部感染。

（5）保持大便通畅。饮食中需增加粗纤维食物，必要时口服缓泻剂或开塞露塞肛，注意不能使用大剂量液体灌肠，以防增加心脏负担。

（6）定期监测血电解质及酸碱平衡情况。

3. 药物护理

（1）使用利尿剂的护理

排钾利尿剂可致低钾、低钠、低氯，应与保钾利尿剂同时使用，易发生静脉血栓，定期测量体重、记录每日出入量；注意低钾血症表现，如乏力、腹胀、肠鸣音减弱等。

处理：补充含钾丰富的食物，口服补钾宜在饭后或将水剂与果汁同饮，以减轻胃肠道不适；静脉补钾时每500ml 液体中氯化钾含量不宜超过 1.5g。

（2）使用洋地黄类药物的护理

1）给药前应询问患者有无恶心、呕吐，测心率：心率低于 60 次/分，节律发生变化（如由原来规则变为不规则，或由不规则突然变为规则），应考虑洋地黄中毒可能，立即停药。

2）注意不与奎尼丁、普罗帕酮（心律平）、维拉帕米（异搏定）、钙剂、胺碘酮等药物合用，以免增加药物毒性。

3）应严密观察患者用药后毒性反应。

4）洋地黄类药物毒性反应的处理：停用洋地黄类药；停用排钾利尿剂；补充钾盐；纠正心律失常；对缓慢心律失常，可使用阿托品 0.5~1.0mg 治疗。

（3）使用扩血管药物的护理

1）硝酸甘油：严格掌握滴速，监测血压变化。

2）ACEI：预防直立性低血压、皮炎、蛋白尿、咳嗽、间质性肺炎等副作用。

4. 输液的护理

严格控制输液量和速度，以防诱发急性肺水肿。

5. 饮食指导

给予低盐、低脂、低热量、高蛋白、高维生素、清淡易消化饮食，少食多餐。

（1）限制食盐及含钠食物

Ⅰ度心力衰竭患者每日钠摄入量应限制在 2g（相当于氯化钠 5g）左右，Ⅱ度心力衰竭患者每日钠摄入量应限制在 1g（相当于氯化钠 2.5g）左右，Ⅲ度心力衰竭患者每日钠摄入量应限制在 0.4g（相当于氯化钠 1g）左右。但应注意在用高效利尿剂时，可放宽限制，以防发生电解质紊乱。

（2）限制饮水量

高度水肿或伴有腹水者，应限制饮水量，24 小时饮水量一般不超过 800ml，应尽量安排在白天间歇饮水，避免大量饮水，以免增加心脏负担。

6. 心理护理

（1）护士应具备良好的心理素质，沉着、冷静，用积极乐观的态度影响患者及家属，使患者增强战胜疾病的信心。

（2）建立良好的护患关系，关心体贴患者，简要解释使用监测设备的必要性及作用，得到患者的充分信任。

（3）对患者及家属进行适时的健康指导，强调严格遵医嘱服药、不随意增减或撤换药物的重要性，如出现中毒反应，应立即就诊。

7. 治疗过程中的应急护理措施

（1）急性肺水肿

立即将患者扶起坐在床边，两腿下垂或半卧位于床上，以减少静脉回流。同时注意防止患者坠床跌伤。立即高流量鼻导管吸氧，病情特别严重者可用面罩呼吸机持续加压给氧，也可用 50% 的酒精湿化，以降低肺泡内泡沫的表面张力，使泡沫破裂，改善通气功能，根据医嘱应用相关药物。

（2）猝死

1）迅速判断患者意识

呼叫患者姓名，轻拍患者肩部，观察其对刺激有无反应，判断意识是否丧失，判断是无呼吸还是不能正常呼吸（即仅仅是喘息），判断时间不超过 10 秒。确认患者意识丧失，无呼吸或不能正常呼吸，确定为心脏骤停，立即呼救，寻求他人帮助。

2）判断患者颈动脉搏动

术者用示指和中指指尖触及患者气管正中（相当于喉结部位），旁开两指，至胸锁乳突肌前缘凹陷处，判断时间不超过 10 秒。如无颈动脉搏动，应立即行胸外心脏按压。

3）一旦确诊心脏骤停，立即向周围人员呼救并紧急呼叫值班医师，积极就地抢救，立即进行徒手心肺复苏（CPR）并使用除颤仪。

【健康教育】

（1）以乐观的态度面对生活，保持情绪稳定，不要大起大落过于激动。

（2）控制活动强度，可做日常家务及轻体力劳动，活动要以不出现心悸、气急为原则。

（3）夜间睡眠充足，白天养成午睡的习惯。

（4）注意避免心力衰竭的诱发因素，如随气候变化要及时加减衣物，预防感冒。

（5）指导患者注意观察体重的变化，足踝部有无水肿，有无气急加重，夜尿是否增多，有无厌食、上腹部饱胀感，如有心力衰竭复发，应及时纠正。

（6）服用洋地黄药物时，应学会自测脉搏，若脉率增快、节律改变并出现厌食，应警惕洋地黄中毒反应，及时就医。

第二节　急性心力衰竭

急性心力衰竭是指由于急性心脏病变引起左心排血量急剧减少，而右心排血量正常，导致肺严重淤血。临床常有晕厥、休克、急性左心衰竭、心脏骤停四种不同表现。最常见的为急性左心衰竭所引起的急性肺水肿。严重者可导致心源性休克或心脏骤停，是常见的心脏病急、重症。

【临床表现】

急性左心衰竭主要表现为急性肺水肿。患者表现突发严重呼吸困难，呼吸频率常达 30~40 次/分，吸气时肋间隙和锁骨上窝内陷，同时频繁咳嗽，咳大量粉红色泡沫状痰。患者常取坐位，两腿下垂，极度烦躁不安、大汗淋漓、皮肤湿冷、面色灰白，极重者可因脑缺氧而致意识模糊。急性心肌梗死引起心力衰竭者常有剧烈胸痛。

急性肺水肿早期可因交感神经激活，血压可一度升高，随着病情进展，血压常下降，严重者可出现心源性休克。听诊时，两肺满布湿性啰音和哮鸣音，心尖部第一心音减弱，心率增快，同时有舒张早期奔马律，肺动脉瓣第二心音亢进。

【辅助检查】

（1）心电图

主要了解有无急性心肌缺血、心肌梗死和心律失常，可提供急性心力衰竭病因诊断依据。

（2）X 线胸片

急性心力衰竭患者可显示肺门血管影模糊、蝶形肺门，重者有弥漫性肺内大片阴影等肺淤血征。

（3）超声心动图

床边超声心动图有助于评价急性心肌梗死的机械并发症、室壁运动失调、心脏的结构与功能、心脏收缩/舒张功能的相关数据，了解心包填塞。

（4）脑钠肽检测

检查血浆 BNP 和 NT-proBNP，有助于急性心力衰竭快速诊断与鉴别，阴性预测值可排除 AHF，诊断急性心衰的参考值：NT-proBNP>300pg/ml；BNP>100pg/ml。

（5）心肌标志物检测

心肌肌钙蛋白（cTnT 或 cTnI）或 CK-MB 异常有助于诊断急性冠状动脉综合征。

（6）有创的导管检查

安置 Swan-Ganz 漂浮导管进行血流动力学监测，有助于急性心力衰竭的治疗。急性冠状动脉综合征的患者酌情可行冠状动脉造影及血管重建治疗。

（7）其他实验室检查

1）动脉血气分析：急性心力衰竭时常有低氧血症；酸中毒与组织灌注不足可有二氧化碳潴留。

2）常规检查：血常规、电解质、肝肾功能、血糖、高敏 C 反应蛋白（hs-CRP）。

【治疗原则】

急性左心衰竭是心脏急症，抢救治疗应分秒必争，具体治疗措施如下。

1. 一般措施

（1）立即让患者取坐位或半坐位，两腿下垂或放低，也可用止血带结扎四肢，每 15 分钟轮流放松一个肢体以减少静脉回流，减轻肺水肿。

（2）迅速有效地纠正低氧血症：立即供氧并消除泡沫，可将氧气先通过加入 40%~70% 乙醇湿化瓶后吸入，降低肺泡内泡沫的表面张力使泡沫破裂，改善肺通气功能。一般情况下可用鼻导管供氧，严重缺氧者亦可采用面罩高浓度、高流量吸氧（5L/min），待缺氧纠正后改为常规供氧。

（3）迅速建立静脉通道，保证静脉给药和采集血标本；尽快采集动脉血标本行血气分析监测。

（4）心电图、血压等监测：以随时处理可能存在的各种严重的心律失常。

2. 药物治疗

（1）吗啡

是治疗急性肺水肿极为有效的药物。吗啡可减弱中枢交感神经冲动，使外周静脉和小动脉扩张而减轻心脏负荷。其镇静作用又可减轻患者躁动所带来的额外心脏负担。5~10mg 静脉缓慢推注，于 3 分钟内推完，必要时每间隔 15 分重复 1 次，共 2~3 次。应用时随时准备好吗啡拮抗药。肺水肿伴颅内出血、意识障碍及慢性肺部疾病者禁用吗啡，年老体弱者应酌情减量或改为皮下或肌内注射。

（2）快速利尿

呋塞米 20~40mg 静脉注射，于 2 分钟内推完，4 小时后可重复 1 次，可减少血容量，扩张静脉，缓解肺水肿。应注意观察并准确记录尿量，必要时行导尿。

（3）血管扩张药

硝酸甘油、硝普钠、酚妥拉明等（见心血管用药护理）。

（4）洋地黄类药

一般选用毛花苷 C 或毒毛花苷 K。应先利尿，后强心，避免左、右心室排血量不均衡而加重肺淤血和肺水肿。

（5）氨茶碱

可解除支气管痉挛，并有一定的正性肌力及扩血管利尿作用，可起辅助作用。

【护理评估】

（1）病史评估

评估急性发作的诱因，了解患者的既往健康状况；评估有无引起心力衰竭的基础疾病，如冠心病、风湿性心脏病、心肌病。

（2）身体评估

评估有无急性肺水肿的体征；了解呼吸困难，端坐呼吸，频繁咳嗽，咳大量粉红色泡沫样痰是否为突发严重；有无面色发绀，口唇发绀，大汗淋漓，皮肤湿冷；患者有无心源性休克和意识障碍。

（3）心理-社会状况评估

评估因急性发作而有窒息感，导致患者极度烦躁不安、恐惧，应注意患者的心理反应，了解心理压力的原因；患者亲属可因患者病情急性加重的恐惧、慌乱、不理解，也可因为长期照顾患者而身心疲惫，失落感增强。

（4）辅助检查

急性发作时积极处理，稳定后可行心脏三位片，心电图、超声心动图可帮助了解心脏大小及供血情况；胸部 X 线检查可了解肺淤血情况及有无肺部感染；无创性和有创性血流动力学测定，对心功能不全的诊断、预后、评价治疗措施具有重要意义。

【护理诊断】

（1）气体交换受损

与急性肺水肿有关。

（2）恐惧

与突发病情加重而担心疾病预后有关。

（3）清理呼吸道无效	（4）潜在并发症
与呼吸道分泌物增多、咳嗽无力有关。	心源性休克。

【护理措施】

1. 体位

取坐位或半卧位，双腿下垂，也可用止血带四肢轮扎，以减少静脉回流。还可根据需要提供倚靠物如枕头等，以节省患者体力。同时加床档防止患者坠床。

2. 给氧

遵医嘱给予高流量 6~8L/min 氧气吸入，湿化瓶内加入 20%~30% 的乙醇，降低肺泡内泡沫表面张力，改善通气功能。必要时给予麻醉剂加压吸氧或双水平气道正压通气，但应注意观察患者的二氧化碳潴留情况。对已经出现严重低氧血症合并二氧化碳潴留时可以考虑行有创通气进行治疗。

3. 生命体征监测

对患者进行心电、呼吸、血压等监护，详细记录，测量脉率时注意脉律，同时测心率和心律，观察患者有无缺氧所致的意识障碍、思维紊乱，并做好用药护理。判断呼吸困难程度，观察咳嗽情况、痰的量及颜色。观察患者皮肤颜色，并注意患者意识的变化。定时翻身、叩背，协助排痰。

4. 药物护理

（1）吗啡	（2）快速利尿剂
吗啡 3~5mg 静脉注射不仅可以使患者镇静，同时具有小血管舒张的功能而减轻心脏负荷。	呋塞米 20~40mg 静注，2 分钟内推完，10 分钟内起效，可持续 3~4 小时，4 小时后可重复一次。除利尿作用外，本药还有静脉扩张作用，有利于缓解肺水肿。

（3）血管扩张剂

可选用硝普钠、硝酸甘油或酚妥拉明（利其丁）静滴，严格按医嘱定时监测血压，有条件者用输液泵控制滴速，根据血压调节剂量。

（4）正性肌力药

小剂量多巴胺 [$<2\mu g/(kg \cdot min)$，iv] 可降低外周阻力，扩张肾脏、脑和冠状血管；较大剂量 [$>2\mu g/(kg \cdot min)$，iv] 可增加心肌收缩力和心排出量。

（5）洋地黄类药物

可考虑毛花苷 C 静脉给药，最适合用于有心房颤动伴有快速心室率并已知有心室扩大伴左心室收缩功能不全者。

5. 心理护理

急性心力衰竭发作时患者常会产生濒死感，一些患者会因此失去信心，拒绝与医护人员合作。护理人员应态度和蔼，技术娴熟，从容镇定，积极给予患者安慰、鼓励，增强信任感。允许并倾听患者表达对死亡的恐惧，劝说家属保持冷静，以免给患者造成不良刺激，减轻焦虑与恐惧。对于过度紧张、焦虑的患者，遵医嘱可给予镇静药。

6. 治疗过程中的应急护理措施

（1）心源性休克

患者表现为意识尚清但烦躁不安，面色苍白、口干、出汗，心率>100 次/分，脉速有力，四肢尚温暖，但肢体稍发绀、发凉，收缩压≥80mmHg（10.66kPa），尿量略减，脉压<30mmHg（4.0kPa）。

（2）处理措施

1）先扩充血容量。若合并代谢性酸中毒，应及时给予 5% 碳酸氢钠 150~300ml，纠正水、电解质紊乱。根据心功能状态和血流动力学监测资料，估计输液量和输液速度，一般情况下，每天补液总量宜控制在 1500~2000ml。

2）若休克仍未解除，应考虑使用血管活性药物，常用的如多巴胺、多巴酚丁胺、间羟胺、去甲肾上腺素、硝酸甘油和硝普钠等。

3）心电监护和建立必要的血流动力学监测，留置尿管以观察尿量，积极对症治疗和加强支持疗法。采用休克卧位，镇静，密切观察患者病情变化。

【健康教育】

（1）采取低热量、易消化饮食，少食多餐，晚餐不宜过饱，以免发生夜间左心功能不全。适当限制水分，以免增加循环血量，加重心脏负担。服用利尿剂尿量多时多吃红枣、橘子、香蕉、韭菜等含钾高的食物，适当补钾。

（2）保证充足的睡眠，协助日常生活，根据心功能情况指导活动，避免长期卧床发生静脉血栓、直立性低血压。

（3）继续治疗，合理安排工作、生活，尽量避免诱因。

第三章 心律失常患者的护理

第一节 窦性心律失常

窦性心律是指心脏冲动起源于窦房结的心律。当心律仍由窦房结所发出的冲动所控制，但频率过快、过慢或不规则时称为窦性心律失常。包括窦性心动过速、窦性心动过缓、窦性心律不齐、窦房结折返性心动过速、窦性停搏、窦房传导阻滞及病态窦房结综合征等类型。

一、窦性心动过速

在正常情况下，窦性心律的频率为 60~100 次/分，成人窦性心律的频率超过 100 次/分，为窦性心动过速。

【临床表现】

（1）无明显自觉症状或有心悸、出汗、头晕、眼花、乏力，或有原发疾病的表现。

（2）可诱发其他心律失常或心绞痛。

（3）心率多为 100~150 次/分，偶有高达 200 次/分。大多心音有力，或有原发性心脏病的体征。

（4）心电图显示窦性心律，P 波形态正常，心率>100 次/分，PR 间期 0.12~0.20 秒，P-P 间期小于 0.60 秒。

【辅助检查】

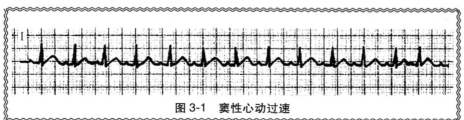

图 3-1 窦性心动过速

心电图检查

（1）窦性 P 波。

（2）P 波频率>100 次/分（P-P 间隔<0.6 秒）。

（3）通常逐渐开始与终止。

【治疗原则】

1. 治疗原则

（1）消除诱因，治疗原发病。

（2）对症治疗。

2. 用药原则

（1）由生理或心外因素引起者，大多数无需特殊治疗。窦性心动过速的治疗应主要治疗原发病，必要时辅以对症治疗。由充血性心力衰竭引起的窦性心动过速，应用洋地黄制剂、利尿药和血管扩张药等。窦性心动过速的纠正，常作为左心衰竭控制的指标之一。

（2）非心力衰竭所致窦性心动过速的治疗

如甲状腺功能亢进症所引起的窦性心动过速，应用洋地黄不能使心率减慢。注意：洋地黄过量也可引起窦性心动过速。以交感神经兴奋和儿茶酚胺增高为主所致的窦性心动过速患者，可选用 β 受体阻断药、镇静药等。

（3）急性心肌梗死患者的治疗

在无明确的心功能不全时，窦性心率持续>110 次/分时，为减慢心率，可临时试用小剂量 β 受体阻断药（如口服美托洛尔）或钙拮抗药（如口服地尔硫䓬），需要时可 8~12 小时服 1 次。继发于左心衰竭的窦性心动过速，应主要处理心力衰竭。

【护理诊断】

（1）活动无耐力

与心律失常导致心悸或心排血量减少有关。

（2）焦虑

与心律失常反复发作、疗效欠佳有关。

（3）潜在并发症

心力衰竭。

【护理措施】

1. 休息

患者休息时应尽量避免左侧卧位，以防加重不适。

2. 饮食

给予高热量、高维生素而易消化的食物，平时可服用益气养心的药膳，如人参粥、大枣粥、莲子粥等。应戒烟忌酒，避免食用过硬不消化及刺激性的食物。

3. 病情观察

密切观察患者的呼吸、心率、心律的变化，若患者出现心悸、头晕、眼花或心律失常等及时通知医生处理。

4. 药物护理

窦性心动过速通常不需特殊治疗，主要是针对病因进行处理。如患者心悸等症状明显，可选用以下药物。

（1）利血平

1）作用：利血平能使交感神经末梢囊泡内的神经递质（去甲肾上腺素）释放增加，并能阻止神经递质进入囊泡，因此囊泡内的神经递质逐渐减少或耗竭，使交感神经冲动的传导受阻，因而可使心率减慢。

2）用法及剂量：0.125~0.25mg 口服，2~3 次/天。

（2）普萘洛尔

1）作用：普萘洛尔为 β 受体阻断药，可阻断心肌的 β 受体，故可使心率减慢。

2）用法及剂量：5~10mg 口服，3 次/天。

（3）维拉帕米

1）作用：能抑制窦房结及房室交界区的自律性，延长房室结传导（A-H 间期延长），使心率减慢。

2）用法及剂量：40~80mg 口服，3 次/天。此外，尚可配合应用镇静药物。

5. 心理护理

嘱患者保持情绪稳定，必要时应遵医嘱给予镇静剂，保证患者充分的休息和睡眠。

6. 治疗过程中的应急护理措施

（1）急性肺水肿

立即将患者扶起坐在床边，两腿下垂或半卧位于床上，以减少静脉回流。同时注意防止患者坠床跌伤。立即高流量鼻导管吸氧，病情特别严重者可用面罩呼吸机持续加压给氧，也可用50%的乙醇湿化，以降低肺泡内泡沫的表面张力，使泡沫破裂，改善通气功能。根据医嘱应用相关药物。

（2）心力衰竭

立即协助患者取坐位，双腿下垂，以减少静脉回流，减轻心脏负担。立即高流量鼻导管给氧，对病情特别严重者应采用面罩呼吸机治疗。迅速开放两条静脉通道，遵医嘱正确使用强心、利尿、扩血管的药物，密切观察用药疗效与不良反应。医护人员在抢救时必须保持镇静、操作熟练、忙而不乱，使患者产生信任与安全感。护士应安慰患者，解除患者的恐惧心理。严密监测血压、呼吸、血氧饱和度、心率、心电图，检查电解质、血气分析等，观察呼吸频率和深度、意识、精神状态、皮肤颜色及温度、肺部湿啰音的变化。

（3）心源性休克

1）先扩充血容量，若合并代谢性酸中毒，应及时给予5%碳酸氢钠150～300ml，纠正水、电解质紊乱。根据心功能状态和血流动力学监测资料估计输液量和输液速度，一般情况下，每天补液总量宜控制在1500～2000ml。

2）若休克仍未解除，应考虑使用血管活性药物，常用的如多巴胺、多巴酚丁胺、间羟胺、去甲肾上腺素、硝酸甘油和硝普钠等。

3）心电监护和建立必要的血流动力学监测，留置尿管以观察尿量，积极对症治疗和加强支持疗法。采用休克卧位，镇静，密切观察患者病情变化。

【健康教育】

（1）让患者了解并且积极治疗原发病，并消除诱因，是减少窦性心动过速发作的关键。

（2）减少本病诱发因素，如剧烈运动、情绪激动、吸烟、饮浓茶、饮咖啡、饮酒等；起居有常，饮食适宜，勿过劳；适当体育锻炼，防止感冒。

二、窦性心动过缓

成人窦性心律的频率低于 60 次/分，称为窦性心动过缓。

【临床表现】

窦性心动过缓如心率不低于 50 次/分，通常无明显症状。当严重心动过缓引起心排出量下降并造成各脏器和组织供血不足时，患者会出现头晕、乏力、心悸、胸闷等症状，甚至出现黑蒙、晕厥或诱发心绞痛、心功能不全。

心电图显示窦性 P 波，心率低于 60 次/分，PR 间期一般正常（0.12~0.20 秒）。

【辅助检查】

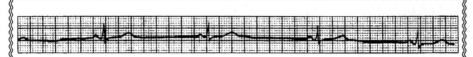

图 3-2 窦性心动过缓

心电图检查

（1）窦性 P 波。

（2）P 波速率<60 次/分（P-P 间隔>1.0 秒）。

【治疗原则】

1. 治疗原则

（1）窦性心动过缓如心率不低于 50 次/分，无症状者，则无需治疗。

（2）若心率低于 50 次/分，且出现症状者可用提高心率药物（如阿托品、麻黄碱或异丙肾上腺素），或可考虑安装起搏器。

（3）显著窦性心动过缓伴窦性停搏且出现晕厥者应安装人工心脏起搏器。

（4）针对原发病的治疗。

（5）对症、支持治疗。

2. 一般治疗

（1）对窦性心动过缓者均应注意寻找病因，大多数窦性心动过缓无重要的临床意义，不必治疗。

（2）对器质性心脏病（特别是急性心肌梗死）患者，由于心率很慢可使心排血量明显下降而影响心、脑、肾等重要脏器的血液供应，症状明显，此时应使用阿托品（注射或口服），甚至可用异丙肾上腺素静脉滴注，以提高心率。也可口服氨茶碱。

（3）对窦房结功能受损所致的严重窦性心动过缓的患者，心率很慢、症状明显，甚至有晕厥发生，药物治疗效果欠佳者，需要安装永久性人工心脏起搏器，以防突然出现窦性停搏。

（4）对器质心脏病伴发窦性心动过缓又合并窦性停搏或较持久反复发作窦房阻滞而又不出现逸搏心律、发生过晕厥或阿-斯综合征、药物治疗无效者，应安装永久性人工心脏起搏器。

（5）由颅内压增高、药物、胆管阻塞等所致的窦性心动过缓应首先治疗原发病，结合心率缓慢程度以及是否引起心排血量的减少等情况，适当采用提高心率的药物。

【护理诊断】

（1）活动无耐力

与心律失常导致心排血量减少有关。

（2）头晕

与心排血量下降引起脑供血不足有关。

（3）焦虑

与心律失常反复发作、疗效欠佳有关。

【护理措施】

1. 休息

合理的运动锻炼能促进侧支循环的建立，提高体力活动的耐受量而改善症状，最大活动量以不发生心绞痛症状为度，要避免竞赛活动及屏气用力动作（如排便时过度屏气）活动中一旦出现异常情况，应立即停止活动。

2. 饮食

给予低热量、低脂肪、低胆固醇和高纤维的饮食，要避免饱食，禁烟酒，避免食用过硬不易消化及带刺激的食物。

3. 病情观察

密切观察患者的呼吸、心率、心律的变化，若患者出现心悸、头晕、眼花或心律失常等及时通知医生处理。

4. 药物护理

器质性心脏病（特别是急性心肌梗死）患者由于心率很慢可使心排血量明显下降而影响心、脑、肾等重要脏器的血液供应，症状明显，此时应使用阿托品（注射或口服），甚至可用异丙肾上腺素静脉滴注（1mg加入到5%葡萄糖液50ml中缓慢静滴，应根据心率快慢而调整剂量），以提高心率。亦可口服氨茶碱0.1g，3次/天。使用阿托品时常有口干、眩晕，严重时出现瞳孔散大、皮肤潮红、心率加快等不良反应，应密切观察，患者如有不适立即通知医生并及时处理。

5. 心理护理

嘱患者保持情绪稳定，必要时遵医嘱给予镇静剂，保证患者充分的休息和睡眠。

6. 治疗过程中的应急护理措施

（1）晕厥

1）患者一旦发生晕厥，应立即通知医生，将患者平卧，抬高下肢，解开衣领，保持呼吸道通畅，防止其他人员围观，保持患者周围空气流通。

2）根据临床症状迅速作出判断，遵医嘱行相关实验室检查，包括：静脉采血查血细胞计数及血生化，了解有无贫血、低血糖或电解质紊乱，查心肌酶谱；行12导联心电图了解有无心律失常、传导阻滞等。

3）配合医师进行急救处理。立即给予氧气吸入；建立静脉通道，根据医嘱快速有效地给予药物治疗，如低血糖者静脉注射高渗葡萄糖，高血压者应用降血压药物；行心电监护监测心律、心率、血压及血氧饱和度。

4）病情观察：专人护理，注意观察有无心律失常，监测心率、血压、血氧饱和度、面色、呼吸等，并做好记录；观察发病的频度、持续时间、缓解时间、伴随症状及有无诱发因素等；观察急救处置效果。

5）护理人员要保持镇静，技术操作要熟练，操作中随时观察患者，询问有无不适症状。医护人员有条不紊且行之有效的工作对患者是最好的心理支持。

（2）心绞痛

1）患者心绞痛发作时立刻停止活动，一般休息后症状即缓解；缓解期一般不需卧床休息，遵医嘱使用药物；不稳定型心绞痛者，应卧床休息，并密切观察。

2）减少和避免诱因，不吸烟，不受凉等。

【健康教育】

（1）积极治疗原发病，消除诱因，是减少心动过缓发作的关键。

（2）避免精神紧张，戒烟酒，减少本病诱发因素；起居有常，饮食适宜，勿过劳；适当体育锻炼，防止感冒。

（3）教会患者自测脉搏的方法以利于自我监测病情。告知患者药物可能出现的不良反应，如有异常及时就诊。

三、窦性心律不齐

窦性心律周期长短不一，同一导联最长 P-P 间期减去最短 P-P 间期之差>120 毫秒即为窦性心律不齐。

【临床表现】

窦性心律不齐常见于年轻人，特别是心率较慢或迷走神经张力增高时。窦性心律不齐随年龄增长而减少。窦性心律不齐很少出现症状，但有时两次心搏之间相差较长时，可致心悸感。

【治疗原则】

窦性心律不齐大多没有明显的临床意义，一般无需特殊治疗，活动后心率增快则消失。如严重的窦性心动过缓合并窦性心律不齐者，可对症相应处理。

【护理诊断】

(1) 活动无耐力	(2) 头晕
与心律失常导致心悸或心排血量减少有关。	与心排血量下降引起脑供血不足有关。
(3) 焦虑	(4) 潜在并发症
与心律失常反复发作、疗效欠佳有关。	窦房阻滞。

【护理措施】

1. 生活护理	2. 重点护理
要生活规律，养成按时作息的习惯，保证睡眠，因为失眠可诱发心律失常。运动要适量，量力而行，不勉强运动或运动过量，不做剧烈及竞赛性活动，可做气功、打太极拳。洗澡水不要太热，洗澡时间不宜过长。养成按时排便习惯，保持大便通畅。饮食要定时定量。避免着凉，预防感冒。不从事紧张工作，不从事驾驶员工作。	观察患者没有出现其他不适症状，不需要特别治疗。部分患者可伴有窦性心动过缓，如心率不低于50次/分，无需治疗。如心率低于40次/分，且出现症状者可用提高心率药物（如阿托品、麻黄碱或异丙肾上腺素）。严重患者可植入心脏起搏器。

3. 心理护理

　　保持平和稳定的情绪，精神放松，不要过度紧张。精神因素中尤其紧张的情绪易诱发心律失常，患者要以平和的心态去对待，避免过喜、过悲、过怒，不看紧张刺激的电视、比赛等。

4. 治疗过程中的应急护理措施

（1）窦房阻滞

　　一般一度房室传导阻滞不会对心脏功能产生影响，通常也不需要特殊处理，注意定期复查；严重的二度Ⅱ型和三度房室传导阻滞心室率显著缓慢，可能会影响到心脏功能，引起缺血、缺氧等症状，此时需要考虑植入起搏器。

（2）心动过缓

合理的运动锻炼可促进侧支循环的建立，提高体力活动的耐受量而改善症状，最大活动量以不发生心绞痛症状为度。饮食给予低热量、低脂肪、低胆固醇和高纤维的食物，要避免饱食，禁烟酒，避免食用过硬不易消化及带刺激的食物。患者保持情绪稳定，必要时遵医嘱给予镇静剂，保证患者充分的休息和睡眠。积极治疗原发病，消除诱因，是减少心动过缓发作的关键。

【健康教育】

（1）积极防治原发病，及时消除原发病因和诱因是预防该病发生的关键。

（2）若窦性心律失常以窦性心动过缓为主，应警惕病态窦房结综合征的发生，进一步检查以明确诊断。

（3）注意生活规律，合理膳食，保持心情舒畅。

四、窦房结折返性心动过速

窦房折返性心动过速（SNRT）也称窦房结折返性心动过速，是指折返激动发生在窦房结内及其毗邻的心房组织之间，特别是窦房结有病变的患者。该病可见于任何年龄，好发年龄在 40～60 岁。常见于老年人，男性较多。心动过速发作呈阵发性，即突然发生、突然终止，每次发作持续时间不等。

【临床表现】

窦房折返性心动过速可见于任何年龄，老年患者更多见。心动过速发作呈阵发性，即突然发生、突然终止，每次发作持续时间不等，发作时心率为 100～200 次/分，多数为 100～130 次/分。常因情绪激动、紧张、运动等诱发，部分病例无明显诱因。其临床症状与心动过速时的心率、持续时间有关，心率较慢时可无症状或症状较轻，而心率较快时（>120 次/分）可出现心悸、气短、头晕甚至晕厥等表现。

【治疗原则】

窦房结折返性心动过速在临床虽不少见，但因发作时频率不快、持续时间较短，因此，多数患者无明显症状不需治疗，少数症状明显者可应用 β 受体阻断药、维拉帕米等药物治疗。极少数药物疗效不佳而症状明显者，可考虑射频消融术。

【护理诊断】

（1）活动无耐力

与心律失常导致心悸或心排血量减少有关。

（2）焦虑

与心律失常反复发作、疗效欠佳有关。

（3）潜在并发症

心力衰竭。

【护理措施】

1. 生活护理

饮食应限制高脂肪、高胆固醇食物，如动物内脏、动物油、肥肉、蛋黄、螃蟹、鱼子等，禁用刺激心脏及血管的物质，如烟酒、浓茶、咖啡及辛辣调味品。谨慎食用胀气的食物，如生萝卜、生黄瓜、圆白菜、韭菜、洋葱等，以免胃肠胀气，影响心脏活动。患者适宜多吃富含 B 族维生素、维生素 C 及钙、磷的食物，以维持心肌的营养和脂类代谢。应多食用新鲜蔬菜及水果，以供给维生素及无机盐，同时还可防止大便干燥。合理适度活动。

2. 重点护理

（1）β 受体阻断药

一般选用口服制剂即可。例如：普萘洛尔（心得安）每次 10～20mg，3 次/天，口服；阿替洛尔（氨酰心安）12.5～25mg，2～3 次/天；美托洛尔（倍他乐克）12.5～25mg，2～3 次/天。β 受体阻断药对一部分患者有较好的治疗效果，服用后能够预防发作，但治疗一段时间后需增加药物剂量才能维持原来疗效。长期服用 β 受体阻断药者，不能突然停药，应逐渐减量维持才能停药。

（2）钙拮抗药、洋地黄、胺碘酮等

钙拮抗药（维拉帕米）、洋地黄、胺碘酮等药物对多数患者有稳定的疗效。①维拉帕米（异搏定）每次 40～80mg，3 次/天；②地高辛每次 0.125～0.25mg，1 次/天；③胺碘酮200mg，3 次/天，口服，心动过速控制后减至 200mg，1～2 次/天，3 天后每周服 5 天，1 次/天，每次 200mg。

（3）腺苷

腺苷 6mg 或 ATP 10mg迅速静脉推注，若用药 2～3分钟无效，可再按前述剂量迅速静注。ATP 单剂量不宜超过 30mg。腺苷对其他类型的房性心动过速终止无效。

3. 心理护理

避免精神紧张和过度劳累，做到生活规律、起居有常、精神乐观、情绪稳定。

4. 治疗过程中的应急护理措施

（1）窦性心动过速

积极治疗原发病消除诱因，是减少窦性心动过速发作的关键。避免精神紧张，戒烟酒，减少本病诱发因素；生活规律，饮食适宜，勿过劳；适当体育锻炼，防止感冒。

（2）房室结折返性心动过速

患者宜多吃对心脏有益的食物，如全麦、燕麦、糙米、扁豆、洋葱、蒜头、香菇、茄子等。宜多吃鹅肉、鸭肉等。多吃纤维类食物。少吃油炸食品、忌烟酒。慢性治疗期间，药物治疗可能通过直接作用于折返环，或通过抑制触发因素，如自发性期前收缩而控制复发，药物慢性治疗的适应证包括发作频繁、影响正常生活或症状严重而又不愿或不能接受导管射频消融治疗的患者。对于偶发、发作短暂或者症状轻的患者可不必用药治疗，或在心动过速发作需要时给予药物治疗。

【健康教育】

（1）应避免精神紧张和过度劳累，做到生活规律、起居有常、精神乐观、情绪稳定，均可减少该病的复发。

（2）忌食辛辣、刺激性食物；戒烟酒、咖啡；食宜清淡。

（3）慢性治疗期间，遵医嘱按时服药，定期复查。

五、窦性停搏

窦性停搏或窦性静止是指窦房结在一个不同长短的时间内不能产生冲动。导致心房及心室电活动和机械活动暂停或中断的现象。

【临床表现】

过长时间的窦性停搏如无逸搏发生，可令患者出现晕眩、黑蒙或短暂意识障碍，严重者甚至发生抽搐。

多数窦性心动过缓，特别是神经性因素（迷走神经张力增高）所致者心率在 40～60 次/分，由于血流动力学改变不大，所以可无症状。但当心率持续而显著减慢，心脏的每搏量又不能增大时，每分钟的心排血量即减少，冠状动脉、脑动脉及肾动脉的血流量减少，可表现气短、疲劳、头晕、胸闷等症状，严重时可出现晕厥，冠心病患者可出现心绞痛，这多见于器质性心脏病。

心率持续而显著减慢还使室性异位节律易于产生，器质性心脏病患者，尤其是急性心肌梗死患者容易发生。

心电图特征：在较正常 PP 间期显著长的间期内无 P 波发生，或 P 波与 QRS 波群均不出现，长的 PP 间期与基本的窦性 PP 间期无倍数关系。长间歇后可有交界性或室性逸搏。

【辅助检查】

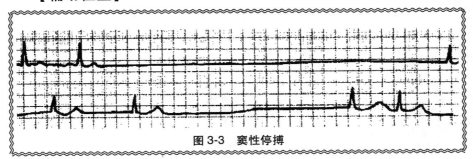

图 3-3　窦性停搏

心电图检查

（1）很长一段时间内无 P 波发生，或 P 波与 QRS 波群均不出现。

（2）长的 P-P 间期与基本的窦性 P-P 间期无倍数关系。

（3）长时间的窦性停搏后，下位的潜在起搏点，如房室交界处或心室可发出单个逸搏或逸搏性心律。

【治疗原则】

若病因为可逆性，少数窦性停搏患者可以转为正常，但因其有致心脏性猝死的可能性，应早期、积极地采取相应治疗措施。偶尔出现或无症状的窦性停搏无需治疗，有症状者应针对病因治疗，如纠正高钾血症、停用引起心动过缓的药物。药物治疗可尝试使用异丙肾上腺素、阿托品等。对反复发作晕厥或阿-斯综合征者应植入人工心脏起搏器。

【护理诊断】

（1）活动无耐力	（2）头晕
与心律失常导致心排血量减少有关。	与心排血量下降引起脑供血不足有关。
（3）焦虑	（4）潜在并发症
与心律失常反复发作、疗效欠佳有关。	猝死。

【护理措施】

1. 一般护理

注意劳逸结合，保证睡眠充足。不吸烟，不饮酒，饮食不宜过饱，少吃刺激性食物。

2. 重点护理

活动后无症状的慢性患者可适当活动，伴有严重心脏病或有明显症状者需服用抗心律失常药物。

3. 治疗过程中的应急护理措施

（1）晕厥

1）患者一旦发生晕厥，应立即通知医生，将患者平卧，抬高下肢，解开衣领，保持呼吸道通畅，防止其他人员围观，保持患者周围空气流通。

2）根据临床症状迅速作出判断，遵医嘱行相关实验室检查，包括：静脉采血查血细胞计数及血生化，了解有无贫血、低血糖或电解质紊乱，查心肌酶谱；行12导联心电图了解有无心律失常、传导阻滞等。

3）配合医师进行急救处理。立即给予氧气吸入；建立静脉通道，根据医嘱快速有效地给予药物治疗，如低血糖者静脉注射高渗葡萄糖，高血压者应用降血压药物；行心电监护监测心律、心率、血压及血氧饱和度。

4）病情观察：专人护理，注意观察有无心律失常，监测心率、血压、血氧饱和度、面色、呼吸等，并做好记录；观察发病的频度、持续时间、缓解时间、伴随症状及有无诱发因素等；观察急救处置效果。

5）护理人员要保持镇静，技术操作要熟练，操作中随时观察患者，询问有无不适症状。医护人员有条不紊且行之有效的工作对患者是最好的心理支持。

（2）猝死

对心源性猝死的处理是立即进行有效的心肺复苏。

1）识别心脏骤停 　　出现较早并且方便可靠的临床征象是意识突然丧失，呼吸停止，对刺激无反应。	2）呼救 　　在心肺复苏术的同时，设法（呼喊或通过他人应用现代通信设备）通知急救系统，使更多的人参与基础心肺复苏和进一步施行高级复苏术。
3）心前区捶击复律 　　一旦肯定心脏骤停而无心电监护和除颤仪时，应坚决地予以捶击患者胸骨中下1/3处，若1~2次后心跳未恢复，则立即行基础心肺复苏。	4）基础心肺复苏 　　畅通气道、人工呼吸、人工胸外心脏按压。

5）高级心肺复苏

心肺复苏成功后，需继续有效地维持循环和呼吸稳定，防止心脏再次骤停，处理脑缺氧、脑水肿、肾功能不全和继发性感染等，纠正酸中毒。要积极查明心源性猝死的原因并加以处理，预防再次发生猝死。

【健康教育】

（1）经常定期用仪器检测心率，注意相关指标与自觉症状的变化，及时就医诊治。

（2）保持心情愉快，避免情绪激动；合理饮食，忌饱餐；忌烟酒及辛辣刺激食物；劳逸结合，慎防感冒。

六、窦房传导阻滞

窦房传导阻滞简称窦房阻滞，是因窦房结周围组织病变，使窦房结发出的激动传出到达心房的时间延长或不能传出，导致心房心室停搏。

【临床表现】

窦房传导阻滞可暂时出现，也可持续存在或反复发作。窦房阻滞患者常无症状，也可有轻度心悸、乏力感以及心搏"漏跳"，心脏听诊可发现心律不齐、心动过缓、"漏跳"（长间歇）。如果反复发作或长时间的阻滞，可发生连续心搏漏跳，而且无逸搏（心脏高位起搏点延迟或停止发放冲动时，低位起搏点代之发放冲动而激动心脏的现象）出现，则可出现头晕、晕厥、昏迷、阿-斯综合征等。另外，尚有原发病的临床表现。

【辅助检查】

体表心电图不能显示一度和三度窦房阻滞。二度窦房阻滞：①莫氏 I 型：P-P 间期渐短，直至出现一长 P-P 间期，长 P-P 间期短于 2 个基本 P-P 间期；②莫氏 II 型：长 P-P 间期为基本 P-P 间期的整数倍，P-R 间期固定。

【治疗原则】

（1）治疗窦房传导阻滞时，主要是针对原发病进行治疗。

（2）对暂时出现又无症状者可进行密切观察，不需要特殊治疗，患者多可恢复正常。

（3）对频发、反复、持续发作或症状明显者，可口服或静脉注射、皮下注射阿托品。另外，可口服麻黄碱或异丙肾上腺素（喘息定）。

（4）严重病例可将异丙肾上腺素加于5%葡萄糖溶液中静脉泵入。

（5）对发生晕厥、阿-斯综合征并且药物治疗无效者应及时植入人工心脏起搏器。

【护理诊断】

（1）活动无耐力	（2）头晕
与心律失常导致心排血量减少有关。	与心排血量下降引起脑供血不足有关。
（3）焦虑	（4）潜在并发症
与心律失常反复发作、疗效欠佳有关。	血压下降。

【护理措施】

1．一般护理

注意休息；饮食清淡，少肉多素；戒烟戒酒；无特殊禁忌，适度活动。

2．重点护理

对暂时无症状者可进行密切观察，无需特殊治疗，患者多可恢复正常。对频发、反复、持续发作或症状明显者可口服阿托品0.3~0.6mg，3次/天；或静脉注射、皮下注射阿托品0.5~1mg。口服麻黄碱25mg，3次/天；口服异丙肾上腺素（喘息定）10mg，3次/天。严重病例可将异丙肾上腺素1mg加于5%葡萄糖50ml溶液中静脉泵入。遵医嘱正确使用药物并密切观察药物的不良反应。

3. 治疗过程中的应急护理措施

（1）阿-斯综合征

发现晕厥患者时应采取以下护理措施。

1）应立即将患者置于头低足高位，使脑部血供充分。将患者的衣服纽扣解松，头转向一侧，以免舌头后倾堵塞气道。

2）局部刺激，如向头面部喷些凉水或额部放上湿的凉毛巾，有助于清醒。如房间温度太低，应保暖。

3）在晕厥发作时不能喂食、喂水。意识清醒后不要让患者马上站立，必须等患者全身无力好转后才能在细心照料下逐渐站立和行走。

（2）低血压

建议少食多餐，避免饱食，防止因饱食而使血液淤积于胃肠而诱发低血压。餐后不宜立即活动，休息 20~40 分钟后活动为宜。若在运动时出现眩晕、视物模糊等情况，说明运动量过大，应立即停下，并加以限制或停止。老年人常合并有高血压、冠心病、抑郁症等，用药不当，也会诱发药物性低血压。

【健康教育】

（1）告知患者发病的原因，积极治疗原发病，及时控制、消除原发病因是预防本病发生的关键。

（2）遵医嘱按时服用洋地黄制剂、奎尼丁等抗心律失常药物，不自行停药或更改药物剂量，定期复查。

（3）生活要规律，合理饮食，保持心情舒畅，适当活动，注意保暖，防止感冒。

七、病态窦房结综合征

病态窦房结综合征是由于窦房结或其周围组织的器质性病变，导致窦房结起搏和（或）传导功能障碍，引发以心动过缓为主要特征的多种心律失常，并引起相应症状体征的临床综合征。病窦综合征时，除窦房结的病理改变外，还可合并心房、房室交界处及心脏全传导系统的病理改变。其中，大多数患者在 40 岁以上出现症状，以 60~70 岁最多见。

【临床表现】

> 临床表现轻重不一，可呈间歇发作。多为心率缓慢所致的脑、心、肾等脏器供血不足引起的症状，尤其是脑供血不足引起的症状为主。

> 轻者可出现乏力、头晕、眼花、失眠、记忆力差、反应迟钝或易激动等，常易被误诊为神经症，特别是老年人还易被误诊为脑卒中或衰老综合征。

> 严重者可引起短暂黑蒙、先兆晕厥、晕厥或阿-斯综合征发作。部分患者合并短阵室上性快速性心律失常发作，也称慢-快综合征。当快速性心律失常发作时，心率可突然加速达100次/分以上，持续时间长短不一，而当心动过速突然中止后可有心脏暂停伴或不伴晕厥发作。

> 严重心动过缓或心动过速除引起心悸外，还可加重原有心脏病症状，引起心力衰竭或心绞痛。除此，心排出量过低时还严重影响肾脏等的灌注而致尿少、消化不良。慢-快综合征还可能导致血管栓塞症状。

【辅助检查】

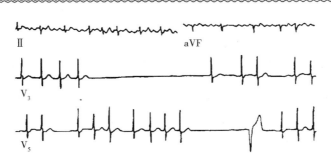

图3-4 病态窦房结综合征

心电图检查：

（1）持续而显著的窦缓（50次/分以下），非药物引起，阿托品不易纠正。

（2）窦性停搏（>2秒）。

（3）窦房传导阻滞、房室传导阻滞（双结病变）。

（4）慢-快综合征。

【治疗原则】

1. 治疗原则

对于病态窦房结综合征，药物治疗常比较困难。其中，治疗快速性心律失常的药物可诱发过缓性心律失常，如洋地黄、奎尼丁、普鲁卡因胺及 β 受体阻断药等；而治疗缓慢性心律失常的药物常可诱发快速心律失常，包括快速室性心律失常，如异丙肾上腺素或麻黄碱等，且常缺乏长期治疗作用。各种抗心律失常药物常有明显和不能耐受的副作用，因此在药物治疗中要把握时机及控制剂量。

2. 病因治疗

首先应尽可能地明确病因，如冠状动脉明显狭窄者可行经皮穿刺冠状动脉腔内成形术、应用硝酸甘油等改善冠脉供血。对于急性心肌炎，则可用能量合剂、大剂量维生素 C 静脉滴注或静注。

3. 对症治疗

（1）对不伴快速性心律失常的患者

可试用阿托品、麻黄碱或异丙肾上腺素，以提高心率。此外，可用烟酰胺加入 10% 葡萄糖液中静滴，以及避免使用减慢心率的药物，如 β 受体阻断药及钙拮抗剂等。

（2）植入按需型人工心脏起搏器

最好选用心房起搏或频率应答型起搏器，在此基础上可加用抗心律失常药以控制快速性心律失常。

【护理诊断】

（1）活动无耐力

与心律失常导致心排血量减少有关。

（2）头晕

与心排血量下降引起脑供血不足有关。

（3）焦虑

与心律失常反复发作、疗效欠佳有关。

（4）潜在并发症

与植入人工心脏起搏器有关的相关并发症如：切口感染、起搏器综合征等。

【护理措施】

1. 一般护理

（1）休息

注意休息，适当活动，症状明显者应卧床，避免跌倒。

（2）饮食

清淡、易消化、高维生素饮食，少量多餐。

（3）心理护理

向患者介绍有关疾病的知识，做好心理疏导，避免一切医源性刺激。

2. 重点护理

（1）病情观察

持续心电监护，心率缓慢显著或伴自觉症状者遵医嘱应用 β_1 受体激动剂、M 受体阻断剂和非特异性兴奋传导促进剂等（如阿托品、异丙肾上腺素）提高心率，避免使用减慢心率的药物，必要时植入人工起搏器。对药物应用受限、药物治疗无效、有明显的临床症状（如晕厥、阿-斯综合征、慢-快综合征等）及停搏时间过长（>3 秒长间歇）者宜首选植入永久人工起搏器。应用起搏治疗后，若患者仍有心动过速发作，可同时应用抗心律失常药物。

（2）术前护理

1）向患者及家属介绍手术目的、简要过程、注意事项及可能的并发症，消除疑虑。

2）起搏器植入部位清洗干净，但避免擦伤皮肤，在对侧肢体建立静脉通路。

3）训练床上大小便。

3. 治疗过程中的应急护理措施

（1）晕厥

当窦性心动过缓比较严重时，患者可出现眩晕、性格改变、记忆力减退、无力、失眠等症状，应嘱患者卧床休息，尽量减少活动。发现晕厥患者时应注意以下几点。

1）应立即将患者置于头低足高位，使脑部血供充分。将患者的衣服纽扣解松，头转向一侧，以免舌头后倾堵塞气道。

2）局部刺激，如向头面部喷些凉水或额部放上湿的凉毛巾，有助于清醒。如房间温度太低，应保暖。

3）在晕厥发作时不能喂食、喂水。意识清醒后不要让患者马上站立，必须等患者全身无力好转后才能在细心照料下逐渐站立和行走。

（2）切口感染

局部伤口红、肿、热、痛，囊袋内有感染分泌物。原因：无菌操作不严格，导管难插，手术时间长，埋藏处皮肤过度紧张，术后囊内积血。处理：保持切口清洁干燥，术后次日切口换药时注意无菌操作，观察皮肤色泽，局部有无红肿、皮下气肿。

（3）起搏器综合征

常见于心室起搏的患者，由于房室收缩不同步，可使心室充盈量减少，心排出量减少，血压降低，脉搏减弱。患者出现心慌、血管搏动、头胀、头昏等症状，通过程控调整起搏频率，尽可能恢复其自身心律或适当调高起搏器频率后症状好转。

【健康教育】

（1）疾病知识指导

向患者及家属讲解病窦综合征的病因、诱因及防治知识，说明按医嘱服药的重要性，不可自行减量、停药或擅自改用其他药物。

（2）避免诱因

嘱患者注意劳逸结合，生活规律，保证充足的休息与睡眠；保持乐观、稳定情绪；戒烟酒，避免摄入刺激性食物如咖啡、浓茶等，避免饱餐。避免劳累、感染等，防止诱发心力衰竭。

（3）饮食指导

嘱患者多食纤维素丰富的食物，保持大便通畅，避免排便时过度屏气，以免兴奋迷走神经而加重心动过缓。

（4）家庭护理

教会患者自测脉搏的方法以利于自我监测病情。

第二节 房性心律失常

房性心律失常是指由心房引起的心动频率和节律的异常。房性心律失常包括房性期前收缩、房性心动过速、心房扑动、心房颤动。

一、房性期前收缩

期前收缩是指窦房结以外的异位起搏点过早发出冲动控制心脏收缩。是临床上最常见的心律失常。按照部位可分为房性、室性（最多见）和交界性；按照频率可分为偶发和频发（>5 次/分）；按照形态可分为多源性（多个异位起搏点，同导联上出现不同形态）和单源性（单个异位起搏点，同导联上出现形态相同）。期前收缩有时呈规律的出现，如每隔一个或两个正常心搏后出现一个期前收缩（或每隔一个后出现两个期前收缩），且周而复始连续发生，即称之为二（三）联律。

【临床表现】

（1）偶发可无症状，部分可有漏跳或心跳暂停感。

（2）频发使心排出量减少，出现重要器官供血不足症状，如头晕、晕厥、心悸、胸闷、憋气、心绞痛。

（3）听诊：心律不齐，基本心律在期前收缩后出现较长的停歇，期前收缩的 S_1 增强，而 S_2 相对减弱甚至消失，短绌脉。

【辅助检查】

心电图检查：

（1）房性期前收缩的心电图特征（图 3-5）

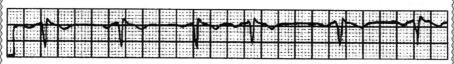

图 3-5 房性期前收缩

1）提前出现的 P 波，形态与窦性 P 波稍有差别。

2）P-R 间期≥0. 12 秒。

3）P 波后的 QRS 波多正常。

4）P 波后代偿间歇多不完全。

（2）室性期前收缩的心电图特征（图 3-6）

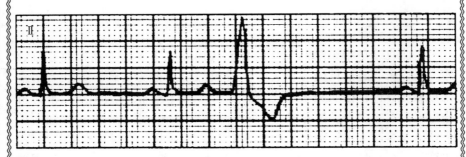

图 3-6　室性期前收缩

1）提前出现的 QRS 波群宽大畸形，QRS 时限≥0. 12 秒。

2）提前出现的 QRS 波群前无相关 P 波。

3）ST 段、T 波与 QRS 主波方向相反。

4）大多有完全性代偿间歇。

【治疗原则】

（1）积极治疗原发病，解除诱因。

（2）室上性期前收缩一般不需要治疗，严重可选维拉帕米（异搏定）、镇静剂、β 受体阻断剂等。

（3）室性期前收缩首选利多卡因，口服美西律（慢心律）、普罗帕酮（心律平）等。

【护理诊断】

（1）活动无耐力	（2）焦虑
与心律失常导致心悸或心排血量减少有关。	与心律失常反复发作、疗效欠佳有关。

（3）潜在并发症

心房颤动、房性心动过速。

【护理措施】

1. 一般护理

消除各种诱因，如精神紧张、情绪激动、吸烟、饮酒、过度疲乏、焦虑、消化不良、腹胀等。应避免过量饮用咖啡或浓茶等。必要时可服用适量的镇静药。

2. 重点护理

（1）β 受体阻断药

常为首选药物。

1）阿替洛尔（氨酰心安）

每次 12.5~25mg，1~2 次/天；老年人宜从小剂量开始，12.5mg，1次/天。然后剂量逐渐加大到每天 50~100mg。房性期前收缩被控制或心率降至 50~55 次/分或运动后心率无明显加快，即为达到定量的标志。当患有急性左心衰竭、急性肺水肿、心率缓慢或房室传导阻滞、慢性支气管炎、支气管哮喘、雷诺现象、糖尿病等不宜使用。

2）美托洛尔（甲氧乙心胺、倍他乐克）

每次 12.5~25mg，1~3 次/天，逐渐增加剂量，维持量可达 100~300mg/d。β 受体阻断药需停用时，应逐渐减量后再停用，不能突然停用。

（2）钙离子拮抗药

对房性期前收缩也有明显疗效。

1）维拉帕米（异搏定）

每次 40~80mg，3~4 次/天。不良反应有低血压、房室传导阻滞、严重窦性心动过缓，甚至窦性停搏等，应密切观察。心力衰竭、休克、房室传导阻滞及病态窦房结综合征患者禁用。

2）地尔硫䓬（硫氮䓬酮）

每次 30~60mg，3~4 次/天。钙离子拮抗药不宜与洋地黄合用，因为其可显著提高洋地黄血中浓度，易导致洋地黄中毒。

（3）胺碘酮

每次 0.2g，3 次/天，2 周有效后改为每天 0.1～0.2g 维持量。注意勤查 T_3、T_4 以排除药物性甲亢。口服胺碘酮起效慢，不良反应较多，仅用于上述药物疗效不佳或症状明显的患者。

（4）洋地黄

过量洋地黄可引起室性期前收缩，但适量的洋地黄可治疗房性期前收缩，特别是由心力衰竭引起的房性期前收缩。服洋地黄后可使期前收缩减少或消失。地高辛每次 0.25mg，1～2 次/天，连服 2～3 天，再改为维持量 0.125～0.25mg，1 次/天。

3. 治疗过程中的应急护理措施

（1）心房颤动

心房颤动患者急性发作期应绝对卧床休息，如发作程度较轻时，可以根据原发心脏病的状况及体力状态而进行适当的活动或休息。消除患者的思想顾虑和恐惧感，保持心情平和，增强其治疗疾病的信心，避免长期精神紧张、思虑过度。积极治疗原发病：当出现心律不齐时，应考虑其他疾病因素，积极采取相应的治疗措施。心房颤动患者要经常观察心率和血压，观察心脏节律的变化，如突然出现心率过快、过慢、不齐或有明显心悸、气短、心前区不适、血压下降等，应及时发现，立即前往医院就诊。在服药期间应定期复查心电图，并密切注意其不良反应。如出现身体不适，明显头晕、言语不清、胸闷、不能平卧等症状，应警惕有血栓脱落造成栓塞及心力衰竭的可能，及时到医院检查并及早处理。

（2）房性心动过速

密切观察生命体征及心电图的变化，发现频发、多源性、成对的或呈 R on T 现象的室性期前收缩、阵发性室性心动过速等应立即报告医生，协助采取积极的处理措施，电极放置部位避开胸骨右缘及心前区，以免影响做心电图和紧急电复律。做好抢救准备，准备静脉通道，备好纠正心律失常的药物及其他抢救药品，除颤器。指导患者进食清淡易消化饮食，避免摄入刺激性食物如浓茶、咖啡等，多食纤维素丰富的食物，保持大便通畅。与患者保持良好的沟通，关注患者心理动态，及时满足患者需要。向患者讲明良好心理状态的重要性，避免情绪激动，向他们讲解疾病的知识，鼓励患者树立战胜疾病的信心，配合医护人员做好各项治疗。

【健康教育】

(1) 避免诱发因素

一旦确诊后患者往往高度紧张、焦虑、忧郁，过度关注，频频求医，迫切要求用药控制心律失常，而完全忽略病因、诱因的防治。常见诱因：吸烟、酗酒、过劳、紧张、激动、暴饮暴食，消化不良，感冒发热，摄入盐过多，血钾、血镁低等。

(2) 保持情绪稳定

保持平和稳定的情绪，精神放松，不过度紧张。精神因素尤其紧张的情绪易诱发心律失常。所以患者要以平和的心态去对待，避免过喜、过悲、过怒，不计较小事，遇事能自我宽慰，不看紧张刺激的电视、比赛等。

(3) 生活要规律

养成按时作息的习惯，保证睡眠，因为失眠可诱发心律失常。运动要适量，量力而行，不勉强运动或运动过量，不做剧烈运动及竞赛性活动，可做太极拳等运动。洗澡水不要太热，洗澡时间不宜过长。养成按时排便习惯，保持大便通畅。饮食要定时定量；不饮浓茶不吸烟。避免着凉，预防感冒。

(4) 合理用药

心律失常治疗中强调用药个体化，而某些患者常常愿意接受病友的建议而自行改药、改量，这样做是危险的。患者必须按医生要求服药，并注意观察用药后的反应。有些抗心律失常药有时能导致心律失常，所以，应尽量少用药，做到合理配伍。

(5) 定期检查

定期复查心电图、电解质、肝功能、甲状腺功能等，因为抗心律失常药可影响电解质及脏器功能，用药后应定期复诊及观察用药效果和调整用药剂量。

二、房性心动过速

房性心动过速简称房速，根据发生机制与心电图表现的不同，可分为自律性房性心动过速、折返性房性心动过速与紊乱性房性心动过速三种。自律性与折返性房性心动过速常可伴有房室传导阻滞，被称为伴有房室传导阻滞的阵发性房性心动过速。

【临床表现】

房速患者可出现心悸、头晕、疲乏无力、胸痛、呼吸困难及晕厥等症状。发作可呈短暂、阵发性或持续性。局灶性房速的频率多在 130～250 次/分，受儿茶酚胺水平和自主神经张力的影响。当房室传导比率发生变动时，听诊心律不齐，第一心音强度不等。

【辅助检查】

心电图特征：

（1）心房率通常为 150～200 次/分。

（2）P 波形态与窦性者不同，根据心房异位激动灶的部位或房速发生的机制不同而形态各异。

（3）常出现二度 I 型或 II 型房室传导阻滞，呈现2∶1房室传导者亦属常见。

（4）P 波之间的等电线仍存在（与典型心房扑动时等电线消失不同）。

（5）刺激迷走神经不能终止心动过速，仅加重房室传导阻滞。

（6）发作开始时心率逐渐加速。

【治疗原则】

房速合并房室传导阻滞时，心室率一般不太快，不会导致严重的血流动力学障碍，患者通常不会有生命危险，因此无需紧急处理。若心室率达 140 次/分以上、由洋地黄中毒所致，或有严重充血性心力衰竭或休克征象，应进行紧急治疗。其处理方法如下。

1. 洋地黄中毒引起者	2. 非洋地黄引起者
（1）立即停用洋地黄。 （2）如血钾水平不高，首选氯化钾口服或静脉滴注氯化钾，同时进行心电图监测，以避免出现高血钾。 （3）已有高血钾或不能应用氯化钾者，可选用 β 受体阻断药。心室率不快者，仅需停用洋地黄。	（1）积极寻找病因，针对病因治疗。 （2）洋地黄、β 受体阻滞药、非二氢吡啶类钙通道阻滞药可减慢心室率。 （3）如未能转复窦性心律，可加用 I A、 I C 或Ⅲ类抗心律失常药。 （4）持续性药物治疗无效的房速可考虑做射频消融。

【护理诊断】

(1) 活动无耐力	(2) 头晕
与心律失常导致心悸或心排血量减少有关。	与心排血量下降引起脑供血不足有关。
(3) 焦虑	(4) 潜在并发症
与心律失常反复发作、疗效欠佳有关。	心房颤动。

【护理措施】

1. 病情观察	2. 饮食指导
密切观察生命体征及心电图的变化，患者心率过快时，通知医生，遵医嘱应用药物。	指导患者采取清淡易消化饮食，避免摄入刺激性食物如浓茶、咖啡等，多食纤维素丰富的食物，保持大便通畅。

3. 心理支持

关注患者心理动态，及时满足患者需要。向患者讲明良好心理状态的重要性，避免情绪激动。向他们讲解疾病的知识，鼓励患者树立战胜疾病的信心，配合医护人员做好各项治疗。

4. 治疗过程中的应急护理措施

心房颤动患者急性发作期应绝对卧床休息，给予心理护理，消除患者思想顾虑和恐惧感。持续心电监护，注意心率、血压、节律变化，如突然出现心率过快、过慢、不齐或有明显心悸、气短、心前区不适、血压下降等应立即通知医生给予处理。密切注意患者反应，如出现身体不适，明显头晕、言语不清、胸闷、不能平卧等症状，应警惕有血栓脱落造成栓塞及心力衰竭的可能，及时通知医生处理。

【健康教育】

（1）保持平和稳定的情绪，精神放松，不过度紧张。精神因素尤其紧张的情绪易诱发心律失常。

（2）运动要适量，量力而行，不勉强运动或运动过量，不做剧烈运动及竞赛性活动。

（3）避免常见诱因，如吸烟，过劳，紧张，暴饮暴食，消化不良，摄入盐过多，血钾、血镁低等。

（4）养成按时作息的习惯，保证睡眠，因为失眠可诱发心律失常。

（5）患者必须按医生要求服药，并注意观察用药后的反应，定期检查心电图、电解质、肝功能等，用药后应定期复诊及观察用药效果和调整用药剂量。

三、心房扑动

心房扑动简称房扑，是一种快速异位心律失常，发生于心房内、冲动频率较房性心动过速更快的心律失常。

【临床表现】

心房扑动的心室率不快时，患者可无症状。房扑伴有极快的心室率，可诱发心绞痛与充血性心力衰竭。体格检查可见快速的颈静脉扑动。房扑往往有不稳定的倾向，可恢复窦性心律或进展为心房颤动，但也可持续数月或数年。

【辅助检查】

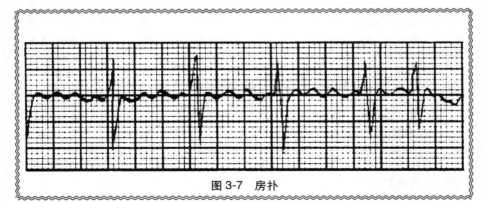

图3-7　房扑

心电图检查：

（1）心房活动呈现规律的锯齿状扑动波称为 F 波，扑动波之间的等电线消失，在 Ⅱ、Ⅲ、aVF 或 V$_1$ 导联最为明显。典型房扑的心房率通常为 250～300 次/分。

（2）心室率规则或不规则，取决于房室传导比率是否恒定。不规则的心室率系传导比率发生变化所致。

（3）QRS 波群形态正常，当出现室内差异传导或原先有束支传导阻滞时，QRS 波群增宽、形态异常。

【治疗原则】

（1）病因治疗

针对病因进行治疗。

（2）控制心室率

房扑急性发作或持续发作心室率较快、症状明显者，宜选择维拉帕米、地尔硫䓬或 β 受体阻断药减缓心室率。

（3）转复窦性心律

可分为药物复律和体外同步心脏电复律。房扑心室率得到有效控制后，可根据具体情况选用抗心律失常药物如伊布利特等转复窦性心律；若患者心室率极快，药物控制不理想需及时体外同步心脏电复律。

（4）射频消融治疗

反复发作的阵发性房扑和持续性房扑，药物治疗无效或不能耐受且症状明显者，可选择射频消融治疗。

（5）预防血栓栓塞

应根据患者血栓栓塞危险评估恰当选择抗凝药物或阿司匹林预防。

【护理诊断】

（1）活动无耐力

与心律失常导致心悸或心排血量减少有关。

（2）焦虑

与心律失常反复发作、疗效欠佳有关。

（3）潜在并发症

心力衰竭、脑梗死。

【护理措施】

1. 休息

注意休息，适当活动，症状明显者应卧床，避免跌倒。

2. 病情观察

心房扑动患者要密切观察心率和血压变化，如突然出现心率过快、过慢、不齐或有明显心慌、胸闷、乏力等应立即通知医生，并及时给予处理。在服药期间应定期复查心电图。

3. 饮食指导

清淡、易消化、高维生素饮食，少量多餐。戒烟酒，忌浓茶、咖啡，保持大便通畅。

4. 心理护理

向患者介绍有关疾病的知识，做好心理疏导，避免一切医源性刺激。

5. 治疗过程中的应急护理措施

脑栓塞如患者出现突然失语、肢体瘫痪加重、意识逐渐不清、肢体皮肤变色、疼痛及所属动脉是否搏动等及时报告医师。急性期脑栓塞患者应绝对卧床休息，气体栓塞的患者取头低位并向左侧卧位，预防更多的空气栓子到脑部与左心室。恢复期视病情逐渐适当活动。饮食给予富有营养易于消化的食物，若合并心脏疾病应给予低盐饮食，如有吞咽障碍可给予鼻饲。

【健康教育】

（1）心房扑动大多数见于器质性心脏病或器质性疾病的患者，因此，积极治疗原发病是预防房扑的主要措施，如改善心肌缺血、治疗高血压病和甲亢等。

（2）反复发作的房扑应预防性服药，对慢性持续性房扑应积极控制心室率，口服抗凝药以预防血栓栓塞。

（3）生活指导，生活要有规律，养成好的生活习惯，合理地安排休息时间，可以适当散步、练太极拳使经脉气血流通。但心室率过快的房扑以及原发病为急性心肌梗死、急性心肌炎等的患者，必须休息治疗。饮食清淡，宜以富含营养的、高蛋白饮食为主，辅以新鲜蔬菜、时令鲜果，避免过饱，保持大便通畅。

（4）教育患者要保持精神乐观、情绪稳定、避免精神刺激和疲劳，可减少本病的发作。

（5）定期进行检查，如果是反复发作的心房扑动应预防性服药，对于慢性持续性心房扑动要积极控制心室率。

四、心房颤动

心房颤动简称房颤，是临床最常见的持续性心律失常。常见于器质性心脏病如冠心病、心力衰竭、先天性心脏病、肺心病等，尤其左心房明显扩大者；非器质性心脏病也可发生，如甲状腺功能亢进症、酒精及洋地黄中毒等；另有少数房颤找不到明确病因，称为孤立性（或特发性）房颤。房颤的发生率随年龄增大而增加，40岁为0.3%，60~80岁为5%~9%，80岁以上老年人约为10%。房颤对临床的主要危害是增加血栓栓塞的危险，房颤患者与非房颤患者比较，脑卒中的发生率增加5倍，病死率增加2倍。

【临床表现】

房颤初始，患者恐惧不安、心悸不适，心室率极快时可出现心绞痛、昏厥或心功能不全的表现。慢性持续性房颤的症状因心室率、有无器质性心脏病和血栓栓塞并发症而异，心音强弱不等，心律极不规则和脉搏短绌是房颤的主要体征。

房颤症状的轻重受心室率快慢的影响。心室率超过150次/分，患者可发生心绞痛与充血性心力衰竭。心室率不快时，患者可无症状。房颤时心房有效收缩消失，心排血量比窦性心律时减少达25%或更多。房颤并发体循环栓塞的危险性甚大。栓子来自左心房，多在左心耳部，脑卒中的机会较无房颤者高出5~7倍。二尖瓣狭窄或二尖瓣脱垂合并房颤时，脑栓塞的发生率更高。心脏听诊第一心音强度变化不定，心律极不规则。当心室率快时可发生脉搏短绌。

【辅助检查】

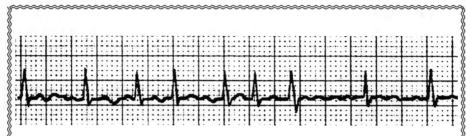

图 3-8　房颤

心电图检查：

（1）窦性 P 波消失，代之以大小、形态、间隔不一的 f 波，频率 350~600 次/分。

（2）R-R 间隔绝对不规则，心室率 100~160 次/分。

（3）QRS 波群形态一般正常。

【治疗原则】

1. 治疗原则

（1）恢复窦性心律	（2）控制快速心室率
是房颤治疗的最佳结果。只有恢复窦性心律（正常心律），才能达到完全治疗房颤的目的，所以对于任何房颤患者均应该尝试恢复窦性心律的治疗方法。	对于不能恢复窦性心律的房颤患者，可以应用药物减慢较快的心室率。

（3）防止血栓形成和脑卒中

在房颤时如果不能恢复窦性心律，可以应用抗凝药物预防血栓形成和脑卒中的发生。

对于某些疾病如甲亢、急性酒精中毒、药物所致的房颤，在去除病因之后，房颤可能自行消失，也可能持续存在。

2. 药物治疗

从目前看，药物治疗依然是房颤治疗的重要方法，药物能恢复和维持窦性心律，控制心室率以及预防血栓栓塞并发症。

（1）转复窦性心律（正常节律）的药物

对于新发房颤，因其在 48 小时内自行复窦的比率很高（24 小时内约 60%），可先观察，也可采用普罗帕酮（450～600mg）或氟卡胺（300mg）顿服的方法。房颤已经持续超过 48 小时而不足 7 天者，可用静脉内药物转律，如氟卡胺、多非利特、普罗帕酮、伊布利特和胺碘酮等，成功率可达 50%。房颤发作持续时间超过 1 周（持续性房颤）药物转律的效果大大降低，常用和证实有效的药物有胺碘酮、伊布利特、多非利特等。

（2）控制心室率（频率控制）的药物

控制心室率可以保证心脏基本功能，尽可能降低房颤引起的心脏功能紊乱。常用药物如下。

1）β受体阻断药

最有效、最常用和经常单独应用的药物。

2）钙通道阻滞剂

维拉帕米和地尔硫草也可有效用于房颤时心室率的控制，尤其对于运动状态下心室率的控制优于地高辛，和地高辛合用的效果也优于单独使用。多用于无器质性心脏病或左室收缩功能正常以及伴有慢性阻塞性肺疾病的患者。

3）洋地黄

是在紧急情况下控制房颤心室率的一线用药，目前临床上多用于伴有左心衰竭患者的心室率控制。

4）胺碘酮

可降低房颤时的心室率，不建议用于慢性房颤时的长期心室率控制，只是在其他药物控制无效或禁忌时、在房颤合并心力衰竭需紧急控制心室率时可首选胺碘酮与洋地黄合用。

（3）抗凝治疗

是预防房颤患者血栓形成和栓塞的必要手段，使用华法林抗凝治疗可以使发生脑卒中的危险性降低 68%。但是抗凝治疗并不能消除房颤，不能改善患者的临床症状如心悸、乏力、心力衰竭等。房颤患者如果有下列情况，应当进行抗凝治疗：年龄≥65 岁；以前有过脑卒中病史或者短暂脑缺血发作；充血性心力衰竭；高血压；糖尿病；冠心病；左心房扩大；超声心动图发现左心房血栓。抗凝治疗一定要有专科医师指导，抗凝过度可能导致出血，抗凝强度不够则没有预防作用。长期应用华法林需检测国际标准化比值（INR），特别是用药初期，需要反复抽血化验，许多患者不能长期坚持。华法林的作用很容易受到其他药物或饮食的影响，使剂量的调整不好掌握。对于一些不能耐受华法林的患者可以用阿司匹林和（或）氯吡格雷治疗。

3. 非药物治疗

房颤的非药物治疗包括电转复（转复窦性心律）、射频消融治疗和外科迷宫手术治疗（根治房颤）。

（1）电复律是指用两个电极片放置在患者胸部的适当部位，通过除颤仪发放电流，重新恢复窦性心律的方法。电复律适用于：紧急情况的房颤（如心肌梗死、心率极快、低血压、心绞痛、心力衰竭等），房颤症状严重，患者难以耐受，上次电复律成功，未用药物维持而又复发的房颤。电复律不是一种根治房颤的方法，患者的房颤往往会复发，而且部分患者还需要继续服用抗心律失常药物维持窦性心律。

（2）导管消融治疗适用于绝大多数房颤患者，创伤小，患者易于接受。

（3）外科迷宫手术目前主要用于因其他心脏疾病需要行心脏手术治疗的房颤患者，手术效果好，但是创伤大。

【护理诊断】

（1）活动无耐力

与心律失常导致心悸或心排血量减少有关。

（2）焦虑

与心律失常反复发作、疗效欠佳有关。

（3）潜在并发症

①心力衰竭、脑梗死；②心房颤动抗凝治疗引起出血的可能。

【护理措施】

1. 休息

心房颤动患者急性发作期应绝对卧床休息，如发作程度较轻，可以根据原发心脏病的状况及体力状态而进行适当的活动或休息。

2. 重点护理

（1）积极治疗原发病

当出现心律不齐时，应考虑其他疾病因素，积极采取相应的治疗措施。心房颤动患者要经常观察心率和血压，观察心脏节律的变化，如突然出现心率过快、过慢、不齐或有明显心悸、气短、心前区不适、血压下降等，应及时发现，立即通知医生并给予及时处理。在服药期间应定期复查心电图，并密切注意不良反应，如出现身体不适、明显头晕、言语不清、胸闷、不能平卧等症状，应警惕有血栓脱落造成栓塞及心力衰竭的可能，及时到医院检查以及早处理。

（2）对症护理

1）心悸、胸闷、气急等症状发作时，立即协助患者卧床休息。

2）给予吸氧、床边12导联心电图，注意心电图的变化，监测生命体征的变化，必要时心电监护。

3）患者症状缓解后，与其一起探讨诱因，如情绪激动、过度疲劳和屏气用力动作、饱餐、感染发热、心肌缺血、甲亢等，进行针对性治疗，采取适当的预防措施。

3. 饮食指导

多食富含蛋白质和维生素的食物，如瘦肉、鱼虾、蛋、奶类等；多食新鲜蔬菜和水果，如卷心菜、青菜、西红柿、柑橘、苹果、香蕉、柠檬等；不吸烟、少饮酒、少饮浓茶和咖啡等；忌食辛辣刺激性食物，如葱姜、咖喱、辣椒等；如果患者心功能欠佳，出现明显水肿时应限制钠盐摄入，每天摄入量应<5g。

4. 心理护理

心房颤动患者心情多较忧郁、烦躁、情绪低落，要消除患者的思想顾虑和恐惧感，使其保持心情平和，增强其治疗疾病的信心，避免长期精神紧张焦虑。

5. 治疗过程中的应急护理措施

（1）肺栓塞

患者的房间应该舒适、安静，空气新鲜。绝对卧床休息，防止活动促使静脉血栓脱落，发生再次肺栓塞。注意保暖。镇痛：胸痛轻，能够耐受，可不处理；但对胸痛较重、影响呼吸的患者，应给予镇痛处理，以免剧烈胸痛影响患者的呼吸运动。吸氧。监测重要生命体征：如呼吸、血压、心率、心律及体温等。定期复查动脉血气及心电图。观察用药反应。

（2）心功能不全

观察记录心力衰竭的症状、体征及病情变化。监测生命体征、血气分析、心电图等，记录24小时出入量。提供合理体位，给予吸氧。保持呼吸道通畅。使用利尿剂，注意用药后的尿量及电解质变化。使用洋地黄，注意剂量，密切观察毒性反应，及时处理。卧床患者加强生活护理，预防并发症。

（3）心源性猝死

对心源性猝死的处理就是立即进行有效的心肺复苏。

1）识别心搏骤停

出现较早并且方便可靠的临床征象是意识突然丧失，呼吸停止，对刺激无反应。

2）呼救

在心肺复苏术的同时，设法（呼喊或通过他人应用现代通信设备）通知急救系统，使更多的人参与基础心肺复苏和进一步施行高级复苏术。

3）心前区捶击复律

一旦肯定心搏骤停而无心电监护和除颤仪时，应坚决地予以捶击患者胸骨中下1/3处，若1~2次后心跳仍未恢复，则立即行基础心肺复苏。

4）基础心肺复苏

畅通气道、人工呼吸、人工胸外心脏按压。

5）高级心肺复苏

心肺复苏成功后，需继续有效地维持循环和呼吸稳定，防止心脏再次骤停，处理脑缺氧、脑水肿、肾功能不全和继发性感染等，纠正酸中毒。要积极查明心源性猝死的原因并加以处理，预防再次发生猝死。

【健康教育】

1. 饮食指导

（1）少吃脂肪和胆固醇含量较高的食物，如动物内脏、肥肉、蛋黄、动物油等，多吃新鲜水果、蔬菜和富含纤维素的食物。

（2）进食清淡、高钾低钠饮食，忌食辛辣刺激性食品。戒除烟酒，不喝咖啡、浓茶。

（3）华法林治疗期间禁忌食用含维生素 K 的食物，如许多绿色蔬菜和水果，包括菠菜、芦笋、花椰菜、包心菜、莴苣菜、芥蓝、奇异果、莴苣、生菜、西柚等。

2. 运动指导

（1）以选择节奏比较舒缓、便于调节运动节拍的锻炼项目为宜，如散步、慢跑、打太极拳等。运动量应从小到大，时间从短到长，循序渐进，避免负重、屏气运动。运动量根据锻炼后的最高心率限度来计算，方法：（220－年龄）×0.75。

（2）运动以无身体不适为原则，若出现头晕、头痛、心悸、恶心、呕吐等不适症状时，应立刻停止，必要时需就医。

第三节 房室交界区心律失常

房室交界区心律失常一般分为房室交界区期前收缩、交界区逸搏与逸搏心律、非阵发性交界区心动过速、与房室交界区相关的折返性心动过速、预激综合征。

一、房室交界区期前收缩

房室交界区期前收缩是指起源于房室交界区异位起搏点的期前收缩，又称为房室交界区早搏，病因与房性期前收缩类似。

【临床表现】

交界性期前收缩可有心悸、胸闷、恶心等症状，心脏听诊期前收缩第一心音增强，第二心音减弱或消失，其后有一长间歇。

【辅助检查】

心电图检查：

（1）提前出现的 QRS-T 波，其前面无窦性 P 波。

（2）逆行 P′波（Ⅱ、Ⅲ、aVF 导联倒置，aVR 导联直立）可位于 QRS 波之前（P′-R 间期<0.12 秒）、之中或之后（R-P′间期<0.20 秒）。

（3）QRS 波形可正常或变形。

（4）多数情况下为完全性代偿间歇。

【治疗原则】

治疗病因和去除诱因，无需抗心律失常药物。

【护理诊断】

（1）活动无耐力	**（2）焦虑**
与心律失常导致心悸或心排血量减少有关。	与心律失常反复发作、疗效欠佳有关。

（3）潜在并发症
阿-斯综合征。

【护理措施】

1.休息	**2.病情观察**
适当活动，避免劳累；保持精神乐观，情绪稳定，避免精神紧张；戒烟酒，减少本病的诱发因素。	监测患者生命体征，密切观察患者心律、心率和血压的变化，如突然出现心悸、胸闷、恶心等，应及时发现立即通知医生，并及时给予处理。监测心电图，并密切注意药物的不良反应，如出现黑蒙、心慌、晕厥等应警惕脑缺血，及时通知医护人员。

3. 饮食指导

饮食宜清淡，平时宜进食容易消化的食物，以免造成消化不良，多吃富含蛋白质的食物，如牛肉、鱼、虾、蛋类等，多吃新鲜蔬菜和水果，如青菜、番茄、苹果、梨等。饮食不宜过饱，少吃刺激性食物如酸、辣等调味品，少喝浓茶或咖啡；尽量不吃有刺激性的食物如葱、姜、醋、胡椒等；少吃容易胀气的食品，如芋头、土豆、豆制品等。

4. 治疗过程中的应急护理措施

阿-斯综合征：发现晕厥患者时，应采取以下护理措施。

（1）应立即将患者置于头低足高位，使脑部血供充分。将患者的衣服纽扣解松，头转向一侧，以免舌头后坠堵塞气道。

（2）局部刺激，如向头面部喷些凉水或额部放上湿的凉毛巾，有助于清醒。如房间温度太低，应保暖。

（3）在晕厥发作时不能喂食、喂水，意识清醒后不要让患者马上站立，必须等患者全身无力好转后才能在细心照料下逐渐站立和行走。

【健康教育】

（1）积极治疗原发病，消除期前收缩的原因，如纠正电解质紊乱，改善心肌供血，改善心脏功能等，按时服药。

（2）避免精神紧张，保持精神乐观，情绪稳定；适当活动，勿过劳，戒烟酒，减少本病的诱发因素；合理饮食，少食油腻的食品。

二、房室交界区逸搏与逸搏心律

室上性激动在一定时间内不能下传到心室时，交界区起搏点便被动的发放1~2次激动，形成房室交界区逸搏，交界区逸搏连续出现3次或3次以上，称为房室交界区逸搏心律。

【临床表现】

患者有心悸的症状，严重心动过缓时可伴有头晕、黑蒙的症状。房室交界区逸搏的频率通常为40~60次/分。

【辅助检查】

心电图检查：

（1）延迟出现的 QRS 波群形态为室上性。

（2）逆行 P′波（Ⅱ、Ⅲ、aVF 导联倒置，aVR 导联直立）可位于 QRS 波之前（P′-R 间期<0.12 秒）、之中或之后（R-P′间期<0.20 秒）。

（3）逸搏周期 1.0~1.5 秒，交界性逸搏心律的心室率为 40~60 次/分，通常节律整齐。

【治疗原则】

治疗原则取决于病因和基本心律。

（1）由于迷走神经张力增高，一过性窦性心动过缓引起的交界区逸搏及逸搏心律无重要的临床意义。

（2）药物引起者停用相关药物。

（3）持续的交界区逸搏心律提示有器质性心脏病，如显著心动过缓者应安装起搏器。

【护理诊断】

（1）活动无耐力	**（2）头晕**
与心律失常导致心排血量减少有关。	与心排血量下降引起脑供血不足有关。
（3）焦虑	**（4）潜在并发症**
与心律失常反复发作、疗效欠佳有关。	血压下降。

【护理措施】

1. 休息

适当活动，避免劳累；保持精神乐观，情绪稳定，避免精神紧张；戒烟酒，减少该病的诱发因素。

2. 病情观察

监测患者生命体征，密切观察患者心律、心率和血压的变化，如突然出现心悸、头晕等不适，应立即通知医生，并及时给予处理。监测心电图，并密切注意药物的不良反应，如出现黑蒙、心悸、晕厥等应警惕脑缺血，及时通知医护人员。

3. 生活指导

患者宜多食对心脏有益的食物，如全麦、燕麦、糙米、扁豆、洋葱、蒜头、蘑菇、茄子等；忌食有刺激性的食物，少吃油炸食品，忌烟酒，适度活动，以不引起心悸、头晕等不适为宜。

4. 治疗过程中的应急护理措施

（1）晕厥

发现晕厥患者时应做以下护理。

1）应立即将患者置于头低足高位，使脑部血供充分。将患者的衣服纽扣解松，头转向一侧，以免舌头后坠堵塞气道。	2）局部刺激，如向头面部喷些凉水或额部放上湿的凉毛巾，有助于清醒。如房间温度太低，应保暖。	3）在晕厥发作时不能喂食、喂水。意识清醒后不要让患者马上站立，必须等患者全身无力好转后才能在细心照料下逐渐站立和行走。

（2）低血压

当发生直立性低血压时，立即协助患者平卧，并帮助按摩四肢，数分钟后可缓解，严重低血压时，嘱患者绝对卧床，遵医嘱应用升压药物，并密切观察患者血压和心率的变化。

【健康教育】

（1）告知患者交界区逸搏及交界区逸搏心律是一种生理性代偿机制，当其出现时要积极寻找引起其发生的原发疾病，查明病因，积极治疗，是预防此种心律失常的根本措施。

（2）避免精神紧张，保持精神乐观，情绪稳定，生活规律，勿过劳，戒烟酒，忌食有刺激性的食物，少吃油炸食品，定期进行检查。

三、非阵发性交界区性心动过速

非阵发性房室交界区性心动过速也称加速的交界区性逸搏心律，是常见的主动性交界区性心律失常。加速的交界区性逸搏心律几乎总是发生于器质性心脏病患者，常见于洋地黄中毒，也可见于急性心肌梗死、心肌炎、心肌病、慢性肺源性心脏病，尤其合并感染、缺氧、低血钾等情况。

【临床表现】

患者有心悸的症状，偶有胸闷、憋气、头晕等症状。心动过速起始与终止时心率逐渐变化，有别于阵发性心动过速。血流动力学无明显变化，多为暂时性，也不会引起心房颤动或心室颤动，属良性心律失常。

【辅助检查】

心电图检查：

（1）QRS 波群形态正常，其前面无窦性 P 波。

（2）逆行 P′波（Ⅱ、Ⅲ、aVF 导联倒置，aVR 导联直立）可位于 QRS 波之前（P′-R 间期<0.12 秒）、之中或之后（R-P′间期<0.20 秒）。

（3）心室率 60~100 次/分，通常节律整齐。

（4）与窦性心律并存时可出现干扰性或阻滞性房室脱节。

【治疗原则】

治疗主要针对原发疾病，洋地黄中毒者停用洋地黄，纠正缺氧、低血钾等临床情况。

【护理诊断】

（1）活动无耐力

与心律失常导致心悸或心排血量减少有关。

（2）焦虑

与心律失常反复发作、疗效欠佳有关。

（3）潜在并发症

心力衰竭。

【护理措施】

1. 休息与活动

嘱患者做适量活动，如有不适，应立即停止活动，就地休息。

2. 病情观察

（1）因非阵发性交界区性心动过速多见于洋地黄中毒，所以在使用洋地黄药物时要掌握好适应证，治疗过程中要严密监测血药浓度和临床症状，一旦发现问题及时进行处理。

（2）当非阵发性交界区性心动过速出现房室分离时，由于心房收缩不能帮助心室的充盈使心排血量降低，此时可考虑用阿托品使窦性心律增快，通过窦性-交界区心律的竞争，使非阵发性交界区性心动过速消失，房室分离消失，心排血量增加。

3. 饮食指导

患者应多食维生素丰富的新鲜蔬菜和水果，如萝卜、山楂、蘑菇等；饮食宜清淡，忌食有刺激神经兴奋的食物，比如辛辣食物、咖啡和可乐等；忌食油腻的食物，忌烟酒，少吃甜食。

4. 治疗过程中的应急护理措施

（1）心力衰竭

患者取坐位，双腿下垂，以减少静脉回流。高流量氧气吸入（10~20L/min 纯氧吸入），并在湿化瓶中放入酒精。遵医嘱应用吗啡，呋塞米（速尿）20~40mg 静注，于 2 分钟内推完，亦是主要的治疗方法。应用血管扩张剂，可选用硝普钠或硝酸甘油静滴，毛花苷 0.4mg 以葡萄糖水稀释后，静脉注射，适用于心房颤动伴快速心室率或已知有心脏增大伴左心室收缩功能不全者，禁用于重度二尖瓣狭窄伴窦性心律者。氨茶碱 0.25g 以葡萄糖水稀释后缓慢静脉推注，对解除支气管痉挛特别有效，同时有正性肌力作用，及扩张外周血管和利尿作用。四肢轮流结扎降低前负荷。

（2）猝死

对心源性猝死的处理就是立即进行有效的心肺复苏。

【健康教育】

（1）向患者介绍该病的病因、表现、治疗及用药方法，使用洋地黄药物时要掌握好适应证，治疗过程中要严密监测血药浓度和临床症状，一旦发现问题及时进行处理。

（2）嘱咐患者保持情绪稳定，避免诱因，生活饮食规律，保证良好睡眠，定期复查。

四、与房室交界区相关的折返性心动过速

当异位兴奋灶自律性进一步增高或连续的折返激动时，突然发生连续3个或3个以上的期前收缩，称为阵发性心动过速，按激动的起源部位可分为室上性阵发性心动过速和室性阵发性心动过速。室上性阵发性心动过速90%以上为房室结折返性心动过速和房室折返性心动过速，因为这两种心动过速的折返环依赖于房室交界区的参与，故又称房室交界区相关的折返性心动过速。

【临床表现】

该病多见于无器质性心脏病者，也可见于各种心脏病、甲亢、洋地黄中毒等患者。可因情绪激动、疲劳、突然用力、寒冷等刺激诱发，但也可无明显诱因而突然发病。本病呈阵发性发作，突发突止。发作时有心悸、焦虑、乏力，但在原有器质性心脏病者可诱发心绞痛、心功能不全、晕厥或休克。

【辅助检查】

（1）心电图

①突发突止；②发作时心室率150~250次/分，节律整齐；③QRS波形态多正常，少数情况下也可宽大畸形；④无窦性P波，可见或不可见到逆行的P'波。

（2）心内电生理检查

可以用来明确室上性心动过速的发生机制，指导导管消融治疗，并可评价室上性心动过速的预后。

【治疗原则】

1. 发作时护理

发作时立即休息，刺激迷走神经的方法如按摩一侧颈动脉窦、用力屏气等常能迅速终止发作。

2. 抗心律失常药物治疗

Ⅰ~Ⅳ类抗心律失常药物均可选用，常用药物有腺苷或 ATP、异搏定、心律平、β 受体阻断剂等。

3. 食管起搏

如药物治疗无效或在射频消融术前停用抗心律失常药后发作室上性心动过速，可以用食管调搏的方法来终止。

4. 电复律

对伴有严重血流动力学障碍（如晕厥等）者应立即行电复律，对于药物或其他方法治疗无效者也可以使用电复律。

5. 射频消融术

是阵发性室上性心动过速的首选治疗方法。绝大部分阵发性室上性心动过速患者可以通过射频消融术得到根治。

【护理诊断】

应与房性心动过速相鉴别；如为房室旁路前传或伴束支传导阻滞时 QRS 波可增宽，此时应与室性心动过速鉴别。

五、预激综合征

预激综合征指室上性激动在下传过程中，通过旁路预先激动部分心室的综合征，又称 W-P-W 综合征。该病多见于无其他心脏异常者，少数人伴有器质性心脏病。

【临床表现】

预激本身不引起症状。具有预激心电图表现者，心动过速的发生率为 1.8%，并随年龄增长而增加。其中大约 80% 心动过速发作为房室折返性心动过速，15%~30% 为心房颤动，5% 为心房扑动。频率过于快速的心动过速（特别是持续发作心房颤动），可恶化为心室颤动或导致充血性心力衰竭、低血压。

【辅助检查】

心电图检查：①P-R 间期<0.12 秒；②QRS 波起始部位粗钝波（delta 波），终末部分正常；③继发性 ST-T 改变；④部分旁路无前传功能，仅有逆传功能，此时 P-R 间期正常，QRS 波起始部无 delta 波，但可反复发作室上性心动过速，此类旁路称为隐匿旁路。

【治疗原则】

（1）若不合并其他心律失常则无需治疗。

（2）合并房室折返性心动过速时可用药物复律（如维拉帕米、普罗帕酮）。

（3）合并房扑或房颤时常有极快的心室率而导致血流动力学障碍，此时应立即电复律。

（4）经导管射频消融旁路是最佳治疗方法，根治率大于95%。

第四节　室性心律失常

一、室性期前收缩

室性期前收缩又称室性早搏，是心室提前除极引起的心脏搏动。室性期前收缩是临床最常见的一种心律失常，既见于器质性心脏病患者，亦可见于无器质性心脏病的健康人，正常人发生室性期前收缩的机会随年龄的增长而增加。动态心电图监测发现，在大于 25 岁的健康人群中，50%的人可检出室性期前收缩；大于 60 岁的健康人群中，发生率高达100%。

【临床表现】

患者可感到心悸不适，期前收缩后有较长的停歇，桡动脉搏动减弱或消失。如患者已有左室功能减退，室性期前收缩频繁发作可引起晕厥；频发室性期前收缩发作持续时间过长，可引起心绞痛与低血压。心脏听诊时，室性期前收缩的第一心音增强，第二心音减弱或消失，其后有一较长间歇。

【辅助检查】

(1) 心电图

①提前出现的 QRS-T 波前无相关 P 波；②提前出现的 QRS 波宽大畸形，时限>0.12 秒；③T 波方向与 QRS 主波方向相反；④常为完全性代偿间歇。也可以用 Holter 记录协助诊断，并指导治疗。

(2) 特殊检查

心内电生理检查，可以用来确定室性早搏起源部位、指导射频消融治疗。

【治疗原则】

(1) 无器质性心脏病且无明显症状者不必使用抗心律失常药物治疗。如有明显症状应予治疗，首先是去除诱发因素，也可适当给予镇静剂；去除诱因仍然有明显症状者可首选 β 受体阻断剂，或口服美西律或普罗帕酮。应避免使用胺碘酮等。

(2) 有器质性心脏病者首先应重视对原发疾病的治疗，同时要去除诱发因素，如感染、电解质及酸碱平衡失调、紧张、过度疲劳、过度烟酒、浓茶及咖啡等。药物治疗主要有 β 受体阻断剂（多数情况下可作为起始治疗药物）和胺碘酮，急性心梗后早期使用 β 受体阻断剂可明显减少致命性心律失常的发生率，但不主张常规预防性使用利多卡因。射频消融可用于治疗室性期前收缩。

(3) 目前强调根据病史、室性期前收缩的复杂程度、左心室功能，并参考信号平均心电图及心率变异性等进行危险分层，心脏性猝死高危的患者要加强治疗。

【护理诊断】

(1) 活动无耐力

与心律失常导致心悸或心排血量减少有关。

(2) 头晕

与心排血量下降引起脑供血不足有关。

(3) 焦虑

与心律失常反复发作、疗效欠佳有关。

【护理措施】

1. 病情观察

密切观察病情变化，监测患者生命体征，给予持续床旁心电监护，持续吸氧，严密观察患者的心率、心律，并做好记录，描记 12 导联心电图，为临床用药前做准备及用药提供依据，同时备好急救药品、除颤仪，以便抢救时使用。

2. 药物护理

遵医嘱将胺碘酮 150mg 加葡萄糖水 20ml 充分溶解后，给患者静脉推注。推注药液时速度宜慢，一般 10~15 分钟推完，推注过快易造成低血压。在推注药液过程中，要注意观察心电示波上患者心率、心律的变化，同时询问患者的感受，发现异常及时报告医生处理。维持静滴时应用输液泵，以保证剂量准确。此外，静脉注射或静脉滴注时，宜选择粗而清楚的静脉血管给药，避免发生静脉炎。使用过程中除注意观察疗效和可能出现的副作用外，应做好详细的使用记录。胺碘酮的不良反应是 Q-T 间期延长和心律失常。因此观察期间除需密切注视心电示波上的心电波形的变化外，应还定时复查心电图，测量 Q-T 间期。

3. 饮食指导

应嘱患者进食低脂肪、低胆固醇、清淡易消化的饮食，避免辛辣等刺激性食物，伴有心功能不全的患者宜进食低盐饮食，同时注意食物的色、香、味搭配，以增进患者的食欲。

4. 心理护理

加强心理护理及宣教指导，发生快速心律失常的患者绝大部分都伴有器质性心脏病，由于心率加快，尤其伴有血流动力学改变时，患者有恐惧、濒死的感觉。因此，护士应安慰患者，耐心做好解释，讲解该疾病的有关知识及治疗效果，药物可能出现的副作用，消除患者的思想顾虑，使其积极配合治疗，以利于疾病的康复。

5. 治疗过程中的应急护理措施

对心源性猝死的处理就是立即进行有效的心肺复苏。

【健康教育】

（1）积极治疗原发病，消除期前收缩的原因，如纠正电解质紊乱，改善心肌供血，改善心脏功能等。

（2）保持精神乐观、情绪稳定；起居有常，勿过劳；戒烟酒，减少本病的诱发因素；饮食有节，少食油腻的食品。积极进行体育锻炼，控制体重。

（3）预防诱发因素，一旦确诊后患者往往高度紧张、焦虑，迫切要求用药控制心律失常。常见诱因包括：吸烟、酗酒、过劳、紧张、激动、暴饮暴食、消化不良、感冒发热等。

（4）患者必须按医生要求服药，并注意观察用药后的反应，定期复查。

二、室性心动过速

连续 3 个或 3 个以上的室性期前收缩称为室性心动过速，简称室速。如果室速持续时间超过 30 秒或伴血流动力学障碍则称为持续性室速。器质性心脏病是室速发生的最常见原因，尤其是缺血性心脏病、心肌病、心肌炎、二尖瓣脱垂综合征、先天性心脏病等。室速也可见于其他各种原因引起的心脏损害和药物中毒、电解质紊乱，极少数患者可为无明显器质性心脏病的"正常人"，称为特发性室速，约占室速的 10%。

【临床表现】

取决于发作时的心室率快慢、持续时间、心功能及伴随疾病，如室速的心室率较慢，且持续时间较短，可自行终止，则患者的症状较轻，仅感心悸，甚至完全无症状；反之可出现血压下降，头晕或晕厥，甚至可发展为心力衰竭、肺水肿或休克、心室颤动，如不及时治疗有生命危险。

【辅助检查】

（1）心电图

①发作时心室率 100~250 次/分；②QRS 波宽大畸形，时限 >0.12 秒，形态可一致（单形性室速）或不一致（多形性室速）；③P-R 间期无固定关系（房室分离）；④可有室性融合波。Holter 可用于捕捉短暂的室速发作。

（2）特殊检查

心内电生理检查，可以用来明确室速的诊断及发生机制、筛选抗心律失常药物及评价治疗效果、确定室速的起源部位并指导射频消融治疗，并可评价室速的预后。

【治疗原则】

1. 终止室速发作

室速患者如无明显的血流动力学障碍，首先给予静脉注射利多卡因或普鲁卡因胺，同时静脉持续滴注。静注普罗帕酮不宜用于心肌梗死或心力衰竭的患者，其他药物治疗无效时可选用胺碘酮静注或同步直流电复律。若患者已发生休克、心绞痛、脑部血流灌注不足等症状，应迅速施行电复律。对尖端扭转型室速，应努力寻找和去除导致 QT 间期延长的病变和停用有关药物。治疗可试用镁盐、异丙肾上腺素，亦可使用临时心房或心室起搏。ⅠA 或Ⅲ类抗心律失常药物可使 QT 间期更加延长，属禁用。

2. 预防复发

应努力寻找及治疗诱发与维持室速的各种可逆性病变，如缺血、低血压、低血钾等。在药物预防效果大致相同的情况下，应选择其潜在不良反应较少的抗心律失常药。维拉帕米对大多数室速的预防无效，但可应用于"维拉帕米敏感性室速"患者。单一药物治疗无效时，可选用作用机制不同的药物联合应用，各自药量均可减少。抗心律失常药物亦可与埋藏式心室起搏装置合用，治疗复发性室速。植入式心脏复律除颤器、外科手术亦已成功应用于选择性病例。对于无器质性心脏病的特发性单源性室速，导管射频消融根除发作疗效甚佳。冠脉旁路移植手术对某些冠心病合并室速的患者可能有效。

【护理诊断】

(1) 活动无耐力	(2) 头晕
与心律失常导致心悸或心排血量减少有关。	与心排血量下降引起脑供血不足有关。
(3) 焦虑	(4) 潜在并发症
与心律失常反复发作、疗效欠佳有关。	心力衰竭。

【护理措施】

1. 饮食指导	2. 心理护理
指导患者采取清淡易消化饮食，避免摄入刺激性食物如浓茶、咖啡等，多食纤维素丰富的食物，保持大便通畅。	与患者保持良好的沟通，关注患者心理动态，及时满足患者需要。向患者讲明良好心理状态的重要性，避免情绪激动，向他们讲解疾病的知识，鼓励其树立战胜疾病的信心，配合医护人员做好各项治疗。

3. 重点护理

（1）严密观察生命体征及心电图的变化，发现频发、多源性、成对的或呈 R on T 现象的室性期前收缩、阵发性室速等应立即报告医生，协助采取积极的处理措施。电极放置部位避开胸骨右缘及心前区，以免影响做心电图和紧急电复律。

（2）做好抢救准备，准备静脉通道，备好纠正心律失常的药物及其他抢救药品、除颤仪等。

4. 治疗过程中的应急护理措施

（1）猝死

对心源性猝死的处理就是立即进行有效的心肺复苏。

（2）阿-斯综合征

患者发生阿-斯综合征时：

1）应立即将患者置于头低足高位，使脑部血供充分。将患者的衣服纽扣解松，头转向一侧，以免舌头后倾堵塞气道。

2）局部刺激，如向头面部喷些凉水或额部放上湿的凉毛巾，有助于清醒。如房间温度太低，应保暖。

3）在晕厥发作时不能喂食、喂水。意识清醒后不要让患者马上站立，必须等患者全身无力好转后才能在细心照料下逐渐站立和行走。

【健康教育】

（1）预防诱发因素

常见诱因包括：暴饮暴食，消化不良，感冒发热，摄入盐过多，血钾、血镁低等。可根据以往发病的实际情况，总结经验，避免可能的诱因。

（2）稳定的情绪

保持平和稳定的情绪，精神放松，不过度紧张。避免过喜、过悲、过怒；不看紧张刺激的电视、比赛等。

（3）休息

患者应保证有充足的睡眠，饭后不宜立即就寝，睡眠的姿势应采取右侧卧位，双腿屈曲。不适合做剧烈运动，若有胸闷、胸痛、气慌、气短和咳嗽、疲劳等不适出现，应立即停止运动。

（4）合理饮食

饮食要清淡而富于营养，减少胆固醇的摄入量。多吃新鲜水果和蔬菜。饮食要适量，不宜过饱。

（5）自我监测

有些心律失常往往有先兆症状，若能及时发现及时采取措施，则可减少甚至避免再发。有些患者对自己的心律失常治疗摸索出一套自行控制的方法，当发生时用以往的经验常能控制发病。

三、心室扑动与心室颤动

心室扑动（室扑）及心室颤动（室颤）是极为严重的心律失常，室扑是极快而规则的心室收缩；室颤是极快而不规则的、不同步的心室收缩，二者将导致心室完全丧失收缩能力，其血流动力学效应与心室停搏相同，见于多数心脏骤停及心脏性猝死的患者，也可以为各种疾病临终前的心律，极个别见于健康的"正常人"，称为特发性室颤。

【临床表现】

意识丧失、抽搐、呼吸停止、血压测不出、听诊心音消失并不能触及大动脉搏动，如不能得到及时有效的抢救即死亡。

【辅助检查】

心电图检查：①室扑发作时 QRS-T 波不能分辨，代之以连续快速的大幅正弦波图形，频率 200~250 次/分，常在短时间内蜕变为室颤；②室颤表现为 QRS-T 波完全消失，代之以波形、振幅与频率极不规则的细小颤动波。

【治疗原则】

（1）非同步直流电复律：一旦发病应立即非同步电复律，能量选择单向波 360J，双向波 200J。同时准备好心肺复苏相关药物及仪器。电击开始时间越早，成功率越高，因此应争分夺秒。

（2）保持呼吸道通畅及人工心外按压。

（3）肾上腺素是心肺复苏最重要的药物之一，可使细颤转为粗颤，从而提高电复律的成功率。

（4）抗心律失常药物：利多卡因或胺碘酮静脉注射，有效后予维持量。如是洋地黄中毒引起的室颤，可用苯妥英钠静脉注射。

（5）纠正酸碱平衡失调及电解质紊乱。

（6）复律后应积极治疗原发病及诱发因素，如原发病不能治愈则应考虑安装植入式自动复律除颤器（ICD）。

【护理诊断】

(1) 活动无耐力	(2) 焦虑
与严重的心律失常导致心排血量减少有关。	与严重心律失常导致的躯体及心理不适有关。
(3) 有受伤的危险	(4) 潜在并发症
与心律失常导致的晕厥有关。	心力衰竭、心搏骤停。

【护理措施】

1. 一般护理

（1）心律的监护

电击复律后应持续严格观察和记录心电变化，因电击转复时心肌有一定程度的损害，心电图可以出现一过性 ST 段降低，也可发生新的恶性心律失常，所以应有专人监护并及时记录。

（2）确保充足氧供给

间断或持续吸氧 2~3 天，重者可以面罩给氧，必要时有机械通气适应证时，可用机械通气。另外，呼吸机的介入可不必担心深度镇静所产生的呼吸抑制，保证了患者充分氧供。

（3）及时有效的营养供给

创伤后的应激反应可产生严重的分解代谢，使血糖增高、乳酸堆积，因此必须及时有效补充能量和蛋白质，以减轻机体损耗。早期可采用肠外营养供给，等肠蠕动恢复后，可采用肠内营养供给。如昏迷未醒者可给予鼻饲，每次鼻饲量不超过 200ml，间隔 3 小时，注食速度不宜过快。

（4）大小便的护理管理

保持大小便通畅，有尿失禁或尿潴留患者，应在无菌操作下行导尿术。留置导尿时应加强会阴部的护理，并定时放尿以训练膀胱的功能。患者有便秘时，可少量服用缓泻剂，或每天早晨给予蜂蜜 20ml 加适量温开水同饮，并帮助患者做腹部环形按摩（按顺时针方向）或做低压温盐水灌肠。

（5）加强基础护理的落实

如口腔护理、皮肤护理，使用胺碘酮时应加强脉管炎的预防护理等。

2. 重点护理

（1）室颤的判断

监护导联示 QRST 波消失，代之以快速的不规则的振幅、形态各异的颤动波。其频率为 180~500 次/分。明确诊断首要并且关键，需要与寒冷所致的肌颤波、患者身体的抖动、导联线移动所致的干扰相鉴别。室颤发生时常伴随昏迷程度加重，脑外伤患者呼吸浅而弱以至暂停，瞳孔迅速扩大，光反射消失等危急征象。

（2）室颤的急救

确诊室颤后，应争分夺秒积极组织抢救。立即行非同步直流电除颤，通常选择 300~360J 的能量。如无效则静脉推注肾上腺素 1~5mg，使细颤转为粗颤，再行电除颤 1 次，若未能转复使用利多卡因、胺碘酮继续复律，同时积极去除诱因及治疗原发疾病直到转为窦性心律。电除颤时，应严格掌握操作规程，防止局部皮肤灼伤。

（3）尽早实施脑复苏

低温能使机体各重要组织代谢率降低，耗氧量减少，借以保护脑和其他重要器官，利于脑复苏。一般采用头部置冰枕或冰帽，各大动脉处使用冰袋，使肛温迅速控制在 33~34℃。降温过程中随时观察耳郭、指、趾等末梢部位皮肤，避免冻伤。

3. 治疗过程中的应急护理措施

对心源性猝死的处理就是立即进行有效的心肺复苏。

（1）识别心脏骤停

出现较早且方便可靠的临床征象是意识突然丧失，呼吸停止，对刺激无反应。

（2）呼救

在心肺复苏术的同时，设法（呼喊或通过他人应用现代通信设备）通知急救系统，使更多的人参与基础心肺复苏和进一步施行高级复苏术。

（3）心前区捶击复律

一旦确定心脏骤停而无心电监护和除颤仪时，应坚决地予以捶击患者胸骨中下 1/3 处，若 1~2 次后心跳仍未恢复，则立即行基础心肺复苏。

（4）基础心肺复苏

畅通气道、人工呼吸、人工胸外心脏按压。

（5）高级心肺复苏

心肺复苏成功后，需继续有效地维持循环和呼吸稳定，防治心脏再次骤停，处理脑缺氧、脑水肿、肾功能不全和继发性感染等，纠正酸中毒。要积极查明心源性猝死的原因并加以处理，预防再次发生猝死。

【健康教育】

(1) 稳定情绪

保持平和稳定的情绪，精神放松，不要过度紧张。精神因素尤其紧张的情绪易诱发心律失常。所以患者要以平和的心态去对待，避免过喜、过悲、过怒，不看紧张刺激的电视、比赛等。

(2) 自我监测

在心律失常不易被监测到时，患者自己最能发现问题。有些心律失常常有先兆症状，若能及时发现并采取措施，可减少甚至避免再发心律失常。

(3) 合理用药

心律失常治疗中强调用药个体化，患者必须按医生要求服药，并注意观察用药后的反应。

(4) 定期复查

患者定期复查心电图、电解质、肝功能等，因为抗心律失常药可影响电解质及脏器功能，用药后应定期复诊及观察用药效果和调整用药剂量。

(5) 生活要规律

养成按时作息的习惯，保证睡眠，因为失眠可诱发心律失常。运动要适量，量力而行，不勉强运动或运动过量，不做剧烈运动及竞赛性活动，可做气功、打太极拳。洗澡水不要太热，洗澡时间不宜过长。养成按时排便习惯，保持大便通畅。饮食要定时定量。不饮浓茶，不吸烟。避免着凉，预防感冒。

第五节　心脏传导阻滞

一、房室传导阻滞

房室传导阻滞指由于房室交界区不应期延长引起的房室间传导减慢或中断的现象，根据严重程度将房室传导阻滞分为一度、二度和三度。房室传导阻滞大多见于病理情况，如冠心病、心肌炎、心肌病、中毒、电解质紊乱、原发性传导束退化等；一度和二度Ⅰ型房室传导阻滞偶尔也见于正常人，此时多与迷走神经张力增高有关。

【临床表现】

1. 症状

房室传导阻滞患者症状除受原有心脏病及心脏功能状态的影响外取决于阻滞的程度及部位。

(1) 无症状

见于一度房室传导阻滞（此型预后良好）、二度Ⅰ型房室传导阻滞或某些慢性间歇性房室传导阻滞者。

(2) 有症状

二度Ⅱ型房室传导阻滞时，如被阻滞的心房波所占比例较大（如房室3:2传导），特别是高度房室传导阻滞时，因心室率下降出现心动过缓、头晕、乏力、胸闷、气短及心功能下降等症状。三度房室传导阻滞的症状较明显，其造成血流动力学的影响取决于心室逸搏频率的快慢。在希氏束分叉以上部位的三度房室传导阻滞对血流动力学的影响较小，患者虽有乏力、活动时头晕，但不至发生晕厥；发生于希氏束分叉以下的低位三度房室传导阻滞对血流动力学影响显著，患者可出现晕厥、心源性缺氧综合征，甚至猝死。

(3) 不典型症状

某些患者出现一些不典型症状，如全身乏力、疲劳或低血压状态等，需要进一步检查方可确诊。

2. 体征

(1) 一度房室传导阻滞

一些一度房室传导阻滞的患者可以无体征。有些患者体格检查可发现心尖部第一心音减弱，这是由于心室收缩的延迟使心脏内血液充盈相对较满，房室瓣在关闭前已漂浮在一个距闭合点较近的位置上，因此关闭时瓣叶张力较低，关闭所产生的振动较小所致。

(2) 二度房室传导阻滞

二度Ⅰ型房室传导阻滞，心脏听诊有间歇，但间歇前并无期前收缩，第一心音可随PR变化发生强弱改变。二度Ⅱ型房室传导阻滞可有间歇性漏搏，但第一心音强度恒定，房室呈3:2传导时，听诊可酷似成对期前收缩形成的二联律。

（3）三度房室传导阻滞

其特异性体征是心室率缓慢且规则并伴有第一心音强弱不等，特别是可出现突然增强的第一心音即"大炮音"，第二心音可呈正常或反常分裂，如心房与心室收缩同时发生，颈静脉出现巨大"A"波。

【辅助检查】

心电图检查：

（1）一度房室传导阻滞

①窦性 P 波规律出现；②P-R 间期>0.20 秒；③每个窦性 P 波后均有 QRS 波。

（3）三度房室传导阻滞

①P 波与 QRS 波各自有自身的节律，互不相关；②P 波频率快于 QRS 波频率，心室率缓慢；③起搏点在阻滞部位下方，QRS 可正常或畸形。

（2）二度房室传导阻滞

二度 I 型房室传导阻滞：①窦性 P 波规律出现；②P-R 间期渐长，直至一个 P 波后 QRS 波脱漏；③R-R 间期渐短；④长 R-R 间期小于正常窦性 P-P 间期的两倍。

二度 II 型房室传导阻滞：①窦性 P 波规律出现；②间歇性 P 波后 QRS 波脱漏；③P-R 间期保持固定（可以正常或延长）。

【治疗原则】

（1）治疗原发疾病，去除诱因。常见导致房室传导阻滞的药物有 β 受体阻断剂、维拉帕米、地尔硫䓬、胺碘酮等。

（2）一度房室传导阻滞和二度 I 型房室传导阻滞心室率不慢者，不需治疗。

（3）二度 II 型房室传导阻滞和三度房室传导阻滞可试用 β 受体激动剂、M 受体阻断剂。

（4）二度 II 型房室传导阻滞和三度房室传导阻滞如药物无效或症状明显、心室率缓慢者，应行心脏起搏治疗。

【护理诊断】

(1) 活动无耐力	(2) 焦虑
与心律失常导致心排血量减少有关。	与心律失常反复发作、疗效欠佳有关。
(3) 有受伤的危险	(4) 潜在并发症
与心律失常导致的晕厥有关。	猝死。

【护理措施】

1. 一般护理

(1) 休息	(2) 饮食
患者心律失常发作引起心悸、胸闷、头晕等症状时应保证患者充足的休息和睡眠，休息时避免左侧卧位，以防左侧卧位时感觉到心脏搏动而加重不适。	食用富含纤维素的食物，以防便秘；避免饱餐及摄入刺激性食物如咖啡、浓茶等。

2. 重点护理

(1) 病情观察

　　连接心电监护仪，连续监测心率、心律的变化，及早发现危险征兆。及时测量生命体征，测脉搏时间为 1 分钟，同时听心率。患者出现频发多源性室性期前收缩、R on T 室性期前收缩、室性心动过速、二度Ⅱ型及三度房室传导阻滞时，及时通知医师并配合处理。监测电解质变化，尤其是血钾。

(2) 抢救

　　配合准备抢救仪器（如除颤仪、心电图机、心电监护仪、临时心脏起搏器等）及各种抗心律失常药物和其他抢救药品，做好抢救准备。

(3) 用药护理

　　应用抗心律失常药物时，密切观察药物的效果及不良反应，防止毒副反应的发生。

（4）介入治疗的护理

向患者介绍介入治疗如心导管射频消融术或心脏起搏器安置术的目的及方法，以消除患者的紧张心理，使患者主动配合治疗。做好介入治疗的相应护理。

3. 治疗过程中的应急护理措施

（1）晕厥

患者发生晕厥时：

1）应立即将患者置于头低足高位，使脑部血供充分。将患者的衣服纽扣解松，头转向一侧，以免舌头后倾堵塞气道。	2）局部刺激，如向头面部喷些凉水或额部放上湿的凉毛巾，有助于清醒。如房间温度太低，应保暖。	3）在晕厥发作时不能喂食、喂水。意识清醒后不要让患者马上站立，必须等患者全身无力好转后才能在细心照料下逐渐站立和行走。

（2）猝死

对心源性猝死的处理就是立即进行有效的心肺复苏。

【健康教育】

1. 疾病知识指导

向患者讲解心律失常的原因及常见诱发因素，如情绪紧张、过度劳累、急性感染、寒冷刺激、不良生活习惯等。

2. 生活指导

（1）指导患者劳逸结合，生活规律。

（2）无器质性心脏病者应积极参加体育锻炼。

（3）保持情绪稳定，避免精神紧张、激动。

（4）改变不良饮食习惯，戒烟戒酒，避免浓茶、咖啡、可乐等刺激性食物。

（5）保持大便通畅，避免排便用力而加重心律失常。

3. 用药指导

说明患者所使用药物的名称、剂量、用法、作用及不良反应，嘱患者坚持用药，不得随意增减药物的剂量或种类。

4. 自我监测指导

（1）教会患者及家属测量脉搏的方法，告知患者及家属心律失常发作时如何采取适当措施，如有头晕、眼花等，立即平卧，指导学习简单的心肺复苏知识，以便自我监测病情和自救。

（2）对植入心脏起搏器的患者，讲解自我检测与家庭护理方法。

5. 复诊

定期门诊复查心电图和随访，发现异常及时就诊。

二、束支传导阻滞

束支传导阻滞是指希氏束分叉以下部位的传导阻滞，如心室内束支、束支分支及心肌广泛病变引起的传导阻滞，包括了右束支、左束支、左前分支和左后分支阻滞。右束支传导阻滞可见于器质性心脏病或正常人，左束支传导阻滞多见于器质性心脏病，有的患者可同时合并多支传导阻滞。

【临床表现】

疾病本身多无明显症状，主要以原发病的临床表现为主，但严重的三分支阻滞和双侧束支阻滞可因心室停搏而出现头晕，甚至晕厥。

【辅助检查】

心电图是主要诊断依据。

（1）右束支传导阻滞

①V_1 或 V_2 导联呈 rsR′或 M 形；②Ⅰ、V_6 导联 S 波宽深；③QRS 时限≥0.12 秒（完全性右束支传导阻滞）或<0.12 秒（不完全性右束支传导阻滞）；④继发 ST-T 改变。

（2）左束支传导阻滞

①Ⅰ、V_6 导联 R 波宽大，顶部有切迹或粗钝；②V_1、V_2 导联呈 QS 或 rS 波型，$S_{V2} > S_{V1}$；③QRS 时限 ≥0.12 秒（完全性左束支传导阻滞）或 <0.12 秒（不完全性左束支传导阻滞）；④继发 ST-T 改变。

【治疗原则】

（1）慢性束支传导阻滞如无症状，无需治疗。

（2）双分支与不完全性三分支阻滞有可能进展为完全性房室传导阻滞而需要植入起搏器。

三、室内传导阻滞

室内传导阻滞是指心室内传导阻滞的部位弥漫，心电图上 QRS 时间延长，但又不完全符合左束支或右束支传导阻滞的特点。见于扩张性心肌病、心力衰竭全心扩大等。

【临床表现】

该病临床表现取决于原发病。

【辅助检查】

心电图检查：①QRS 时限延长 ≥0.12 秒；②既不符合左束支传导阻滞又不符合右束支传导阻滞。

【治疗原则】

该病以治疗原发病为主。

第四章　常见先天性心血管病患者的护理

第一节　房间隔缺损

房间隔缺损（atrial septal defect，ASD）是小儿常见的先天性心脏病之一，多见于女性，且有家族遗传倾向。房间隔缺损一般分为原发孔缺损和继发孔缺损，前者实际上属于部分心内膜垫缺损，常同时合并二尖瓣和三尖瓣发育不良。后者为单纯房间隔缺损。

根据房间隔缺损解剖部位不同，可分为以下两大类5种类型。

（1）原发孔缺损。

（2）继发孔缺损：①中央型（卵圆窝型）；②下腔静脉型；③上腔静脉型；④混合型。

【临床表现】

（1）症状	（2）体征
房间隔缺损小者大多无症状，缺损较大者可有心悸、气急、乏力、咳嗽、咯血，发育差，易患呼吸道感染。可有室上性心律失常，尤其是心房扑动、心房颤动等。早期可发生肺动脉高压和心力衰竭。	胸骨左缘第2肋间有2~3级收缩期柔和杂音，肺动脉瓣区第二心音亢进伴固定性分裂，如缺损大，左至右分流量多，则可在三尖瓣区听到柔和短促的舒张中期隆隆样杂音，吸气时明显。

【辅助检查】

（1）X线	（2）心电图
透视下肺动脉段及肺门动脉搏动增强（肺门舞蹈征），肺动脉段突出，主动脉影缩小，肺血流量增多，右心室、右心房增大。	多呈不完全性右束支传导阻滞，右室肥大，电轴右偏。

（3）超声心动图

可发现肺动脉增宽，右心房及右心室增大，可见房间隔连续中断，彩色多普勒示左向右分流，并可测定左、右心室排血量。当肺动脉高压显著时，超声造影可显示右向左分流。对判断高位、多发或小型缺损尤其有价值。

（4）磁共振计算机断层显像（MRI）

可在不同水平显示心房间隔处的缺损，有助于辨别高位缺损、第二孔（继发孔）未闭型缺损、第一孔（原发孔）未闭型缺损的存在。

（5）心导管检查

右心导管检查可发现从右心房开始至右心室和肺动脉的血氧含量均高出腔静脉血氧含量达 1.9% vol 以上，说明在心房水平有左至右分流存在。部分病例心导管能通过缺损进入左心房。该检查还可了解动脉压力和阻力、分流量大小等。

【治疗原则】

1. 介入治疗

可以对大部分患者，结合超声心动图检查结果，在超声心动图和 X 线血管造影机器的引导下进行封堵治疗。

2. 外科治疗

在开展非手术介入治疗以前，对所有单纯房间隔缺损已引起血流动力学改变，即已有肺血量增多征象、房室增大及心电图相应表现者均应手术治疗。患者年龄太大已有严重肺动脉高压者手术治疗应慎重。

【护理诊断】

（1）活动无耐力

与心脏畸形导致的心排出量下降有关。

（2）营养失调（低于机体需要量）

与疾病导致的生长发育迟缓有关。

（3）潜在并发症

心力衰竭、肺部感染、感染性心内膜炎。

（4）焦虑

与自幼患病，症状长期反复存在有关。

（5）知识缺乏

缺乏疾病相关知识。

【护理措施】

1. 术前护理

（1）心理护理

患者及家属均对心脏手术有恐惧感，担心预后，针对患者的心态，护士应详细了解疾病治疗的有关知识，说明治疗目的、方法及其效果，对行封堵术的患者讲解微创手术创伤小，成功率高，消除其恐惧焦虑心理，增强信心，使其能配合治疗。

（2）术前准备

入院后及时完成心外科各项常规检查，并在超声心动图下测量 ASD 的横径和长径、上残边、下残边等数值，以确定手术方式。

2. 术后护理

（1）观察术后是否有空气栓塞的并发症存在

因修补房间隔缺损时，未能排尽封堵器和输送鞘内的气体等原因，术中易出现空气栓塞，多见于冠状动脉和脑动脉空气栓塞。因而应保持患者术后平卧 4 小时，严密观察患者的反应，有无突发胸痛胸闷、心率减慢，并记录血压、脉搏、呼吸、瞳孔以及意识状态等。冠状血管栓塞则出现心室颤动，脑动脉栓塞则出现瞳孔不等大、头痛、烦躁、肢体运动障碍等症状，此时应立即对症处理。

（2）严密观察心率、心律的变化

少数上腔型 ASD 右房切口太靠近窦房结或上腔静脉阻断带太靠近根部而损伤窦房结，都将产生窦性或交界性心动过缓，这种心律失常需要植入心脏起搏器治疗。密切观察心律变化，维护好起搏器的功能。术后如出现房颤、房性或室性期前收缩，注意观察并保护好输入抗心律失常药物的静脉通路。

（3）观察有无残余漏

常有闭合不严密或组织缝线撕脱而引起。听诊有无残余分流的心脏杂音，一经确诊房缺再通，如无手术禁忌证，应尽早再次手术。

（4）预防并发症

对封堵患者术后早期在不限制正常肢体功能锻炼的前提下指导患者掌握正确有效的咳嗽方法，咳嗽频繁者适当应用镇咳药物，避免患者剧烈咳嗽，打喷嚏及用力过猛等危险动作，防止闭合伞脱落和移位，同时监测体温变化，应用抗生素，预防感染。

（5）抗凝指导

ASD 封堵术后防止血栓形成，均予以抗凝治疗，术后 24 小时内静脉注射肝素 0.2mg/（kg·d）或皮下注射低分子肝素 0.2mg/（kg·d），24 小时后改口服阿司匹林 5mg/（kg·d），连服 3 个月。

3. 出院指导

（1）术后 3~4 天复查超声心动图，无残余分流，血常规、凝血机制正常即可出院。

（2）出院后患者避免劳累，防止受凉，预防感染，注意自我保健。

（3）必要时服用吲哚美辛 3~5 天，术后第 1、3、6 个月复查超声心动图，以确保长期疗效。

（4）封堵患者术后口服阿司匹林 5mg/（kg·d），连服 3 个月。

第二节　室间隔缺损

室间隔缺损可为单独存在的先天性畸形，也可作为法洛四联症或艾森曼格综合征的一部分存在，还常见于主动脉干永存、大血管错位、肺动脉闭锁等。本病仅次于房间隔缺损占第 2 位。一般所称心室间隔缺损是指单纯的心室间隔缺损。男性与女性分布几乎持平。

室间隔缺损解剖上一般分为四型。

Ⅰ型　嵴上型，即缺损在肺动脉瓣下，常合并主动脉瓣关闭不全（占 5%）。

Ⅱ型 嵴下型或膜部缺损（占80%）。

Ⅲ型 房室通道型。

Ⅳ型 肌型缺损。

【临床表现】

1. 症状

缺损小、分流量小者可无症状，缺损大且分流量大者可有发育不良、劳累后心悸、气喘、咳嗽、乏力、肺部感染等症状。该病易发生感染性心内膜炎。肺动脉高压且有右至左分流者可有发绀。

2. 体征

（1）该病典型的体征是在胸骨左缘第3、4肋间有响亮而粗糙的全收缩期吹风样反流性杂音，响度常可达5级以上，几乎均伴有全收缩期震颤，该杂音可在心前区广泛传播。

（2）缺损大、左至右分流量大的患者，心尖部附近可能有第3心音及因二尖瓣相对性狭窄所引起的舒张期"隆隆样"杂音。

（3）肺动脉瓣第2心音亢进或分裂，该分裂在深吸气时加强。

（4）肺动脉显著高压的患者，在肺动脉瓣区仅听到因相对性肺动脉瓣关闭不全所致的舒张早期吹风样杂音。

（5）有右至左分流时，可出现发绀、杵状指。

（6）分流量大时有脉压增大、水冲脉、毛细血管搏动和周围动脉枪击音等。

（7）缺损大者，发育较差，身体瘦小。

【辅助检查】

（1）X线

肺血流增多。缺损小者X线可正常或变化不明显。缺损大者可有肺门血管影搏动明显，肺动脉段突出，主动脉影正常或较小，左右心室增大。

（2）心电图

缺损小者，心电图正常；缺损大者，可有左心室肥大，左、右心室合并肥大，右束支传导阻滞等变化。肺动脉显著高压时，心电图可有右心室肥大伴劳损。

（3）超声心动图

可见心室间隔回声的连续性中断，同时左心室内径增大，二尖瓣前叶 EF 段下降斜率增大，超声造影可进一步证实缺损的存在。

（4）磁共振计算机断层显像（MRI）

可从肌肉部到膜部显示缺损所在和大小。

（5）心导管检查

右心导管检查凡右心室血氧含量高于右心房达 0.9% vol 以上即可认为在右心室水平有左至右分流存在。右心导管检查时常发现肺动脉与右心室舒张末期压增高。

【治疗原则】

1. 介入治疗

部分肌部室间隔缺损和膜周部室间隔缺损可以行介入封堵治疗。

2. 外科手术治疗

在开展非手术介入治疗以前，成人小室间隔缺损 Qp/Qs<1.3 者一般不考虑手术，但应随访观察；中度室间隔缺损者应考虑手术，此类患者在成人中少见；介于以上二者之间 Qp/Qs 为 1.3~1.5 者可根据患者总体情况决定是否手术，除非年龄过大有其他疾患不能耐受手术者仍应考虑手术治疗；大室间隔缺损伴重度肺动脉压增高，肺血管阻力>7wood 单位者不宜手术治疗。

【护理诊断】

（1）活动无耐力

与心脏畸形导致的心排出量下降有关。

（2）营养失调（低于机体需要量）

与疾病导致的生长发育迟缓有关。

（3）潜在并发症

心力衰竭、肺部感染、感染性心内膜炎。

（4）焦虑

与自幼患病，症状长期反复存在有关。

（5）知识缺乏

缺乏疾病相关知识。

【护理措施】

1. 术前护理

（1）婴幼儿有大室间隔缺损，大量分流及肺动脉高压发展迅速者，按医嘱积极纠正心力衰竭、缺氧、积极补充营养，增强体质，尽早实施手术治疗。

（2）术前患儿多汗，常感冒及患肺炎，故应多饮水、勤换洗衣服，减少人员流动。预防感冒，有心力衰竭者应定期服用地高辛，并注意观察不良反应。

2. 术后护理

（1）保持呼吸道通畅，预防发生肺动脉高压危象。中小型室间隔缺损手术后一般恢复较顺利。对大型缺损伴有肺动脉高压患者，由于术前大量血液涌向肺部，患儿有反复发作肺炎史，并且由于肺毛细血管床的病理性改变，使气体交换发生困难，在此基础上又加上体外循环对肺部的损害，使手术后呼吸道分泌物增多，不易咳出，影响气体交换，重者可造成术后严重呼吸衰竭，慢性缺氧加重心功能损害。尤其是婴幼儿，术后多出现呼吸系统并发症，往往手术尚满意，却常因呼吸道并发症而死亡，因此术后呼吸道的管理更为重要。

1）术后常规使用呼吸机辅助呼吸，对于肺动脉高压患者，术后必须较长时间辅助通气及充分供氧。

2）肺动脉高压者，在辅助通气期间，提供适当的过度通气，使 pH 在 $7.5 \sim 7.55$，$PaCO_2$ 在 $25 \sim 35mmHg$，$PaO_2 > 100mmHg$，有利于降低肺动脉压。辅助通气要设置 PEEP，小儿常规应用 $4cm\ H_2O$，增加功能残气量，防止肺泡萎陷。

3）随时注意呼吸机同步情况、潮气量、呼吸频率等是否适宜，定期做血气分析，根据结果及时调整呼吸机参数。

4）肺动脉高压患者吸痰的时间间隔应相对延长，尽可能减少刺激，以防躁动加重缺氧，使肺动脉压力进一步升高，加重心脏负担及引起肺动脉高压危象。

5）气管插管拔除后应加强体疗，协助排痰，保证充分给氧。密切观察患者呼吸情况并连续监测血氧饱和度。

（2）维持良好的循环功能，及时补充血容量，密切观察血压、脉搏、静脉充盈度、末梢温度及尿量。心源性低血压应给升压药，如多巴胺、间羟胺等维持收缩压在 90mmHg 以上。术后早期应控制静脉输入晶体液，以 $1ml/(kg \cdot h)$ 为宜，并注意观察及保持左房压不高于中心静脉压。

（3）保持胸腔引流管通畅，观察有无术后大出血，密切观察引流量，若每小时每千克体重超过 4ml 表示有活动性出血的征象，连续观察 3~4 小时，用止血药无效，应立即开胸止血。

3. 出院指导

（1）逐步增加活动量，在术后 3 个月内不可过度劳累，以免发生心力衰竭。

（2）儿童术后应加强营养供给，多进高蛋白、高热量、高维生素饮食，以利生长发育。

（3）注意气候变化，尽量避免到公共场所，避免呼吸道感染。

（4）定期门诊随访。

第三节　动脉导管未闭

动脉导管未闭是指主动脉与肺动脉之间动脉导管未闭。多见于女性，男女比例约为 1：3。

动脉导管未闭可分为三种类型：管型、窗型、漏斗型。

【临床表现】

1. 症状

轻型可无症状，重者可出现乏力、劳累后心悸、气喘、胸闷、咳嗽等，严重时可有咯血、发绀及心力衰竭症状。小儿可出现心动过速、活动受限、发育不良、易患肺炎，甚至左心衰竭。

2. 体征

（1）最突出的体征是在胸骨左缘第 2 肋间可闻及粗糙的连续性机器样杂音，占据几乎整个收缩期与舒张期，在收缩末期最响并伴有震颤，向颈部及背部传播。个别患者杂音最响位置可能在第 1 肋间或第 3 肋间。

（2）分流量较大者心尖搏动增强，并因相对性二尖瓣狭窄在心尖部可闻及舒张期杂音。

（3）肺动脉瓣区第二心音增强或分裂，但多被杂音所掩盖而不易听到。

（4）左至右分流量大者，可出现类似主动脉瓣关闭不全的周围血管征，包括脉压增大、水冲脉、毛细血管搏动和周围血管枪击音等。

（5）当并发显著肺动脉高压引起右至左分流时，因相对性肺动脉瓣关闭不全可能在肺动脉瓣区闻及舒张期吹风样杂音，并有发绀（下半身较上半身更显著）。

（6）儿童可能无连续性杂音而仅有收缩期杂音或无显著杂音，在婴儿期多数只有收缩期杂音。

【辅助检查】

（1）心电图	（2）X 线
可有 4 种类型的变化（正常、左心室肥大、左右心室合并肥大、右心室肥大），后两者均伴有相应程度的肺动脉高压。	分流量小者，变化可不明显；分流量大者，肺血流增多，肺门血管影搏动明显（肺门舞蹈征），肺动脉凸起，主动脉影不缩小或增大，左心室增大。
（3）超声心动图	（4）右心导管检查
可见左心室内径增大，二尖瓣活动幅度及速度增加，多普勒血流显像可探测到降主动脉经未闭动脉导管进入肺动脉的血流。	在肺动脉水平有左至右分流，肺血流量增多，肺动脉压可增高，心导管可通过未闭的动脉导管从肺动脉进入主动脉，多进入降主动脉。

（5）选择性心血管造影

通常不做。选择性主动脉造影可见主动脉弓显影的同时肺动脉也显影，有时还可显出未闭的动脉导管和动脉导管附着处的主动脉局部漏斗状膨出。

【治疗原则】

（1）内科治疗

预防并发症（如急性感染性动脉内膜炎、心力衰竭、肺栓塞等）。早产儿可试采用吲哚美辛闭合未闭的动脉导管。

（2）介入治疗

主要适用于动脉导管未闭（PDA）内径<10mm，无重度肺动脉高压，年龄>3个月者。最早是通过心导管检查术将海绵状塑料塞送到未闭动脉导管处使之闭塞的介入疗法。现在临床常用的封堵器是弹簧圈和Amplatzer蘑菇伞形封堵器。

（3）手术治疗

手术结扎或切断未闭的动脉导管，是根治本病的方法。因结扎动脉导管后，仍约有10%的患者可以重新通畅，近年多主张用切断缝合的方法。

【护理诊断】

（1）活动无耐力

与心脏畸形导致的心排出量下降有关。

（2）营养失调（低于机体需要量）

与疾病导致的生长发育迟缓有关。

（3）潜在并发症

心力衰竭、肺部感染、感染性心内膜炎。

（4）焦虑

与自幼患病，症状长期反复存在有关。

（5）知识缺乏

缺乏疾病相关知识。

【护理措施】

1．术前护理

（1）主动和患者交谈，尽快消除陌生感，生活上给予关怀和帮助，介绍恢复期的病例，增强患者战胜疾病的信心。

（2）做好生活护理，避免受凉，感冒、发热时要及时用药，或用抗生素，控制感染。

（3）术前准确测量心率、血压，以供术后对比。

（4）测量患者体重，为术中、术后确定用药剂量提供依据。

（5）观察心脏杂音的性质。

2．术后护理

（1）注意血压和出血情况

因导管结扎后阻断了分流到肺循环的血液，使体循环血容量较术前增加，导致术后患者血压较术前增高。术后严密监测血压变化，维持成人收缩压在 140mmHg 以下，儿童收缩压维持在 120mmHg 以下。若血压持续增高不降者，应用降压药物如硝普钠、硝酸甘油等，防止因血压过高引起导管缝合处渗血或导管再通，故术后要观察血压及有无出血征象。

（2）保持呼吸道通畅

有的患者术前肺动脉内压力增高，肺内血流量过多，肺脏长期处于充血状态，肺小血管纤维化使患者的呼吸功能受限，虽手术后能减轻一些肺血管的负担，但在短时间内，肺功能仍不健全；其次是由于麻醉的影响，气管内分泌物较多且不易咳出，易并发肺炎、肺不张。因此术后必须保持呼吸道通畅，轻症患者机械辅助通气 1~2 小时，但合并肺动脉高压者要适当延长辅助通气，协助咳嗽、排痰、雾化吸入，使痰排出。

（3）观察有无喉返神经损伤

因术中喉返神经牵拉、水肿或手术损伤，可出现声音嘶哑，以及进流质时引起呛咳。全麻清醒后同患者对话，观察有无声音嘶哑、进水呛咳现象。如发现声音嘶哑、进水呛咳应根据医嘱给予营养神经的药物，并防止患者饮水时误吸，诱发肺内感染。若出现上述症状，应给予普食或半流质。

（4）观察有无导管再通

注意心脏听诊，如再次闻及杂音，应考虑为导管再通，确诊后尽快再次手术。

（5）观察有无假性动脉瘤形成

按医嘱合理应用抗生素，注意体温变化。如术后发热持续不退，伴咳嗽、声音嘶哑、咯血，有收缩期杂音出现，胸片示上纵隔增宽，肺动脉端突出呈现块状影，应考虑是否为假性动脉瘤，嘱患者卧床休息，避免活动，并给予祛痰药、缓泻药，以免因剧烈咳嗽或排便用力而使胸内压剧烈升高，导致假性动脉瘤的破裂。一旦确诊，尽早行手术治疗。

（6）心包纵隔引流管观察

留置引流管的患者，注意观察胸腔引流液的性质和量，若引流速度过快，管壁发热，持续两小时引流量都超过 $4ml/(kg \cdot h)$，应考虑胸腔内有活动性出血，积极准备二次开胸止血。

（7）观察体温和脉搏

术前有细菌性心内膜炎的患者，术后应观察体温和脉搏的变化，注意皮肤有无出血点，有无腹痛等，必要时做血培养。

（8）避免失用综合征

积极进行左上肢功能锻炼。

3. 出院指导

（1）进行左上肢的功能锻炼，避免失用综合征。

（2）逐步增加活动量，在术后 3 个月内不可过度劳累，以免发生心力衰竭。

（3）儿童术后应加强营养供给，多进高蛋白、高热量、高维生素饮食，以利生长发育。

（4）注意气候变化，尽量避免到公共场所，避免呼吸道感染。

（5）加强孕期保健。

（6）遵医嘱服药。

（7）自我保健。

第四节　肺动脉瓣狭窄

先天性肺动脉瓣狭窄是指肺动脉瓣、瓣上或瓣下狭窄。本病为常见的先天性心脏血管病之一。男女发病无明显性别差异。本病在成人先天性心脏病中可占 25%。

可分为三型：

瓣膜型：瓣膜肥厚，瓣口狭窄，重者瓣叶可融合成圆锥状。

瓣下型：右心室流出道漏斗部肌肉肥厚导致梗阻。

瓣上型：肺动脉主干或主要分支有单发或多发性狭窄。

【临床表现】

1. 症状

肺动脉狭窄严重的新生儿，出生后即有发绀。重症病儿表现气急、躁动及进行性低氧血症。轻症或无症状的患儿可随着年龄的增长出现劳累后心悸、气促、胸痛或晕厥，严重者可有发绀和右心衰竭。

2. 体征

胸骨左缘第 2 肋间闻及粗糙收缩期喷射样杂音，向左颈根部传导，可触及震颤，肺动脉瓣第二心音减弱或消失。严重或病程长的患儿有发绀及杵状指（趾）及面颊潮红等缺氧表现。

【辅助检查】

1. 心电图

电轴右偏，P 波高尖，右心室肥厚。

2. X 线检查

右心室扩大，肺动脉圆锥隆出，肺门血管阴影减少及纤细。

3. 彩色多普勒超声心动图

右心室增大，确定狭窄的解剖学位置及程度。

4. 心导管检查

可测定右心室压力是否显著高于肺动脉压力，并连续描记肺动脉至右心室压力曲线；鉴别狭窄的类型（瓣膜型或漏斗型）；测定心腔和大血管血氧含量；注意有无其他先天性异常。疑为漏斗部狭窄或法洛三联症者，可行右心导管造影。

5. 选择性右心室造影

可确定病变的类型及范围，瓣膜型狭窄，可显示瓣膜交界融合的圆顶状征象。若为肺动脉瓣发育不良，在心动周期中可显示瓣膜活动度不良，瓣环窄小及瓣窦发育不良，则无瓣膜交界融合的圆顶状征象。

【治疗原则】

1. 介入治疗

绝大多数这类患者可以进行介入治疗，包括肺动脉瓣球囊扩张、经皮肺动脉瓣置入以及肺动脉分支狭窄的支架置入。

2. 外科手术治疗

球囊扩张不成功或不宜行球囊扩张者，如狭窄上下压力阶差 > 40mmHg 应采取手术治疗。

【护理诊断】

（1）活动无耐力

与心脏畸形导致的心排出量下降有关。

（2）营养失调（低于机体需要量）

与疾病导致的生长发育迟缓有关。

（3）潜在并发症

心力衰竭、肺部感染、感染性心内膜炎。

（4）焦虑

与自幼患病，症状长期反复存在有关。

（5）知识缺乏

缺乏疾病相关知识。

【护理措施】

1. 手术前护理

（1）前列腺素 E

重症肺动脉瓣狭窄伴有重度发绀的新生儿，术前应静脉给予前列腺素 E，以延缓动脉导管闭合。

（2）休息

由于肺动脉瓣狭窄，右心室排血受阻，致右心室压力增高，负荷加重，患者可出现发绀和右心衰竭情况，故应卧床休息，减轻心脏负担。

（3）氧气吸入

发绀明显者或有心力衰竭的患者，术前均应给予氧气吸入，每日 2 次，每次半小时，改善心脏功能，必要时给予强心、利尿药物。

2．手术后护理

（1）循环系统

1）建立有创血压监测，持续观察血压变化。对于较重患者，用微量泵泵入升压药物，并根据血压的变化随时进行调整，使血压保持稳定，切勿忽高忽低。

2）注意中心静脉压的变化，以便了解右心有无衰竭和调节补液速度，必要时应用强心药物。此类患者由于狭窄解除后，短时间内心排血量增多，如心脏不能代偿容易造成心力衰竭。

3）注意末梢循环的变化，如周身皮肤、口唇、甲床颜色、温度及表浅动脉搏动情况。

4）维持成人尿量$>0.5ml/(kg \cdot h)$，儿童尿量$>1ml/(kg \cdot h)$以上。

（2）呼吸系统

1）术后使用呼吸机辅助呼吸，保持呼吸道通畅，及时吸痰。用脉搏血氧监测仪观察氧饱和度的变化并监测 PaO_2，如稳定在 80mmHg，可在术后早期停用呼吸机。如发生低氧血症（$PaO_2 < 80mmHg$）应及时向医生报告。如明确存在残余狭窄，及时做好再次手术的准备。

2）协助患者排痰和翻身，听诊双肺呼吸音，必要时雾化吸入。

（3）观察高压

婴幼儿及较大的 PS 患儿，术后早期右心室压力及肺血管阻力可能仍较高，术后注意观察高压是否继续下降，如有异常表现，及时报告医生，必要时做进一步检查及处理。

3. 出院指导

（1）患儿出院后需要较长期的随诊，如发现残余狭窄导致右室压力逐渐增加，或肺动脉瓣环更加变窄，均应再入院检查，可能需要再次手术，进一步切开狭窄或用补片加宽。

（2）逐步增加活动量，在术后 3 个月内不可过度劳累，以免发生心力衰竭。

（3）儿童术后应加强营养供给，多进高蛋白、高热量、高维生素饮食，以利生长发育。

（4）注意气候变化，尽量避免到公共场所，避免呼吸道感染。

第五节　主动脉缩窄

主动脉缩窄是较为常见的先天性动脉血管畸形，临床上容易被忽视。主要为局限性主动脉管腔狭窄。常因明显症状及体征在婴幼儿期被发现，大多数可存活至成年。其中以男性较为多见。

【临床表现】

1. 症状

30 岁以前常无明显自觉症状，30 岁以后症状逐渐明显。婴儿型者多在儿童期死亡。

（1）主动脉缩窄以上供血增多，血压升高出现以下症状：头晕、头痛、耳鸣、鼻出血，甚至发生脑血管意外、心力衰竭等，后两者多发生在 40 岁以上患者。

（2）主动脉缩窄以下因供血不足出现以下症状：下肢无力、麻木、发凉、酸痛，甚至间歇性跛行。

因侧支循环而增粗的动脉压迫附近器官产生相应症状：压迫脊髓可出现下肢瘫痪，压迫臂神经丛可出现上肢麻木与瘫痪，还可以发生感染性心内膜炎等。

2. 体征

（1）上肢血压可有不同程度升高，下肢血压下降并显著低于上肢血压，常在 10 岁后明显。当肱动脉血压高出腘动脉血压 20mmHg 以上时，可出现颈动脉、锁骨上动脉等搏动增强，而股动脉搏动微弱，足背动脉甚至无搏动。

（2）心尖搏动增强，心脏浊音界向左下扩大，沿胸骨左缘、中上腹、左侧后背部可闻及收缩期 2~3 级喷射性杂音。心尖区可闻及主动脉收缩期喷射音。如伴有二叶式主动脉瓣者，主动脉瓣区可闻及收缩期杂音或同时有舒张期杂音。

（3）因侧支循环形成的部位不同，可在胸骨上、锁骨上、腋下和（或）上腹部闻及连续性血管杂音。

【辅助检查】

（1）心电图常有左室肥厚劳损表现。

（2）X 线检查可见左室增大、升主动脉增宽，缩窄上下血管扩张而使主动脉弓呈"3"字征。后肋下缘近心端可见肋间动脉侵蚀所形成的"切迹"改变，是侧支循环形成的间接征象。

（3）超声心动图示左心内径增大；左室壁肥厚；胸骨上窝主动脉长轴可见缩窄环所在部位及其上下扩张。超声多普勒可测定缩窄上下压力阶差。

（4）磁共振检查可更满意地显示整个主动脉的解剖构形及侧支循环情况。

（5）逆行主动脉造影在介入治疗或手术治疗前进行，可确切显示缩窄部位、程度，测定压力阶差及显示侧支循环状况。

【治疗原则】

（1）介入治疗	（2）外科手术治疗
部分患者可以进行球囊扩张和（或）支架置入。	效果较好。一般采用缩窄部位切除端端吻合或补片吻合，术后有时可有动脉瘤形成。

第六节　二叶主动脉瓣畸形

先天性二叶主动脉瓣畸形是成人先天性心脏病中最常见的类型之

一，由于超声心动图的发展，其检出率增加。出生时二叶主动脉瓣瓣膜功能正常，患者无任何症状和体征。主动脉缩窄是该病常见的并发畸形。

主动脉瓣及其上、下邻近结构的先天性发育异常有较多类型，但在成年人中以二叶主动脉瓣畸形最为常见。由于二叶主动脉瓣畸形在出生时瓣膜功能均与正常三叶瓣无差别，因而可无任何症状和体征，可健康存活至成年。随着年龄增长，二叶瓣常有渐进性钙化增厚而导致主动脉瓣狭窄，另一方面二叶瓣也可由于瓣叶和瓣环发育不匹配而出现主动脉瓣关闭不全。二叶主动脉瓣畸形与主动脉根部病变——中层囊性坏死有着内在的联系，可合并存在。后者可表现为主动脉根部动脉瘤，或突发主动脉夹层。前者多见于老年人，后者常发生于较年轻的患者。

当二叶瓣功能正常时无血流动力学异常，一旦出现瓣膜狭窄或关闭不全则可出现相应的血流动力学变化。前者以左心室压力负荷增加及心排血量减少为特征；后者以主动脉瓣反流及左心室容量负荷增加为主要病理生理改变。

单纯二叶主动脉瓣畸形的预后取决于并发功能障碍的程度。此外，本病易患感染性心内膜炎，病情可因此急剧恶化。

【临床表现】

瓣膜功能正常时可无任何症状和体征。瓣膜功能障碍出现狭窄或关闭不全时表现相应的症状和体征。

【辅助检查】

（1）超声心动图

是诊断二叶主动脉瓣畸形最直接、最可靠的检查方法，对伴有的瓣膜狭窄或关闭不全的状况，也可作出明确判断。

（2）心电图及X线检查

对二叶主动脉瓣畸形本身并无诊断价值。伴发主动脉瓣狭窄后继发左心室肥厚，或伴发主动脉瓣关闭不全继发左心室扩大，可在心电图及X线上表现出相应的变化。

（3）心导管检查

仅用于拟行介入或手术治疗的患者，测定跨瓣压差、计算瓣口面积、判断反流程度等。

【治疗原则】

（1）非手术介入治疗

部分患者可以考虑行经皮主动脉瓣置换术。

（2）外科手术治疗

对于有瓣膜狭窄且有相应症状，跨瓣压力阶差≥50mmHg 时，宜行瓣膜成形或换瓣手术；对于瓣膜关闭不全，心脏进行性增大者，应考虑换瓣手术治疗。

第七节　三尖瓣下移畸形

三尖瓣下移畸形即埃勃斯坦畸形，是一种少见的先天性心脏病。该病是三尖瓣向右心室移位，通常前瓣位置正常且增大，而隔瓣和后瓣附着在右心室壁上，形成心房化的右心室。

【临床表现】

1. 症状

患者自觉症状可轻重不一，可出现心悸、气喘、乏力、头晕、右心衰竭等。约80%患者可有发绀，约20%患者可有阵发性心动过速病史。

2. 体征

（1）心脏显著扩大呈球形，心前区搏动微弱。

（2）因三尖瓣关闭延迟可出现第一心音分裂，并可有第二心音分裂。有时可闻及三音律或四音律。

（3）三尖瓣听诊区可闻及全收缩期吹风样杂音，颈动脉扩张性搏动及肝大伴扩张性搏动均可出现。

（4）还可有发绀、杵状指、血压低、发育不良等。

【辅助检查】

（1）心电图

常有一度房室传导阻滞、P 波高尖、右束支传导阻滞。约 25% 有预激综合征（右侧房室旁路）图形。

（2）X 线检查

球形巨大心影为其特征，以右心房增大为主，有发绀的患者肺血管影减少。

（3）超声心动图

具有重大诊断价值，可见到下移的瓣膜、巨大右房、房化右室及相对甚小的功能性右室、缺损的房间隔也可显现。

（4）右心导管检查

拟行手术治疗者宜行右心导管检查以查明分流情况及有无其他合并畸形，检查过程中易发生心律失常应特别慎重。

【治疗原则】

症状轻微者可暂不手术，随访观察，心脏明显增大、症状较重者应行手术治疗，包括三尖瓣成形或置换、房化的心室折叠、关闭房间隔缺损及切断房室旁路。

第八节　主动脉窦动脉瘤

先天性主动脉窦动脉瘤是一种少见的先天性心脏病变。在瘤体未破裂时可无任何症状，而瘤体大多在 20 岁以后破裂而出现严重症状，因此该类病变大多在成年时被发现，男性多于女性。

该病主要在主动脉窦部，包括左、右冠状动脉开口的窦及无冠状动脉窦形成动脉瘤，其大小、部位因人而异。随着年龄增长瘤体常逐渐增大并突入心腔中，当瘤体增大至一定程度，瘤壁变薄而破裂。可破入右心房、右心室、肺动脉、左心室或心包腔。部分患者合并有室间隔缺损。根据窦瘤的部位及破入不同的腔室而有不同的病理生理变化，如破入心包则可因急骤发生的心脏压塞而迅速死亡。临床上以右冠状窦瘤破入右心室更为常见，并具有典型的类似心室水平急性左向右分流的病理生理特征。窦瘤一旦破裂预后不佳，如不能手术治疗，多在数周或数月内死于心力衰竭。

【临床表现】

（1）在瘤体未破裂前一般无临床症状或体征。

（2）破裂多发生在 20 岁以后，多在运动或负荷大时发生。当窦瘤破入右室时，患者突感心悸、胸痛、呼吸困难、咳嗽等急性心功能不全症状，随后逐渐出现右心衰竭的表现。

（3）体征以胸骨左缘第三四肋间闻及连续性响亮的机器样杂音，伴有震颤为特征。肺动脉瓣第二心音亢进，心界增大。周围动脉收缩压增高、舒张压降低，脉压增大，有水冲脉及毛细血管搏动征等周围血管征。继之可出现肝大、下肢水肿等右心衰竭表现。

【辅助检查】

（1）心电图

可正常，窦瘤破裂后可出现左室增大或左、右室增大表现。

（2）X 线检查

窦瘤破裂后，可见肺血流多或肺淤血表现，左、右心室可以增大。

（3）超声心动图

窦瘤未破裂前即可见到相应的窦体增大有囊状物膨出。瘤体破裂后可见裂口；超声多普勒可显示经裂口的分流。

（4）磁共振显像

可更清晰地显示窦瘤部位大小及与周围心血管腔室的关系。

（5）心导管检查

未破裂的窦瘤在升主动脉造影时可清楚显示与窦瘤相关的解剖学变化；破裂后，根据造影剂的流向，结合心导管检查，可准确判断破入的部位及分流量。

【治疗原则】

（1）窦瘤未破裂者一般不需要处理，临床随访观察。

（2）一旦破裂可在体外循环条件下，施行手术修补，效果较好，少数患者可以行介入治疗。

第九节　法洛四联症

法洛四联症是联合的右向左分流型的先天性心脏血管畸形，包括心室间隔缺损、肺动脉口狭窄、主动脉骑跨、右心室肥大四种情况合并存在。本病是成人中最常见的发绀型先天性心脏血管病，在成人先天性心脏病中约占10%。无主动脉骑跨者为非典型的法洛四联症。典型的法洛四联症伴房间隔缺损者称为法洛五联症。

【临床表现】

主要是自幼出现的进行性发绀和呼吸困难，易疲乏，劳累后常取蹲踞位休息。严重缺氧时可引起晕厥外，常伴有杵状指（趾），心脏听诊肺动脉瓣第二心音减弱以致消失，胸骨左缘常可闻及收缩期喷射性杂音。脑血管意外（如脑梗死）、感染性心内膜炎、肺部感染为本病常见并发症。

【辅助检查】

（1）血常规检查

可显示红细胞、血红蛋白及血细胞比容均显著增高。

（2）心电图

可见电轴右偏、右室肥厚。

（3）X线检查

主要为右室肥厚表现，肺动脉段凹陷，形成木靴状外形，肺血管纹理减少。

（4）超声心动图

可显示右室肥厚、室间隔缺损及主动脉骑跨。右室流出道狭窄及肺动脉瓣的情况也可以显示。

（5）磁共振检查

对于各种解剖结构异常可进一步清晰显示。

（6）心导管检查

对拟行手术治疗的患者应行心导管和心血管造影检查，根据血流动力学改变，血氧饱和度变化及分流情况进一步确定畸形的性质和程度，以及有无其他合并畸形，为制定手术方案提供依据。

【治疗原则】

未经姑息手术而存活至成年的该病患者，唯一可选择的治疗方法为手术纠正畸形，手术危险性较儿童期手术为大，但仍应争取手术治疗。

【护理诊断】

（1）活动无耐力

与心脏畸形导致的心排出量下降有关。

（2）营养失调（低于机体需要量）

与疾病导致的生长发育迟缓有关。

（3）潜在并发症

心力衰竭、肺部感染、感染性心内膜炎。

（4）焦虑

与自幼患病，症状长期反复存在有关。

（5）知识缺乏

缺乏疾病相关知识。

【护理措施】

1. 术前护理

（1）贫血的处理

大多数法洛四联症患者的血红蛋白、红细胞计数和红细胞比容都升高，升高程度与发绀程度成正比。发绀明显的患儿，如血红蛋白、红细胞计数和红细胞比容都正常，应视为贫血，术前应给予铁剂治疗。

（2）进一步明确诊断

术前对患者做全面复查，确认诊断无误，清楚疾病的特点如肺动脉、肺动脉瓣、右室流出道狭窄的部位及程度；主动脉右移骑跨的程度；左室发育情况，是否合并动脉导管未闭、左上腔静脉缺损、房间隔缺损等。

（3）吸氧

入院后每日吸氧两次，每次 30 分钟；发绀严重者鼓励患者多饮水，预防缺氧发作；缺氧性昏厥发作时，给予充分供氧的同时，屈膝屈髋，可增加外周阻力，减少左向右的分流，增加回心血量，增加氧合；肌内或皮下注射吗啡（0.2mg/kg）；幼儿静脉注射 β 受体阻断剂有缓解效应；静滴碳酸氢钠或输液扩容；使用增加体循环阻力的药物如去氧肾上腺素等。

（4）预防感染性心内膜炎

术前应注意扁桃体炎、牙龈炎、气管炎等感染病灶的治疗。

2. 术后护理

（1）术后应输血或输血浆使胶体渗透压达正常值 17~20mmHg，血红蛋白达 120g/L 以上。一般术后中心静脉压仍偏高，稍高的静脉压有利于右心排血到肺动脉。

（2）术后当天应用洋地黄类药物，力争达到洋地黄化，儿童心率维持在 100 次/分，成人 80 次/分左右。

（3）术后当天开始加强利尿，呋塞米效果较好，尿量维持>1ml/（kg·h），利尿不充分时肝大，每日触诊肝脏两次，记录出入水量，出量应略多于入量。

（4）术后收缩压维持 90mmHg 左右，舒张压维持 60~70mmHg，必要时用微量泵输入多巴胺或多巴酚丁胺，以增强心肌收缩力，增加心脏的兴奋性。

（5）术后左房压与右房压大致相等，维持在 12~15cmH$_2$O。若左房压比右房高 5~10cm H$_2$O，左室发育不良、左室收缩及舒张功能严重损害，或有左向右残余分流，预后不良；若右房压比左房压高 5~10cmH$_2$O，表明血容量过多或右室流出道或肺动脉仍有狭窄，负荷过重，远端肺血管发育不良，或右室功能严重受损。

（6）呼吸机辅助通气，当患者出现灌注肺时，延长机械通气时间，采用小潮气量通气，避免肺损伤。用呼气末正压促进肺间质及肺泡水肿的消退，从而改善肺的顺应性和肺泡通气，提高血氧分压。

（7）术后加强呼吸功能监测，检查有无气胸、肺不张。肺不张左侧较易出现，往往因气管插管过深至右支气管所致，摄胸片可协助诊断。如不能及时摄片，必要时可根据气管插管的深度拔出 1~2cm，再听呼吸音以判断效果。术中损伤肺组织或放锁骨下静脉穿刺管时刺破肺组织，可致术后张力性气胸。

（8）拔出气管插管后雾化吸氧，注意呼吸道护理，以防肺不张及肺炎的发生。

（9）每天摄床头片一张，注意有无灌注肺、肺不张或胸腔积液征象。

3. 出院指导

（1）遵医嘱服用强心利尿剂，并注意观察尿量。

（2）逐步增加活动量，在术后 3 个月内不可过度劳累，以免发生心力衰竭。

（3）儿童术后应加强营养供给，多进高蛋白、高热量、高维生素饮食，以利生长发育。

（4）注意气候变化，尽量避免到公共场所，避免呼吸道感染。

（5）3 个月门诊复查。

第十节　艾森曼格综合征

艾森曼格综合征有广义和狭义之分。广义是指室间隔缺损、房间隔缺损、动脉导管未闭等左向右分流型先心病引起显著的继发性肺动脉高压，产生右向左分流而出现青紫者。狭义是指一种以心室间隔缺损、主动脉骑跨、右心室肥大、正常或扩张的肺动脉为表现的先天性复合性心脏血管畸形。狭义的艾森曼格综合征临床上较为少见，本节仅介绍广义的艾森曼格综合征。

【临床表现】

1. 症状

自幼有心脏杂音病史，多在儿童期之后才出现发绀。常有劳力性呼吸困难、心悸、乏力、头晕、杵状指（趾）等。易发生上呼吸道感染。晚期可出现右心衰竭的相关症状。

2. 体征

（1）心脏浊音界明显扩大，心前区胸骨左缘 3~4 肋间有明显搏动，原有左向右分流的杂音减弱或消失（动脉导管未闭的连续性杂音中，舒张期部分可消失）。

（2）肺动脉瓣第二心音亢进伴分裂，肺动脉瓣听诊区可闻及收缩期喷射音和舒张期高调的 Graham Steell 杂音。

（3）发绀、杵状指（趾）、颈静脉怒张。

（4）晚期可出现右心衰竭的相关体征。

【辅助检查】

（1）心电图	（2）X 线检查
右室肥大劳损，右房肥大，电轴右偏。	左右心室肥大，以右心室肥大为主。肺动脉段凸出，肺门血管影粗大且搏动增强，肺野轻度淤血或不淤血。
（3）超声心动图	（4）心导管检查
右室显著肥厚，右房扩大，左室肥大或充盈不足，肺动脉扩张，原发心脏畸形如房、室间隔缺损等。多普勒超声心动图可见右向左血流信号、肺动脉瓣和三尖瓣反流信号。	一般不进行该项检查。除可见原有的畸形表现外，可确定双向分流或右向左分流。

【治疗原则】

（1）内科药物治疗	（2）外科手术治疗
可酌情使用前列腺素 E_1、血管紧张素转换酶抑制剂。防治继发性红细胞增多症和痛风症等。	有手术适应证者应尽早进行心脏畸形矫治手术，否则可试行心肺联合移植术。

第五章　高血压患者的护理

高血压是一种以体循环动脉压升高为主要特点，由多基因遗传、环境等多种危险因素相互作用所致的全身性疾病。高血压可分为原发性高血压和继发性高血压。

原发性高血压占高血压的95%以上。继发性高血压指的是某些确定的疾病和原因引起的血压升高，约占高血压5%。

第一节　原发性高血压

原发性高血压是以血压升高为主要临床表现但原因不明的综合征，一般简称为高血压。高血压是导致充血性心力衰竭、脑卒中、冠心病、肾衰竭、夹层动脉瘤的发病率和病死率升高的主要危险性因素之一，严重影响人们的健康和生活质量，至今仍是心血管疾病死亡的主要原因之一。

【临床表现】

大多起病隐匿、缓慢，症状常不突出。常见症状有头痛、疲乏、眩晕、心悸、气短、耳鸣、视物模糊、颈项板紧等，呈轻度持续性，在紧张或劳累后加重，不一定与血压水平有关，休息或去除诱因血压便下降。随着病程迁延，尤其在并发靶器官损害或有合并症之后，休息或去除诱因并不能使之满意下降和恢复正常。多数症状可自行缓解。部分患者可无明显不适而体检中偶然发现高血压。

血压随季节、昼夜、情绪等因素有较大波动。冬季血压较高，夏季较低；血压有明显的昼夜波动，一般夜间血压较低，清晨起床活动后血压迅速升高，形成清晨血压高峰。体检听诊可闻及主动脉瓣第二心音亢进、主动脉瓣区收缩期杂音和收缩早期喀喇音。如伴有心肌肥厚及舒张功能障碍，可出现第四心音。当合并有收缩功能障碍时，可出现交替脉及舒张期奔马律。

【辅助检查】

（1）动态血压监测

一般监测时间为 24 小时，测量间隔时间为 15~30 分钟，可较为客观和敏感地反映患者的实际血压水平，并可了解血压的变异性和昼夜变化节律性。

（2）心电图

主要表现为左胸前导联高电压并可合并 T 波深倒置和 ST 段改变。此外，还可出现各种心律失常、左右束支传导阻滞的图形。

（3）超声心动图

主要表现为左室向心性肥厚，早期常有舒张功能异常，后期心脏呈离心性肥大，心室收缩与舒张功能均有异常。

（4）X 线检查

左室扩大，主动脉增宽、延长、扭曲，心影呈主动脉型心改变，左心功能不全时可出现肺淤血征象。

（5）眼底检查

可发现眼底的血管病变和视网膜病变。

【治疗原则】

1. 目的

治疗目的是通过降压治疗使高血压患者的血压达标，以期最大限度地降低心脑血管发病和死亡的总危险。

2. 降压目标值

一般高血压人群降压目标值<140/90mmHg；高血压高危患者（糖尿病及肾病）降压目标值<130/80mmHg；老年收缩期性高血压的降压目标值：收缩压 140~150mmHg，舒张压<90mmHg 但不低于 65mmHg，舒张压降得过低可能抵消收缩压下降得到的好处。

3. 非药物治疗

主要是改善生活方式，改善生活方式对降低血压和心脑血管危险的作用已得到广泛认可，所有患者都应采用，这些措施包括以下内容。

（1）戒烟

吸烟所致的危害是使高血压并发症如心肌梗死、脑卒中和猝死的危险性显著增加，加重脂质代谢紊乱，降低胰岛素敏感性，降低内皮细胞依赖性血管扩张效应，并降低或抵消降压治疗的疗效。戒烟对心脑血管的良好益处，任何年龄组均可显示。

（2）减轻体重

超重10%以上的高血压患者体重减少5kg，血压便有明显降低，体重减轻亦可增加降压药物疗效，对改善糖尿病、胰岛素抵抗、高脂血症和左心室肥厚等均有益。

（3）减少过多的乙醇摄入

戒酒和减少饮酒可使血压显著降低，适量饮酒仍有明显血压反应者应戒酒。

（4）适当运动

有利于改善胰岛素抵抗和减轻体重，提高心血管调节能力，稳定血压水平。较好的运动方式是低度或中等强度的运动，可根据年龄及身体状况选择，中老年高血压患者可选择步行、慢跑、上楼梯、骑车等，一般每周3~5次，每次30~60分钟。运动强度可采用心率监测法，运动时心率不应超过最大心率（180或170次/分）的60%~85%。

（5）减少钠盐的摄入量、补充钙和钾盐

膳食中约大部分钠盐来自烹调用盐和各种腌制品，所以应减少烹调用盐及腌制品的食用，每人每日食盐量摄入应少于2.4g（相当于氯化钠6g）。通过食用含钾丰富的水果如香蕉、橘子、大枣，蔬菜如油菜、香菇等，增加钾的摄入。喝牛奶补充钙的摄入。

（6）多食含维生素丰富的食物

多吃水果和蔬菜，减少食物中饱和脂肪酸的含量和脂肪总量。

（7）减轻精神压力，保持心理平衡

长期精神压力和情绪忧郁是降压治疗效果欠佳的重要原因，亦可导致高血压。应对患者作耐心的劝导和心理疏导，鼓励其参加社交活动、户外活动等。

4. 降压药物治疗对象

高血压2级或2级以上患者（≥160/100mmHg）；高血压合并糖尿病，心、脑、肾靶器官损害患者；血压持续升高6个月以上，改善生活方式后血压仍未获得有效控制者。从心血管危险分层的角度，高危和极高危患者应立即开始使用降压药物强化治疗。中危和低危者则先继续监测血压和其他危险因素，之后再根据血压状况决定是否开始药物治疗。

5. 降压药物治疗

（1）降压药物分类

现有的降压药种类很多，目前常用降压药物可归纳为以下几大类（表5-1）：利尿剂、β受体阻断剂、钙离子拮抗剂、血管紧张素转换酶抑制剂和血管紧张素Ⅱ受体阻断剂、α受体阻断剂。

表5-1 常用降压药物名称、剂量及用法

药物种类	药名	剂量	用法（每日）
利尿剂	氢氯噻嗪	12.5~25mg	1次
	呋塞米	20~80mg	2次
	螺内酯	20~40mg	1~3次
β受体阻断剂	美托洛尔	25~50mg	1~2次
	阿替洛尔	12.5~50mg	1~2次
钙离子拮抗剂	硝苯地平控释片	30mg	1次
	地尔硫䓬	90~180mg	1次
血管紧张素转换酶抑制剂	卡托普利	25~50mg	2~3次
	依那普利	5~10mg	1~2次
血管紧张素Ⅱ受体阻断剂	缬沙坦	80~160mg	1次
	伊贝沙坦	150mg	1次
α受体阻断剂	哌唑嗪	1~10mg	2~3次
	特拉唑嗪	1~8mg	1次

（2）联合用药

临床实际使用降压药时，由于患者心血管危险因素状况、并发症、靶器官损害、降压疗效、药物费用以及不良反应等，都可能影响降压药的具体选择。任何药物在长期治疗中均难以完全避免其不良反应，联合用药可使不同的药物互相取长补短，有可能减轻或抵消某些不良反应。联合用药可减少单一药物剂量，提高患者的耐受性和依从性。现在认为，2级高血压（≥160/100mmHg）患者在开始时就可以采用两种降压药物联合治疗，有利于血压在相对较短的时间内达到目标值。比较合理的两种降压药联合治疗方案是：利尿药与β受体阻断剂；利尿药与ACEI或血管紧张素Ⅱ受体阻断剂（ARB）；二氢吡啶类钙拮抗剂与β受体阻断剂；钙拮抗剂与ACEI或ARB，α受体阻断剂和β受体阻断剂。必要时也可用其他组合，包括中枢作用药如α_2受体激动剂、咪唑啉受体调节剂，以及ACEI与ARB；国内研制了多种复方制剂，如复方降压片、降压0号等，以当时常用的利血平、肼屈嗪（血压达静）、氢氯噻嗪为主要成分，因其有一定降压效果，服药方便且价格低廉而广泛使用。

6. 高血压急症的治疗

高血压急症是指短时期内血压重度升高，收缩压>180mmHg和（或）舒张压>120mmHg，伴有重要器官组织如大动脉、心、脑、肾、眼底的严重功能障碍或不可逆性损害。需要做紧急处理。

（1）迅速降压

1）硝普钠

直接扩张动脉和静脉，降低前、后负荷。开始时以50mg/500ml浓度每分钟10~25μg速率静滴，即刻发挥降压作用。使用硝普钠必须密切观察血压，避光静脉滴注，根据血压水平仔细调节滴注速度，硝普钠可用于各种高血压急症。一般使用不超过7天，长期或大剂量使用应注意可能发生氰化物中毒。

2）硝酸甘油

选择性扩张冠状动脉与大动脉和扩张静脉。开始时以每分钟5~10μg速度静脉点滴，然后根据血压情况增加滴注速度至每分钟20~50μg。降压起效快，停药后作用消失亦快。硝酸甘油主要用于急性冠脉综合征或急性心力衰竭时的高血压急症。不良反应有头痛、心动过速、面部潮红等。

3）地尔硫䓬

非二氢吡啶类钙通道阻滞剂，降压同时具有控制快速性室上性心律失常和改善冠状动脉血流量作用。配制成 50～60mg/500ml 浓度，以每小时 5～15mg 速度静脉点滴，根据血压变化调整静脉输液速度。地尔硫䓬主要用于急性冠脉综合征、高血压危象。不良作用有面部潮红、头痛等。

4）酚妥拉明

配制成 10～30mg/500ml 浓度缓慢静脉滴注，主要用于嗜铬细胞瘤高血压危象。

5）其他药物

对血压显著增高，但症状不严重者，可舌下含用硝苯地平 10mg 或口服卡托普利 12.5～25.0mg，哌唑嗪 1～2mg 等。降压不宜过快过低。血压控制后，需口服降压药物或继续注射降压药物以维持疗效。

（2）制止抽搐

可用地西泮 10～20mg 静脉注射，苯巴比妥 0.1～0.2g 肌内注射。亦可予 25%硫酸镁溶液 10ml 深部肌内注射，或以 5%葡萄糖溶液 20ml 稀释后缓慢静脉注射。

（3）脱水、排钠、降低颅内压

1）呋塞米 20～40mg 或依他尼酸钠 25～50mg，加入 50%葡萄糖溶液 20～40ml 中，静脉注射。

2）20%甘露醇或 25%山梨醇静脉快速滴注，半小时内滴完。

（4）其他并发症的治疗

对主动脉夹层分离，应采取积极的降压治疗，诊断确定后，宜施行外科手术治疗。

【护理评估】

1. 病史评估

询问发现血压升高的时间、血压水平及治疗情况；了解有无家族病史及家庭饮食习惯；了解有无其他合并症，如糖尿病、高脂血症、冠心病等；评估心、脑、肾等重要脏器受损情况。

2. 身体状况	3. 心理社会评估
注意生命体征、意识及精神状况，评估有无血压骤高或骤低或持续升高、头痛头晕、昏厥等伴随症状及体征；了解有无夜尿增多、视力减退、活动乏力等症状。	评估有无工作压力重，精神紧张，家庭、社会压力大，人际关系、经济负担，心理、精神长期紧张等因素存在。

【护理诊断】

(1) 头痛	
与血压升高有关。	

(2) 有受伤的危险	(3) 潜在并发症
与头晕、急性低血压反应、视物模糊及意识改变有关。	心力衰竭、脑出血、肾衰竭等合并症。

(4) 焦虑	(5) 知识缺乏
与血压控制不满意，发生并发症有关。	缺乏原发性高血压饮食、药物治疗相关知识。

【护理措施】

1. 生活护理

(1) 合理膳食	(2) 适度运动
采取低热量、低脂、低胆固醇饮食，补充适量蛋白质，多吃蔬菜和水果。	根据体力适当活动，一般每周 3~5 次有氧运动，每次 30~45 分钟。

(3) 生活方式	
生活规律，忌烟限酒，保持心情舒畅。	

2. 病情观察及护理

(1) 观察患者头痛情况，如头痛程度、持续时间，是否伴有头晕、耳鸣、恶心、呕吐等症状；减少引起或加重头痛的因素。

（2）观察并记录患者血压变化，做到"四定"，即定时间、定体位、定部位、定血压计。

（3）提醒患者注意引起受伤的潜在危险因素，如迅速改变体位、病室内有障碍物、地面滑等，必要时使用床挡。

（4）服用利尿剂患者注意观察尿量和电解质，特别是血钾情况。

（5）脑出血患者注意观察神志、生命体征。

（6）脑出血伴烦躁患者注意安全管理，必要时使用保护性约束用具保护患者，避免受伤。

3. 用药护理

（1）指导患者遵医嘱按时正确服用降压药物。

（2）密切观察患者用药后的效果及药物副作用。

（3）指导患者服药后动作缓慢，警惕直立性低血压的发生。

4. 应急护理措施

（1）头痛

1）嘱患者保持安静，并设法去除各种诱发因素。

2）对有失眠或精神紧张者，在进行心理护理的同时配以药物治疗。

3）口服或静脉使用降压药物，并注意观察其心率、呼吸、血压、意识等。

4）冬季注意保暖，室内保持一定的室温。洗澡时避免受凉。

（2）高血压急症的处理

高血压急症是指短期时间内（数小时或数天）血压极度升高，舒张压>130mmHg 和（或）收缩压>200mmHg，伴有重要器官组织如心、脑、肾、眼底大动脉的严重功能障碍或不可逆损害，处理如下。

1）迅速降低血压：在监测血压的前提下选择适宜有效的降压药物静滴给药，但短时间血压骤降，可能造成重要器官的血流灌注明显减少，应采取逐步控制性降压的方式，即开始的 24 小时内血压降低 20%～25%，48 小时内血压不低于 160/100mmHg，再将血压逐步降到正常水平。常用的降压药物包括：①硝普钠：为首选药物，能同时直接扩张动脉和静脉，降低心脏前、后负荷；②硝酸甘油：扩张静脉和选择性扩张冠状动脉与大动脉；③尼卡地平：二氢吡啶类钙通道阻滞药，降压同时改善脑血流量；④地尔硫草：非二氢吡啶类钙通道阻滞药，降压同时有改善冠脉血流量和控制快速室上性心律失常作用；⑤拉贝洛尔：是兼有α受体阻断作用的β受体阻断药。

2）有高血压脑病时宜给予脱水剂，如甘露醇；或选择快速利尿剂如呋塞米静注。

3）伴烦躁、抽搐者应用地西泮、巴比妥类药物肌注或水合氯醛灌肠。

4）脑出血急性期原则上实施血压监控和与管理，不实施降压治疗。只有在血压>200/130mmHg 时，才考虑在严密监测血压的情况下降压治疗，使血压控制在不低于 160/100mmHg 的水平。

5）急性冠脉综合征患者血压控制目标是疼痛消失，舒张压<100 mmHg。

（3）直立性低血压的预防和处理

1）首先应告诉患者直立性低血压的表现为乏力、头晕、心悸、出汗、恶心、呕吐等，在联合用药、服首剂药物或加量时应特别注意。

2）指导患者预防直立性低血压的方法，即避免长时间站立，尤其在服药后最初几个小时，因长时间站立会使腿部血管扩张，血液淤积于下肢，脑部血流量减少；改变姿势，特别是从卧、坐位起立时动作宜缓慢；服药时间可选在平静休息时，服药后继续休息一段时间再下床活动，如在睡前服药，夜间起床排尿时应注意；避免用过热的水洗澡或蒸气浴，更不宜大量饮酒。

3）应指导患者在直立性低血压发生时采取下肢抬高位平卧，以促进下肢血液回流。

【健康教育】

（1）疾病知识指导

让患者了解自身的病情，包括高血压、危险因素及二者同时存在的临床情况，了解控制血压的重要性和终身治疗的必要性。教会患者和家属正确的测量血压方式，每次就诊携带记录，作为医师调整药量或选择用药的依据。指导患者调整心态，学会自我心理调节，避免情绪激动，以免诱发血压增高。家属应对患者充分理解、宽容和安慰。

（2）饮食护理

①限制钠盐摄入，每天低于 6g。②保证充足的钾、钙摄入，多食绿色蔬菜、水果、豆类食物。油菜、芹菜、蘑菇、木耳、虾皮、紫菜等食物含钙量较高。③减少脂肪摄入，补充适量蛋白质，如蛋类。④停药：经治疗血压得到满意控制后，可以逐渐减少剂量。但如果突然停药，可导致血压突然升高，冠心病患者突然停用 β 受体阻断药可诱发心绞痛、心肌梗死等。

（3）合理安排运动量

指导患者根据年龄和血压水平选择适宜的运动方式，对中老年人应包括有氧、伸展及增强肌力三类运动，具体项目可选择步行、慢跑、太极拳、气功等。运动度因人而异，常用的运动强度指标为运动时最大心率达到 170－年龄（如 50 岁的人运动心率为 120 次/分），运动频率一般每周 3~5 次，每次持续 30~60 分钟。注意劳逸结合，运动强度、时间和频度以不出现不适反应为度，避免竞技性和力量型运动。

（4）出院指导

①加强患者的自我管理，定期参加相关知识的健康指导。②按时服药，不可随意停药或调换。③养成良好的健康生活习惯，适当参加锻炼。④养成健康的饮食习惯，适当限制钠盐的摄入，增加含钾的饮食。⑤定期复诊：根据患者的总危险分层及血压水平决定复诊时间。危险分层属低危或中危者，可安排患者每 1~3 个月随诊 1 次；若为高位者，则应至少每 1 个月随诊 1 次。

第二节　继发性高血压

继发性高血压是指继发于其他疾病或原因的高血压，占人群高血压的 5%~10%。血压升高仅是这些疾病的一个临床表现。继发性高血压的临床表现、并发症和后果与原发性高血压相似。继发性高血压的原发病可以治愈，而原发病治愈之后高血压症状也随之消失，而延误诊治又可产生各种严重并发症，故需要及时早期诊断，早期治疗继发性高血压是非常重要的。

【病因及临床表现】

继发性高血压的主要疾病分为：肾脏性疾病、内分泌疾病、心血管病变、颅脑病变以及其他如妊娠期高血压疾病等。

（1）多发性大动脉炎（属于心血管疾病）

多发性大动脉炎是一种慢性、进行性、全层性、非特异性动脉炎性疾病，受累动脉壁增厚并可伴血栓形成，导致动脉管腔狭窄、闭塞或扩张，偶有瘤样改变。发病机制至今仍不明确。临床表现早期：有全身系统性疾病的非特异性表现，如发热、心悸、盗汗、食欲缺乏、恶心、呕吐、体重减轻、关节酸痛等症状；血管病变活动期：主要表现为动脉管腔狭窄、闭塞或扩张，因受累的动脉部位、程度不同，临床表现也不尽相同。

（2）肾血管性高血压（属于肾脏性疾病）

肾血管性高血压是一种较为常见的继发性高血压。是一侧或双侧肾动脉及分支狭窄引起的高血压。其临床特点为：①多见于 30 岁前或 50 岁后突然起病，女性多见；②血压明显增高，常大于 26.7/14.7kPa（200/110mmHg），并持续增高；③病程短，进展快，一般不超过 2 年；④患者会有全身动脉粥样硬化的表现，在上腹部听到血管杂音，且上下肢的收缩压压差>1.33kPa（10mmHg）。

（3）原发性醛固酮增多症（属于内分泌疾病）

是由肾上腺皮质肿瘤或增生分泌过多醛固酮所致，以长期高血压伴低血钾为特征。由于电解质代谢障碍，绝大多数患者存在低血钾而致的肌肉、心脏及肾改变。表现为四肢无力、周期性麻痹，常有心悸，可出现不同形式的心律失常；长期低血钾，可引起肾小管细胞变性，影响肾小管功能，出现夜尿增多及口渴等症状。

（4）嗜铬细胞瘤（属于内分泌疾病）

多生长在肾上腺上的一种良性肿瘤，可持续或间断释放大量的儿茶酚胺，引起持续或间断的血压升高。血压波动性升高是嗜铬细胞瘤最常见、最重要的表现。一般有两种类型：①阵发性高血压为嗜铬细胞瘤特征性表现。平时血压不高，发作时血压骤升，常伴有剧烈头痛、头晕、面色苍白、全身无力、恶心、呕吐、视物模糊等症状。严重时可发生心力衰竭、脑出血、肺水肿等。有时转为持续性高血压伴阵发性加剧。②持续性高血压型患者酷似高血压病，发展快者更似急进型高血压病。临床上患者主要表现畏寒、多汗、低热、心动过速、心律失常、头痛、烦躁、焦虑、逐渐消瘦。部分儿童或少年患者，病程发展迅速，呈急进型高血压经过，眼底损害严重，短期内可出现视盘水肿，视神经萎缩以致失明。

（5）皮质醇增多症（属于内分泌疾病）

皮质醇增多症也称库欣综合征（Cushing），主要是由于促肾上腺皮质激素分泌过多导致肾上腺皮质增生或肾上腺皮质腺瘤，引起糖皮质激素过多所致。80%患者有高血压，同时伴向心性肥胖、满月脸、水牛背、皮肤紫纹、毛发增多、血糖增高的表现。

（6）主动脉缩窄（属于心血管病变）

主动脉缩窄多数为先天性，少数是多发性大动脉炎所致。临床表现为上臂血压增高，而下肢血压不高或降低。在肩胛间区、胸骨旁、腋部有侧支循环的动脉搏动和杂音；腹部听诊有血管杂音。胸部 X 线检查可见肋骨受侧支动脉侵蚀造成的切迹。

【治疗原则】

1. 肾实质性高血压

应积极治疗肾实质性疾病，减缓肾脏疾病的进展，但慢性肾病患者的血压常难以得到有效控制。对于肾病或糖尿病合并大量蛋白尿者，可首选血管紧张素转换酶抑制剂或血管紧张素Ⅱ受体拮抗剂，但应注意终末期肾病患者可能进一步升高血清肌酐和尿素氮水平，甚或高血钾，此时可选用钙离子拮抗剂或β受体阻断剂等。

2. 肾血管性高血压

继发于肾动脉粥样硬化或多发性大动脉炎所致肾动脉狭窄的高血压，通常药物治疗疗效甚微。为控制血压可选用钙离子拮抗剂、α受体阻断剂及β受体阻断剂、直接血管扩张剂等。单侧肾动脉狭窄者可谨慎使用血管紧张素转换酶抑制剂或受管紧张素Ⅱ受体拮抗剂。经皮肾动脉球囊扩张加血管支架置入能有效缓解肾缺血，降低血压。如一侧肾功能已完全消失，手术切除无功能肾有助于控制血压。

3. 主动脉缩窄

药物治疗无效，且可造成主动脉缩窄远端血压进一步下降。一旦诊断明确，应尽早手术治疗，部分患者可经介入治疗。

4. 内分泌疾病

垂体及异位促肾上腺皮质激素分泌瘤、肾上腺皮质腺瘤或腺癌及双侧增生的肾上腺大部切除术等是其根治措施。也可采用垂体放射治疗，常用^{60}钴或直线加速器垂体外照射治疗，但多作为手术的辅助疗法。药物治疗常用于不宜手术或术后辅助治疗，药物包括米托坦、氨基导眠能、甲吡酮等皮质醇合成酶抑制剂以及 5-羟色胺拮抗剂赛庚啶等，但疗效不确定。部分肾上腺疾病如嗜铬细胞瘤可通过手术切除而根治，药物则以 α 受体阻断剂酚妥拉明为首选。原发性醛固酮增多症可服用螺内酯类药物。

甲状腺或甲状旁腺疾病应以治疗原发病为主，降压药物只作为治疗原发病过程中的辅助用药。

5. 睡眠呼吸暂停综合征

应针对其病因进行治疗，周围型睡眠呼吸暂停综合征可考虑手术解除呼吸道梗阻，如为中枢型或混合型则可在夜间睡眠时使用呼吸机。另外，控制体重和减轻肥胖也有助于血压的控制。

【护理措施】

1. 一般护理

（1）合理膳食

应给低盐、低脂肪、低热量饮食，以减轻体重。因为摄入总热量太大超过消耗量，多余的热量转化为脂肪，身体就会发胖，体重增加，提高血液循环的要求，必定升高血压，鼓励患者多食水果、蔬菜，戒烟，控制饮酒、咖啡、浓茶等刺激性饮料。少吃胆固醇含量多的食物，对服用排钾利尿剂的患者应注意补充含钾高的食物如蘑菇、香蕉、橘子等。肥胖者应限制热能摄入，控制体重在理想范围之内。

（2）运动与休息

早期高血压患者可参加工作，但不要过度疲劳，坚持适当的锻炼，如骑自行车、跑步、做体操及打太极拳等。要有充足的睡眠，保持心情舒畅，避免精神紧张和情绪激动，消除恐惧、焦虑、悲观等不良情绪。晚期血压持续增高，伴有心、肾、脑病时应卧床休息。关心体贴患者，使其精神愉快，鼓励患者树立战胜疾病的信心。

(3) 病室环境

应整洁、安静、舒适、安全。

2. 病情观察及护理

(1) 剧烈头痛

出现剧烈头痛伴恶心、呕吐，常为血压突然升高引起的高血压脑病所致，应立即让患者卧床休息，并测量血压及脉搏、心率、心律，积极协助医师采取降压措施。

(2) 呼吸困难、发绀

为高血压引起的左心衰竭所致，应立即给予舒适的半卧位，及时给予氧气吸入。按医嘱应用洋地黄治疗。

(3) 心悸

严密观察脉搏、心率、心律变化并做记录。安静休息，严禁下床，并安慰患者消除紧张情绪。

(4) 水肿

晚期高血压伴心肾衰竭时可出现水肿。护理中注意严格记录出入量，限制钠盐和水分摄入。严格卧床休息，注意皮肤护理，严防压疮发生。

(5) 昏迷、瘫痪

是由晚期高血压引起脑血管意外所引起。应注意安全护理，防止患者坠床、窒息、肢体烫伤等。

(6) 其他情况护理

对血压持续增高的患者，应每日测量血压 2~3 次，并做好记录，必要时测立位、坐位、卧位血压，掌握血压变化规律。如血压波动过大，要警惕脑出血的发生。如在血压急剧增高的同时，出现头痛、视物模糊、恶心、呕吐、抽搐等症状，应考虑高血压脑病的发生。如出现端坐呼吸、喘憋、发绀、咳粉红色泡沫痰等，应考虑急性左心衰竭的发生。出现上述各种表现时均应立即送医院进行紧急救治。另外，在变换体位时也应动作缓慢，以免发生意外。有些降压药可引起水钠潴留。因此，需每日测体重，准确记录出入量，观察水肿情况，注意保持出入量的平衡。

3. 用药观察与护理

（1）用药原则	（2）药物不良反应观察
缓慢降压，从小剂量开始逐步增加剂量，即使血压降至理想水平后，也应服用维持量，老年患者服药期间改变体位要缓慢，以免发生意外，合理联合用药。	使用噻嗪类和袢利尿剂时应注意血钾、血钠的变化；用β受体阻断剂应注意其抑制心肌收缩力、心动过缓、房室传导时间延长、支气管痉挛、低血糖、血脂升高的不良反应；钙离子拮抗剂硝苯地平的不良反应有头痛、面红、下肢水肿、心动过速；血管紧张素转换酶抑制剂可有头晕、乏力、咳嗽、肾功能损害等不良反应。

4. 心理护理

　　患者多表现有易激动、焦虑及抑郁等心理特点，而精神紧张、情绪激动、不良刺激等因素均与高血压密切相关。因此，对待患者应耐心、亲切、和蔼、周到。根据患者特点，有针对性地进行心理疏导。同时，让患者了解控制血压的重要性，帮助患者训练自我控制的能力，参与自身治疗护理方案的制订和实施，指导患者坚持长期的饮食、药物、运动治疗，将血压控制在接近正常的水平，以减少对靶器官的进一步损害，定期复查。

【健康教育】

（1）饮食指导

　　强调高血压患者要以低盐、低脂肪、低热量、低胆固醇饮食为宜；少吃或不吃含饱和脂肪的动物脂肪，多食含维生素的食物，多摄入富含钾、钙的食物，食盐量应控制在3~5g/d，严重高血压病患者的食盐量控制在1~2g/d。饮食要定量、均衡、不暴饮暴食；同时适当地减轻体重，有利于降压。戒烟和控制酒量。

（2）休息和锻炼指导

　　高血压患者的休息和活动应根据患者的体质、病情适当调节，病重体弱者，应以休息为主。随着病情好转，血压稳定，每天适当从事一些工作、学习、劳动将有益身心健康；还可以增加一些适宜的体能锻炼，如散步、慢跑、打太极拳、体操等有氧活动。患者应在运动前了解自己的身体状况，以此来决定自己的运动种类、强度、频度和持续时间。注意规律生活，保证充足的休息和睡眠，对于睡眠差、易醒、早醒者，可在睡前饮热牛奶200ml，或用40~50℃温水泡足30分钟，或选择自己喜爱的放松精神情绪的音乐协助入睡。总之，要注意劳逸结合，养成良好的生活习惯。

（3）心理健康指导

高血压病的发病机制是除躯体因素外，心理因素占主导地位，强烈的焦虑、紧张、愤怒以及压抑常为高血压病的诱发因素，因此提高患者自我调节和自我控制能力是关键。护士要鼓励患者保持豁达、开朗愉快的心境和稳定的情绪，培养广泛的爱好和兴趣。同时指导家属为患者创造良好的生活氛围，避免引起患者情绪紧张、激动和悲哀等不良刺激。

（4）血压监测指导

建议患者自行购买血压计，随时监测血压。指导患者和家属掌握正确测量血压的方法，监测血压、做好记录，复诊时为医生加减药物剂量提供良好的参考依据。

（5）用药指导

由于高血压是一种慢性病，需要长期的服药治疗，而这种治疗要患者自己或家属配合进行，所以患者及家属要了解服用药物的种类及用药剂量、用药方法、药物的不良反应、服用药物的最佳时间，以便发挥药物的最佳效果和减少不良反应。出现不良反应，要及时报告主诊医生，以便调整药物及采取必要的处理措施。切不可血压降下来就停药，血压上升又服药，血压反复波动，对健康极为不利。由于这类患者大多年纪较大，容易遗忘服药，可建议患者在家中醒目之处做标记，以起到提示作用。对血压显著增高多年的患者，血压不宜下降过快，因为患者往往不能适应，并可导致心、脑、肾血液的供应不足而引起脑血管意外，如用可引起明显直立性低血压药物时，应向患者说明平卧起立或坐位起立时，动作要缓慢，以免血压突然下降，出现晕厥而发生意外。

（6）按时就医

服完药出现血压升高或过低；血压波动大；出现眼花、头晕、恶心呕吐、视物不清、偏瘫、失语、意识障碍、呼吸困难、肢体乏力等情况时立即到医院就医。如病情危重，可求助120急救中心。

第六章　冠状动脉粥样硬化性心脏病患者的护理

第一节　稳定型心绞痛

稳定型心绞痛（SAP）也称稳定型劳累性心绞痛，是最常见的心绞痛。由于体力活动、情绪激动或其他增加心肌耗氧量的情况所诱发的短暂胸痛发作，其性质在1~3个月内无改变，即每日和每周疼痛发作次数大致相同，诱发疼痛的劳累和情绪激动程度相同，每次发作疼痛的性质和部位无改变，疼痛时限相仿，用硝酸甘油后也在相同时间内发生疗效。除冠状动脉粥样硬化为其主要原因外，其他如主动脉瓣病变、肥厚型心肌病、先天性冠状动脉畸形、风湿性冠状动脉炎等也可引起。

【临床表现】

1. 临床表现

突出的表现为阵发性胸痛，其特点如下

（1）性质

疼痛的严重程度差异很大，可以是轻微局限性不适，也可以是非常剧烈的疼痛。疼痛常较模糊，可为压迫、憋气、发闷和胸部紧束感，亦可为烧灼样，甚或可有窒息或濒死感，但非刀扎或针刺或触电样疼痛。疼痛发作时，患者往往不自觉地停止原来的活动，直至症状缓解。

（2）部位

疼痛的部位多变，典型心绞痛位于胸骨体中段或上段之后，可波及心前区后手掌大小范围，甚至横贯前胸，界限不很清楚。常放射至左臂或沿左臂内侧尺骨下传至小指或无名指，或放射至右臂或两臂外侧、左肩、颈、下颌、咽部、上腹部甚至下肢。也可以向背部放射，但是不常见。有时完全与胸骨区无关。

（3）持续时间

疼痛出现后常逐渐加重，可持续 30 秒至 15 分钟，一般 3~5 分钟渐消失，可几周发作一次到每天发作多次。

（4）诱因

发作常直接与体力活动或情绪紧张有关。劳累、过度用力（如上楼、爬坡、排便、性交等）、情绪激动、精神紧张与饱餐等因素可诱发。寒冷刺激、吸烟、心动过速及休克等也均可诱发。典型的心绞痛常在相似的条件下发生。

（5）缓解方式

去除诱因，休息或舌下含用硝酸甘油后即可缓解，一般不超过 5 分钟。体力活动诱发的心绞痛，通常在中断活动后 1~3 分钟或以上缓解。情绪激动诱发的心绞痛其缓解时间要长于体力活动诱发者。

2. 临床体征

心绞痛未发作时，通常无异常体征。心绞痛发作时，可出现焦虑不安、面色苍白、皮肤湿冷或出汗、血压增高和心率增快等体征。听诊心尖部第一心音减弱，有时可闻及第三心音或第四心音奔马律。左心室收缩功能失调和收缩时间延长致主动脉瓣关闭延迟则可闻及第二心音反常分裂。伴有乳头肌功能不全时，可出现暂时性二尖瓣关闭不全，于心尖部偏内闻及收缩期喀喇音和（或）收缩中、晚期杂音。上述喀喇音及收缩期杂音在心绞痛发作过程中响度可多变，心绞痛缓解后可减轻或消失。

【辅助检查】

（1）静息心电图

非发作时心电图多为正常，心绞痛发作时少部分患者心电图仍可正常，但绝大多数发作时心电图除了 aVR 导联外，各肢体导联或心前区导联可出现特征性缺血型 ST-T 改变。心绞痛发作严重者可出现一过性异常 Q 波、心律失常。心绞痛发作缓解后数分钟内上述 ST-T 改变消失，并恢复至发作前状态。

(2) 心电图运动负荷试验

常用的方法有亚极量踏车运动试验和活动平板运动试验，阳性标准为在 R 波为主的导联中，ST 段水平型或下斜型压低 $\geq 0.1mV$（J 点后 $60\sim80ms$），并持续 2 分钟，或伴有胸痛发作，或收缩压下降$>10mmHg$。运动耐力低，运动时 ST 段压低显著，同时伴血压下降者提示冠状动脉病变严重或预示存在多支病变。抗心绞痛药物，尤其是 β 受体阻断剂，影响运动试验的敏感性，因此，如有可能，应停服抗心绞痛药物（尤其是 β 受体阻断剂）后再进行运动试验，但具体患者是否停服药物应由医生作出判定。本试验有一定比例的假阳性或假阴性，单纯运动试验阳性或阴性不能作为诊断或排除冠心病的依据。

(3) 超声心动图

超声心动图对评价冠心病的患者是有用的，不论是否缺血发作，均可评估左室整体和局部功能。心脏超声心动图激发试验，即在运动后或药物负荷时（双嘧达莫、多巴酚丁胺），立即进行超声显像，可通过探测室壁运动异常来明确心肌缺血部位。

(4) 放射性核素检查

①^{201}TI-心肌灌注显像对检出冠心病，估测心肌缺血部位，以及心室壁运动异常部位的心肌活力均优于单独做运动负荷心电图。对于不能运动患者，可采用药物负荷心肌灌注显像。②^{99m}Tc 放射性核素心腔造影可测定左心室射血分数，并显示心肌缺血区域室壁运动障碍。③正电子发射断层心肌显像除可判断心肌血流灌注情况，尚可了解心肌代谢情况，通过对心肌血流灌注和代谢显像匹配分析可准确评估心肌活力。

(5) 冠状动脉造影

冠状动脉造影是确诊冠心病最可靠的方法，能显示冠状动脉病变的狭窄程度、范围、病变支数以及病变特点。冠状动脉造影时发现至少有一支主支或主要分支管腔狭窄$>50\%$即可诊断冠心病。冠状动脉造影的目的首先是明确诊断，其次是确定治疗方案。

【治疗原则】

稳定型心绞痛的综合治疗措施包括：减少冠状动脉粥样硬化危险因素；药物治疗；冠脉内介入治疗；外科手术，冠状动脉旁路移植术。

1. 一般治疗

发作时立刻休息，一般患者在停止活动后症状即可消除。平时应尽量避免各种确知以引起发作的因素，如过度的体力活动、情绪激动、饱餐等，冬天注意保暖。调节饮食，特别是一次进食不宜过饱，避免油腻饮食，杜绝烟酒。调整日常生活与工作量，保持适当的体力活动，以不致发生疼痛症状为度。减轻精神负担。处理诱发或恶化心绞痛的伴随疾病，治疗高血压、糖尿病、血脂异常等，减少冠状动脉粥样硬化危险因素。

2. 药物治疗

用于稳定型心绞痛的药物包括调血脂药物、抗血小板制剂、β受体阻断药、血管紧张素转换酶抑制剂、硝酸酯类和钙拮抗剂等。能够控制和改善心绞痛发作的药物主要是硝酸酯类（硝酸甘油、硝酸异山梨酯）、β受体阻断药（比索洛尔、美托洛尔）和钙拮抗剂（地尔硫䓬）。另外高血压的降压治疗、调血脂的他汀类药物治疗以及抗血小板的阿司匹林治疗对于降低稳定型心绞痛患者死亡率和致残率的证据充分，也作为心绞痛的主要药物治疗措施。

3. 介入治疗

主要是冠状动脉内的支架植入术，尤其是新型支架的应用，不仅可以改善生活质量，而且可明显降低患者心肌梗死的发病率和死亡率。

冠脉内介入治疗的适应证：①单支冠脉严重狭窄，有心肌缺血的客观依据，病变血管供血面积较大者；②多支冠脉病变，但病变较局限者；③近期内完全闭塞的血管，血管供应区内有存活心肌，远端可见侧支循环者；④左心室功能严重减退（左心室射血分数<30%）者，冠状动脉病变适合的情况；⑤冠脉搭桥术后心绞痛；⑥PTCA术后再狭窄。

4. 外科治疗

主要是施行主动脉-冠状动脉旁路移植手术。取患者自身的大隐静脉作为旁路移植材料，一端吻合在主动脉，另一端吻合在有病变的冠状动脉段的远端，或游离胸廓内动脉（内乳动脉）远端吻合，引主动脉的血流以改善该冠状动脉所供血心肌的血流供应。

手术适应证：①冠状动脉多支血管病变，尤其是合并糖尿病的患者；②冠状动脉左主干病变；③不适合行介入治疗的患者；④心肌梗死合并室壁瘤，需要进行室壁瘤切除的患者；⑤狭窄段的远段管腔要通畅，血管供应区有存活心肌。

【护理评估】

1. 病史

了解患者是否摄入过多热量、脂类，是否吸烟、情绪激动。是否有高血压、糖尿病、高脂血症及家族史等。

2. 主要临床表现

以发作性胸痛为主要的临床表现，是护士对患者进行评估的重点，应详细了解患者疼痛的部位、性质、诱发因素、持续时间及缓解方式。其疼痛发作有如下特征。

（1）部位

疼痛多在胸骨后或心前区，常放射至左肩，沿左臂内侧至无名指及小指。

（2）性质

疼痛常呈沉重的压榨、紧缩、烧灼炸裂、憋闷或窒息感。发作时，患者往往不自觉的停止原来的活动，直至症状缓解。

（3）诱因

体力活动或情绪激动是常见的诱发因素。饱食、冷空气亦可诱发疼痛。

（4）持续时间及缓解方式

发作持续 2~3 分钟，一般不会超过 15 分钟。去除诱因、休息或舌下含服硝酸甘油后，能在几分钟内缓解。

3. 心理-社会评估

由于心绞痛发作时患者有濒死感，尤其是病情反复、频繁发作者，易产生焦虑，甚至恐惧的心理反应。

4. 护理体检

多数患者常无阳性体征。心绞痛发作时可见心率加快、血压升高、面色苍白、出冷汗。心脏听诊可有第三或第四心音奔马律。

【护理诊断】

（1）疼痛

与心肌缺血、缺氧有关。

（2）活动无耐力

与心肌氧的供需失调有关。

（3）知识缺乏

缺乏控制诱因及预防性药物应用知识。

（4）潜在并发症

心肌梗死。

【护理措施】

1. 一般护理

（1）注意休息

避免劳累，体力活动会增加心脏负担，增加心肌耗氧量，冠状动脉血流量不能随心肌的需要增加而增加。发病初期休息是治疗的关键。

（2）饮食

摄入清淡且富含维生素、优质蛋白质及纤维素的食物，吃饭不宜过快过饱，可少食多餐，保持大便通畅。

（3）心理支持

保持环境安静舒适，尽量减少打扰，安慰患者，解除紧张不安情绪。

（4）避免诱发因素

避免疲劳、情绪激动、紧张、环境嘈杂或寒冷、体位突然改变、进食过饱等。

2. 重点护理

（1）疼痛护理

1）急性发作时的治疗：在心绞痛突然发作时，应立即停止活动并休息。若症状仍不缓解，可使用作用较快的硝酸酯类药物，通常首选硝酸甘油和硝酸异山梨酯。

2）缓解期的治疗：可使用硝酸酯类、β受体阻断剂、钙通道阻滞药及抗血小板药物。

（2）使用硝酸甘油的护理

使用后出现颜面潮红、头痛、心悸等症状，是药物造成头面部血管扩张引起。为防止用药后出现直立性低血压，可嘱患者用药后卧床休息。静脉滴注硝酸甘油，可用输液泵严格控制输液速度，以防止意外发生，一般 $8\sim10mg/min$。输液过程中嘱患者在床上大小便，避免体位突然改变而出现血压下降、头晕、冷汗、心悸等症状。输液前及输液期间，应定时测血压。输液时的护理：输液速度宜慢不宜快。由于输液时间长，应在治疗前做好患者的思想工作，鼓励安慰患者耐心地坚持输液治疗。观察并记录24小时出入量，便于及时调整输液量及观察肾脏代谢功能，避免加重心脏负担的情况发生。

（3）病情观察

了解患者发生稳定型心绞痛的部位、性质，有无放射性的疼痛，疼痛程度、持续时间、缓解方式，询问发生前有无诱因存在是评估疼痛的重点，并及时准确地记录及处理。

3. 治疗过程中的应急护理措施

（1）心肌梗死

1）嘱患者绝对卧床休息，不要随意走动、用力，以降低心肌耗氧量。

2）给予高浓度持续吸氧，不少于30分钟。

3）缓解剧烈疼痛：硝酸甘油片1~5片，每片相隔3~5分钟，有条件者在500ml液体中加入硝酸甘油5~10mg持续点滴；速效救心丸15~30粒吞服；镇痛药，如哌替啶50mg或吗啡5mg肌内注射。

4）适当应用镇静剂，如地西泮（安定）1~2片口服或10mg肌内注射；异丙嗪、苯巴比妥也可用。

5）患者身边不能离开护理人员或家属，以便随时观察病情变化。如果老年人突然面色发绀、抽搐，大叫一声，口吐白沫，意识不清，呼吸微弱继而停止，瞳孔散大，意味着急性心肌梗死并发了严重的心律失常如心室颤动，导致心脏骤停。此时应争分夺秒地对患者进行心肺复苏术。

（2）心源性猝死

对心源性猝死的处理就是立即进行有效的心肺复苏，同猝死护理措施。

【健康教育】

1. 改变生活方式

（1）合理饮食，宜摄入低热量、低脂、低胆固醇、低盐饮食，多食蔬菜、水果和粗纤维食物，如芹菜、糙米等，避免暴饮暴食，注意少量多餐。

（2）控制体重，减少摄入动物脂肪和含胆固醇较高的食物。

（3）适当运动，以有氧运动为主，注意运动的强度和时间，因病情和个体差异而不同，必要时在监测下进行。

（4）戒烟限酒。

（5）减轻精神压力，逐渐改变急躁的性格，保持平和的心态，可采取放松术或与他人交流的方式缓解压力。

2. 避免诱发因素

告知患者及家属过劳、情绪激动、饱餐、寒冷刺激等都是心绞痛发作的诱因，应注意尽量避免。

3. 病情自我监测指导

指导患者及家属心绞痛发作时的缓解方法，胸痛发作时应停止活动或舌下含服硝酸甘油。如服用硝酸甘油不缓解，或心绞痛发作比以往频繁、程度加重、疼痛时间延长，应立即到医院就诊，警惕心肌梗死的发生。

4. 用药指导

指导患者出院后遵医嘱服药，不要擅自增减药量，自我监测药物的不良反应。外出时随身携带硝酸甘油以备急需。

5. 定期复查

告知患者应定期复查心电图、血糖、血脂等。

第二节　不稳定型心绞痛

不稳定型心绞痛（unstable angina pectoris）是介于稳定型心绞痛和急性心肌梗死之间的一组临床心绞痛综合征，是冠状动脉突然或进行性缩小致心肌缺血所致，可迅速进展为心肌梗死甚或猝死，也可逆转为稳定型心绞痛。

【临床表现】

1. 临床分型

不稳定型心绞痛可表现为以下几种类型。

（1）初发型心绞痛

初次发生劳累性心绞痛，病程在 1~2 个月内，严重程度在 CCS（加拿大心血管病学会）分级Ⅲ级或以上。有过稳定型心绞痛病史，但已数月不发生心绞痛的患者再次发生心绞痛，也归入本型。

（2）恶化型心绞痛

原为稳定型心绞痛，病情突然加重，表现为胸痛发作次数增加，持续时间延长，诱发心绞痛的活动阈值明显减低，按 CCS 心绞痛分级加重 1 级以上或达到Ⅲ级，硝酸甘油缓解症状的作用减弱，病程在 2 个月之内。可发展为心肌梗死或猝死，也可逐渐恢复为稳定型。

（3）静息心绞痛

在休息或安静状态下，无明显诱因引起的心绞痛，发作持续时间在 15~20 分钟以上，含硝酸甘油效果欠佳，病程在 1 个月内。

（4）梗死后心绞痛

指急性心肌梗死发生后 24 小时至 1 个月内又出现的心绞痛。由于供血的冠状动脉阻塞，发生心肌梗死，但心肌尚未完全坏死，一部分未坏死的心肌处于严重缺血状态下又发生疼痛，随时有再发生梗死的可能。

（5）变异型心绞痛

常在休息时起病，发作时心电图显示相关导联的 ST 段暂时性抬高，与之相对应的导联 ST 段可压低。为冠状动脉忽然痉挛所致，迟早会发生心肌梗死。

此外，由于贫血、感染、甲亢、心律失常等原因诱发的心绞痛称之为继发性不稳定型心绞痛。

2. 临床表现

胸痛或胸部不适的性质与典型的稳定型心绞痛相似，但疼痛更为剧烈；持续时间更长，常达 15~30 分钟；发作更频繁，一天内发作 1 次以上或一周内发作多次；发作时不一定有明确的诱因，可在卧床休息或休息状态下发作，偶尔在睡眠中发作；休息和含服硝酸酯类药物仅出现短暂或不完全性胸痛缓解。

3. 临床体征

心尖部第一心音减弱，可闻及一过性第三心音和第四心音。发现低血压、左心功能不全（心尖部抬举性搏动、肺部啰音、第三心音奔马律）或急性二尖瓣关闭不全导致的心尖区 2 级以上收缩期杂音时，高度提示存在严重冠心病且预后不良。

【辅助检查】

（1）心电图

1）静息心电图

约半数患者在正常范围，也可能有陈旧性心肌梗死的改变或非特异性 ST 段和 T 波异常，有时出现房室或束支传导阻滞或室性、房性期前收缩等心律失常。

2）心绞痛发作时心电图

心绞痛发作时心电图 ST 段抬高和压低的动态变化最具诊断价值，应及时记录发作时和症状缓解后的心电图。因心内膜下心肌更容易缺血，故常见反映心内膜下心肌缺血的 ST 段压低（≥0.1mV），发作缓解后恢复。有时出现 T 波倒置。若无胸痛发作时心电图表现 ST-T 波群压低或倒置，而在胸痛发作时出现"正常心电图"，称为"假性正常化"，具有诊断意义；或以前心电图正常，近期内出现心前区多导联 T 波深倒，需进一步检查，除外冠心病。

3）运动心电图

适用于症状已稳定或消失，无心绞痛发作时间超过 48 小时，且心电图稳定者。一般选用症状限制性运动试验，即低运动负荷试验，使运动后心率达 100 ~ 120 次/分的负荷量。常用于判断不稳定型心绞痛的预后，凡对低运动负荷试验有良好耐受的患者，预后好；如对很轻度运动即诱发严重缺血者，近期预后极差。

4）动态心电图

多数患者均有无症状性心肌缺血的心电图改变，有85% ~ 95%的动态心电图改变不伴有心绞痛等症状。对不稳定心绞痛预后的判断，动态心电图较静息心电图更为敏感。也用于对不稳定型心绞痛患者常规抗心绞痛药物治疗的评估和决定是否需要进行冠状动脉造影和血管重建术的参考指标。

（2）放射性核素显像

可确定心肌缺血的部位。^{201}Tl 和 ^{99m}Tc-MIBI 心肌显像示静息时心肌缺血区放射性稀疏或缺失，表示心肌处于血流低灌注状态。心绞痛急性期应避免做任何形式的负荷试验。

（3）超声心动图

可显示短暂性室壁运动异常。室壁运动异常呈持久性者，提示预后不良。

（4）冠状动脉造影

冠状动脉造影显示多数患者有 2 支或以上的冠状动脉病变，其中约半数为 3 支冠状动脉病变，但新近发作的心绞痛和无心肌梗死或慢性稳定型心绞痛病史的患者，则以单支冠状动脉病变者居多。最常累及的血管是左前降支。少数患者冠状动脉造影正常，其心绞痛发作可能为冠状动脉痉挛。

（5）血液学检查

1）肌钙蛋白 T（cTnT）和肌钙蛋白 I（cTnI）

是血清心肌损伤最主要的特异性标志物，可判断不稳定型心绞痛患者的预后，但对其诊断价值不高。不稳定型心绞痛患者 cTnT 与 cTnI 可正常或增高，增高幅度<0.1ng/ml。一般在心绞痛发作后 3~8 小时出现，峰值在 12~24 小时，持续增高 4~5 天。文献推荐不稳定型心绞痛在 48 小时内无心绞痛发作时，可根据 cTnT 测定结果判断预后：cTnT 阳性者，30 天内死亡及心肌梗死危险率达 20%；cTnT 阴性者，其出现危险率<20%。

2）肌酸激酶同工酶（CK-MB）

CK-MB 可正常或轻度增高，增高幅度<正常值上限的 2 倍。CK-MB 升高程度可作为预测未来心脏事件危险性增高的指标，其心肌损伤的敏感性较 cTnT 为差。

3）C 反应蛋白（CRP）

是一种非特异性炎症的敏感性指标，不稳定型心绞痛患者 CRP 水平增高，可作为反映不稳定斑块破裂的独立危险因素。其敏感性高，但特异性较差。

【治疗原则】

1. 中高危患者的处理

应住院按急性心肌梗死进行处理。该类患者症状发作频繁，一般可有心力衰竭、血压低，心电图改变明显，心脏生化标记物升高。

主要措施包括如下几点。

（1）一般处理

卧床休息 1~3 天，镇静，CCU 监护，对高危者应该至少监护 24 小时。

（2）抗心肌缺血治疗

硝酸酯类、β 受体阻断药及钙拮抗药是常用的治疗药物，都可以缓解不稳定型心绞痛的症状。

（3）抗血栓治疗

目前主要有抗血小板和抗凝两种治疗方法，抗血小板的常用药物有阿司匹林、氯吡格雷、血小板糖蛋白 Ⅱb/Ⅲa 受体阻断药。抗凝的主要药物有肝素和低分子肝素，戊糖和水蛭素也已用于临床。

（4）其他药物治疗

硝酸甘油不能缓解胸痛或出现肺淤血或躁动时，可静脉应用吗啡类药物镇静。ACEI 类用于有左心收缩功能障碍、血压仍偏高，以及合并糖尿病的患者。他汀类适用于各种类型冠心病的 1 级和 2 级预防及稳定斑块，也越来越广泛地应用于冠心病的治疗。

（5）冠状动脉造影和冠状动脉血运重建治疗

目前总的趋势倾向于采取早期介入治疗方案，特别是对于 24 小时内有心肌缺血发作的患者，早期行冠状动脉造影，防止冠状动脉病变，进行早期血管重建治疗包括心脏支架植入术和外科手术搭桥术，都是积极有效的措施。

2. 低危患者的处理

该类患者可以院外门诊治疗，表现为症状、体征轻，心电图改变轻，无心脏生化标志物升高。治疗措施是抗血小板、抗缺血，缓解心绞痛症状，提高生活质量，严格控制冠状动脉粥样硬化的危险因素，强化 ABCDE 的长期预防方案（A：阿司匹林；B：β 受体阻断药；C：降低胆固醇；D：治疗糖尿病；E：运动），达到改善预后、延长生存期的主要目标。但是与稳定型心绞痛相比，需要密切随访观察，发现早期不稳定的因素时应积极处理。

【护理评估】

1. 病史

了解患者是否摄入过多热量、脂类，是否吸烟、情绪激动。是否有高血压、糖尿病、高脂血症及家族史等。

3. 心理社会评估

由于心绞痛发作时患者有濒死感，尤其是病情反复、频繁发作者，易产生焦虑，甚至恐惧的心理反应。

4. 护理体检

大多数患者常无阳性体征。心绞痛发作时可见心率加快、血压升高、面色苍白、出冷汗。心脏听诊可有第三心音或第四心音奔马律。

2. 主要临床表现

不稳定型心绞痛的临床表现以发作性胸痛为主，是护士对患者进行评估的重点。应详细了解患者疼痛的部位、性质、诱发因素、持续时间及缓解方式。疼痛发作有如下特征

（1）部位

疼痛大多在胸骨后或心前区，常放射至左肩，沿左臂内侧至无名指及小指。

（2）性质

疼痛经常呈沉重的压榨、紧缩、烧灼炸裂、憋闷或窒息感。疾病发作时，患者往往不自觉的停止原来的活动，直至症状缓解。

（3）诱因

体力活动或情绪激动是常见的诱发因素。饱食、冷空气亦可诱发疼痛。

（4）持续时间及缓解方式

发作持续 2~3 分钟，一般不会超过 15 分钟。去除诱因、休息或舌下含服硝酸甘油后，能在几分钟内缓解。

【护理诊断】

（1）疼痛

与心肌缺血、缺氧有关。

（2）活动无耐力

与心肌氧的供需失调有关。

（3）知识缺乏

缺乏控制诱发因素及预防性药物应用知识。

（4）潜在并发症

心肌梗死。

【护理措施】

1. 一般护理

（1）患者心绞痛发作时，应协助其立即卧床休息，卧床休息1~3天，给予氧气吸入，床边24小时心电监护。严密观察血压、脉搏、呼吸、心率、心律的变化。协助患者采取舒适卧位，解开衣领。给予硝酸酯类药物含服，用药3~5分钟仍不缓解时，可再服1片，观察心绞痛能否缓解。

（2）心绞痛剧烈、持续不缓解时，按医嘱应用药物，做心电图，必要时持续心电监护观察心肌缺血改变，警惕心肌梗死的发生。

2. 重点护理

（1）密切观察心绞痛的性质、部位、持续时间及疼痛规律。

（2）给予心理护理，安慰患者，消除其紧张情绪。

（3）缓解期可鼓励患者适当活动，避免剧烈运动。

3. 治疗过程中的应急护理措施

（1）心律失常

心律失常紧急处理应遵循以下总体原则。

1）首先识别和纠正血流动力学障碍。

2）基础疾病和诱因的纠正与处理。

3）治疗与预防兼顾：心律失常易复发，在纠正后应采取预防措施，尽可能减少复发。根本措施是加强基础疾病的治疗，控制诱发因素。要结合患者的病情确定是否采用抗心律失常药物治疗。

（2）急性心肌梗死

患者首先严格卧床，保持安静，避免精神过度紧张；舌下含服硝酸甘油或硝酸甘油喷雾吸入；镇静；吸氧：一般鼻导管给氧，氧流量2~

4L／min；镇痛药物，需注意其血压下降、呼吸抑制及呕吐等副作用；监护：密切心电、血压、呼吸、心率、心律及尿量监护，开放静脉通路；保持大便通畅。

（3）猝死

对心源性猝死的处理就是立即进行有效的心肺复苏。

1）识别心脏骤停

出现较早并且方便可靠的临床征象是意识突然丧失，呼吸停止，对刺激无反应。

2）呼救

在心肺复苏术的同时，设法（呼喊或通过他人应用现代通信设备）通知急救系统，使更多的人参与基础心肺复苏和进一步施行高级复苏术。

3）心前区捶击复律

一旦肯定心脏骤停而无心电监护和除颤仪时，应坚决地予以捶击患者胸骨中下 1/3 处，若 1~2 次后心跳仍未恢复，则立即行基础心肺复苏。

4）基础心肺复苏

畅通气道，人工呼吸，人工胸外心脏按压。

5）高级心肺复苏

心肺复苏成功后，需继续有效地维持循环和呼吸稳定，防止心脏再次骤停，处理脑缺氧、脑水肿、肾功能不全和继发性感染等，纠正酸中毒。要积极查明心源性猝死的原因并加以处理，预防再次发生猝死。

【健康教育】

（1）合理膳食

宜采取低热量、低脂、低胆固醇、低盐饮食，多食蔬菜、水果和粗纤维食物，如芹菜、糙米等，避免暴食暴饮，注意少量多餐。

（2）控制体重

在饮食治疗的基础上，应结合运动和行为等综合治疗。

（3）适当运动

以有氧运动为主，注意运动的强度和时间因病情和个体差异而不同。

（4）戒烟

吸烟有害身体健康，应戒除。

（5）减轻精神压力	**（6）避免诱发因素**
保持平和的心态，可采取放松技术或与他人交流的方式缓解压力。	告知患者及家属过劳、情绪激动、饱餐、寒冷刺激等都是心绞痛发作的诱因，应注意尽量避免。
（7）病情自我监测指导	**（8）用药指导**
指导患者及家属心绞痛发作时的缓解方法，胸痛发作时立即停止活动或舌下含服硝酸甘油。如服用硝酸甘油不缓解，或心绞痛发作比以往频繁、程度加重、疼痛时间延长，应立即到医院就诊，警惕心肌梗死的发生。	指导患者出院后遵医嘱服药，不要擅自增减药量，自我监测药物的不良反应。外出时随身携带硝酸甘油以备急需。

（9）定期复查

告知患者应定期复查心电图、血糖、血脂等。

第三节 心肌梗死

心肌梗死是心肌缺血性坏死。为在冠状动脉病变的基础上，发生冠状动脉血供急剧减少或中断，使相应的心肌严重而持久地急性缺血导致心肌坏死，属于冠心病的严重类型。

【临床表现】

1. 先兆表现

部分患者在发病前数日有乏力，胸部不适，活动时心悸、气急、烦躁、心绞痛等前驱症状，其中以新发生心绞痛或原有心绞痛加重最为突出。心绞痛发作较以往频繁、性质较剧、持续较久、硝酸甘油疗效差、诱发因素不明显。同时心电图示 ST 段一时性明显抬高或压低，T 波倒置或增高即不稳定型心绞痛情况。

2. 症状和体征

(1) 疼痛

是最先出现的症状，多发生于清晨，疼痛的性质与心绞痛相同，但诱因多不明显，且常发生于安静时，程度较重，持续时间较长，可达数小时或更长，休息和含硝酸甘油片多不能缓解。患者常烦躁不安、出汗、恐惧，或有濒死感。少数患者无疼痛，一开始即表现为休克或急性心力衰竭。部分患者疼痛位于上腹部，被误认为胃穿孔、急性胰腺炎等急腹症；部分患者疼痛放射至下颌、颈部、背部上方，被误认为骨关节痛。

(2) 全身症状

有发热、心动过速、白细胞增高和红细胞沉降率增快等，由坏死物质吸收所引起。一般在疼痛发生后 24~48 小时出现，程度与梗死范围常呈正相关，体温一般在 38℃ 左右，很少超过 39℃，持续约 1 周。

(3) 胃肠道症状

疼痛剧烈时常伴有频繁的恶心、呕吐和上腹胀痛，与迷走神经受坏死心肌刺激和心排血量降低、组织灌注不足等有关。肠胀气亦不少见。重症者可发生呃逆。

(4) 心律失常

见于 75%~95% 的患者，多发生在起病 1~2 天，而以 24 小时内最多见，可伴乏力、头晕、晕厥等症状。各种心律失常中以室性心律失常最多，尤其是室性期前收缩。

(5) 低血压和休克

疼痛期血压下降常见，未必是休克。如疼痛缓解而收缩压仍低于 10.7kPa（80mmHg），有烦躁不安、面色苍白、皮肤湿冷、脉细而快、大汗淋漓、尿量减少（<20ml/h）、神志迟钝，甚至晕厥者，则为休克表现。休克多在起病后数小时至数日内发生。

(6) 心力衰竭

主要是急性左心衰竭，可在起病最初几天内发生，可在疼痛、休克好转阶段出现，为梗死后心脏收缩力显著减弱或不协调所致，发生率为 32%~48%。出现呼吸困难、咳嗽、发绀、烦躁等症状，严重者可发生肺水肿，随后可发生颈静脉怒张、肝大、水肿等右心衰竭表现。右心室心肌梗死者可一开始即出现右心衰竭表现，伴血压下降。

【辅助检查】

连续监测心电图的动态变化，注意有无心律失常；定时抽血查心肌酶以了解心肌坏死的程度和进展，评估血清电解质、血糖、血脂等。

辅助检查包括：

（1）心电图。

（2）血清心肌标志物检测。

（3）X胸片。

（4）超声心动图。

（5）放射性核素心肌显像。

（6）磁共振成像。

（7）X线计算机断层扫描。

【治疗原则】

及早发现，及早就医，并加强院前就地处理。治疗原则是尽早使心肌血液再灌注（到达医院后30分内开始溶栓或90分内开始介入治疗）以挽救濒死的心肌，防止梗死面积扩大或缩小心肌缺血范围，保护和维持心脏功能，及时处理严重心律失常、泵衰竭和各种并发症，防止猝死，使患者不但能度过急性期，且康复后还能保持尽可能多功能的心肌。

1. 休息

急性期患者住CCU监护室，在未行再灌注治疗前，应绝对卧床休息，保持室内环境安静，减少不良刺激。

2. 心电监测

持续的心电图监护，必要时进行血流动力学监测。密切观察心律、心率、血压和心功能的变化，判断病情的发展，确定抢救及治疗方案。

3. 给氧治疗

即使无并发症的急性心肌梗死，部分患者起病初就有轻、中度缺氧，合并充血性心力衰竭的患者常伴有严重的低氧血症。缺氧严重时疼痛不易缓解，并且易并发心律失常。因此，急性心肌梗死 1 周内，应给予常规吸氧。一般患者可用双鼻孔导管低流量持续或间歇给氧。并发严重心力衰竭或肺水肿的患者，必要时可做气管内插管机械通气。

4. 有效镇痛

（1）首选吗啡 5~10mg 皮下注射或哌替啶 50~100mg 肌内注射，必要时 1~2 小时重复注射 1 次。为避免恶心、呕吐和心动过缓，可同时给予阿托品。

（2）疼痛较轻者可肌内注射可待因或罂粟碱。也可用硝酸甘油 5~10mg，溶解于 500ml 葡萄糖溶液中静脉滴注，观察血压和心率以调节滴速。

5. 心肌再灌注

起病 3~6 小时最多在 12 小时内，使闭塞的冠状动脉再通，心肌得到再灌注，濒临坏死的缺血心肌可能得以存活或使坏死范围缩小，减轻梗死后心肌重塑，降低死亡率，改善预后及提高生活质量。

（1）常用溶栓方法

包括静脉内溶栓、冠状动脉内溶栓。

（2）常用溶栓药物

1）第 1 代溶栓药物，如链激酶（SK）、尿激酶（UK）。

2）第 2 代溶栓药物，如重组组织型纤溶酶原激活剂（rt-PA）等。

3）第 3 代溶栓药物，如 rtPA 的变异体（rPA，nPA，TUK-tPA）。

（3）溶栓治疗的护理

1）物品准备

心电监护仪、除颤器、临时起搏器、输液泵、主动脉气囊反搏装置、急救药品等。

2）患者准备

做好解释工作；安置静脉套管针，完成溶栓前的各项检查及有关化验；嘱患者嚼服阿司匹林；迅速建立静脉输液通道。

3）溶栓过程的监护

症状与体征，观察患者溶栓后胸痛有无减轻及减轻程度，皮肤、黏膜、咳痰、呕出物及尿液有无出血倾向。血压的监测：溶栓开始后每 10 分钟测血压 1 次，血压稳定后可延长监测时间。心电监测：注意心率、心律变化，观察有无再灌注心律失常。观察药物反应及疼痛缓解的程度。凝血时间的监测及肝素的应用。酶学的检测。并发症的观察及护理。

（4）溶栓再通的标准

1）冠状动脉造影

冠状动脉造影是判断溶栓治疗后血管开通的金标准。静脉溶栓开始后 90 分钟，梗死相关动脉的血流灌注为 TIMI 2~3 级，判断为开通。分级标准：TIMI 0 级表示无灌注或闭塞远端无血流；TIMI Ⅰ 级表示造影剂部分通过闭塞部位，但远端不显影；TIMI Ⅱ 级表示造影剂完全充盈冠脉远端，但速度较完全正常的冠状动脉要慢；TIMI Ⅲ 级表示完全灌注，血流速度充盈远端血管快速而完全。

2）临床评价再通标准

开始溶栓后 2 小时内心电图 ST 段抬高明显的导联迅速回降≥50%；胸痛自开始溶栓后 2 小时内缓解或消失；自开始溶栓后 2 小时内出现再灌注心律失常，如窦性心动过缓、窦房阻滞或停搏；血清 CK-MB 峰值提前。

6. 介入治疗

（1）直接 PTCA

指 AMI 不溶栓单纯行球囊扩张。

（2）直接支架

不接受溶栓的患者在球囊扩张后常规置入支架或不经预扩张直接置入支架。

（3）直接 PCI

对不溶栓的患者行 PCI，包括球囊扩张与支架。

【护理评估】

1. 病史

评估患者有无冠心病的易患因素。此次胸痛的特征，与以往心绞痛发作相比有无变化，尤其是程度、部位、持续时间等，有无消化道症状、心律失常、休克、心力衰竭等。由于剧烈的疼痛可使患者产生濒死感，入院后的监护及限制活动等均可使患者产生恐惧和焦虑，因此要做好心理评估。

2. 身体评估

主要检查生命体征、心律、心率、心音变化、有无奔马律、心脏杂音及肺部啰音等。

【护理诊断】

（1）疼痛　其与心肌缺血坏死有关。	**（2）活动无耐力**　其与心肌氧的供需失调有关。
（3）生活自理缺陷　其与治疗需要绝对卧床有关。	**（4）性生活型态改变**　与心肌缺血导致活动耐力下降、缺乏知识有关。
（5）恐惧　其与剧烈疼痛产生的濒死感、处于监护室的陌生环境有关。	**（6）焦虑**　其与担心疾病预后以及疾病造成生活上的种种限制有关。
（7）有便秘的可能　其与进食少、活动少、不习惯床上排便有关。	**（8）潜在并发症**　心律失常、心力衰竭、心源性休克猝死。

【护理措施】

1. 一般护理

（1）病房内空气应新鲜，温湿度适宜，阳光充足。

（2）严重者应卧床休息，减少探视，防止不良刺激，轻者适当活动。

（3）久卧患者做好皮肤及口腔等基础护理。

2. 重点护理

（1）饮食护理　以低盐、低脂、清淡、易消化半流质饮食为主，少量多餐，不宜饱食，逐渐变为普通饮食，忌烟、酒、浓茶、咖啡等刺激性食物。	**（2）大便通畅**　保持大便通畅，养成定时排便习惯，必要时遵医嘱给予缓泻剂，嘱患者排便时一定勿用力。
（3）病情观察　严密观察患者生命体征的变化，注意心电监护心电图的变化，防止心律失常的发生。	

3. 治疗过程中的应急护理措施

（1）心力衰竭

应严密观察患者有无呼吸困难、咳嗽、咳痰、少尿、低血压、心率加快等，避免情绪激动、饱餐、用力排便等可加重心脏负担的因素。一旦发生急性心力衰竭立即协助患者取坐位，双腿下垂，以减少静脉回流，减轻心脏负担。立即高流量鼻管给氧，对病情特别严重者应采用面罩呼吸机治疗。迅速开放两条静脉通道，遵医嘱正确使用强心、利尿、扩血管的药物，密切观察用药疗效与不良反应。医护人员在抢救时必须保持镇静、操作熟练、忙而不乱，使患者产生信任与安全感。护士应安慰患者，解除患者的恐惧心理。

（2）心律失常

急性心肌梗死在溶栓治疗 24 小时内易发生再灌注性心律失常，在溶栓治疗即刻至溶栓后 2 小时内应设专人床旁心电监测，发现频发室性期前收缩、成对出现或呈非持续性室速、多源性或 R on T 现象的室性期前收缩及严重的房室传导阻滞时，应立即通知医生，遵医嘱应用利多卡因等药物，警惕室颤或心脏骤停、心源性猝死的发生。监测电解质和酸碱平衡状况，因电解质紊乱和酸碱平衡失调时更容易并发心律失常。

（3）猝死

急性期严密心电监测，及时发现心率及心律的变化。准备好急救药物和抢救设备如除颤仪、起搏器等，随时准备抢救。

（4）便秘

1）评估排便情况

如排便的次数、性状及排便难易程度，平时有无习惯性便秘，是否服用通便药物。

2）指导措施

合理饮食，及时增加富含纤维素的食物如水果、蔬菜的摄入；无糖尿病者每天清晨给予蜂蜜 20ml 加温开水同饮；适当腹部按摩（按顺时针方向）以促进肠蠕动。在患者无腹泻的情况下常规应用缓泻剂，以防便秘时用力排便导致病情加重。一旦出现排便困难，应立即告知医护人员，可使用开塞露或低压盐水灌肠。

【健康教育】

（1）戒烟

戒烟是心肌梗死后二级预防的重要措施。

（2）心理指导

指导患者保持乐观、平和的心情，正确对待自己的病情。

（3）康复指导

建议患者出院后进行康复训练，适当运动可以提高患者的心理健康水平和生活质量，延长存活时间。运动方式包括步行、慢跑、打太极拳、骑自行车、游泳、做健美操等，每周运动 3~4 次，开始时每次 10~15 分钟，逐步延长到每天 30 分钟以上，避免剧烈运动、竞技性活动，避免活动时间过长。

（4）用药指导

指导患者按医嘱服药，告知药物的作用和不良反应，并教会患者定时测脉搏，定期门诊复查。

（5）照顾者指导

心肌梗死是心脏性猝死的高危因素，应教会家属心肺复苏的基本技术以备急用。

第七章　心脏骤停与心脏性猝死患者的护理

第一节　心脏骤停

心脏骤停是指心脏的射血功能突然终止，大动脉搏动与心音消失，重要器官（如脑部）严重缺血、缺氧，最终导致生命终止。导致心脏骤停的病理生理机制最常见为快速型室性心律失常（室颤和室速）。

【临床表现】

心脏骤停或心源性猝死的临床过程可分为 4 个时期：前驱期、终末事件期、心脏骤停期和生物学死亡期。

前驱期：在猝死前数天至数个月，有些患者可出现胸痛、气促、疲乏、心悸等非特异性症状。亦可无前驱表现。

终末事件期：指心血管状态出现急剧变化到心脏骤停发生前的一段时间，瞬间至持续 1 小时不等。典型表现包括严重胸痛、急性呼吸困难、突发心悸或眩晕等。

心脏骤停期：患者意识完全丧失，伴有局部或全身性抽搐。呼吸断续，呈叹息样或短促痉挛性呼吸，随后呼吸停止。皮肤苍白或发绀，瞳孔散大。由于尿道括约肌和肛门括约肌松弛，可出现大小便失禁。

生物学死亡期：从心脏骤停至发生生物学死亡时间的长短取决于原发病的性质以及心脏骤停至复苏开始的时间。心脏骤停发生后，大部分患者将在 4~6 分钟内开始发生不可逆脑损害，随后经数分钟过渡到生物学死亡。

临床主要表现如下。

（1）先兆症状：部分患者发病前有心绞痛、胸闷和极度疲乏感等非特异性症状。也可无任何先兆症状，瞬即发生心脏骤停。

（2）意识丧失。

（3）颈动脉、股动脉等大动脉搏动消失、心音消失。

（4）呼吸断续，呈叹息样，随后呼吸停止。

（5）瞳孔散大，对光反射减弱以至消失。

【辅助检查】

心电图检查：心室颤动或扑动约占91%；心电-机械分离，有宽而畸形、低振幅的QRS，频率20～30次/分，不产生心肌机械性收缩；心室静止，呈无电波的一条直线，或仅见心房波，心室颤动超过4分钟仍未复律，几乎均转为心室静止。

【治疗原则】

1. 初级与高级生命支持

（1）恢复有效血循环

1）先拳击前胸2～3次，如无心搏立即胸外心脏按压。要点是：患者仰卧，背置地面或垫硬板，术者双掌重叠，双肘直，用肩部力量以掌根垂直按压患者胸骨中、下1/3交界处，成人使胸骨下压至少5cm，按压频率至少100次/分。

2）心电监测，若是心室颤动，即行直流电非同步除颤。

3）如一时难以电除颤，或电除颤一次不复律，可选用利多卡因75～100mg或溴苄胺250mg或普鲁卡因胺100～200mg静脉注射，药物除颤与电除颤同时交替使用，能提高复苏成功率。

4）肾上腺素：首先静注，如来不及建立静脉通道则可心内注射或气管注入。近年主张用大剂量，可先用1mg，如无效可每3分钟重复并递增至一次3～5mg。有人研究：过大剂量可导致血压回升过高、心动过速、心肌氧耗增加，复苏后病死率增加，故提出以每次0.05～0.1mg/kg为宜。

5）如心电监测是心室静止，可加用异丙肾上腺素 0.5～1mg 静脉注射，3 分钟后可重复。

6）如心室静止用药无效，尽快行胸外心脏起搏，或经静脉心内临时起搏。

7）复苏 20 分钟仍无效，应开胸心脏按压，并继续用药，直到无希望恢复心搏。

（2）呼吸停止时立即开放气道及人工呼吸

1）将患者头后仰，抬高下颏，清除口腔异物。

2）紧接口对口人工呼吸，吹气时要捏住患者鼻孔，如患者牙关紧闭，可口对鼻吹气，使患者胸部隆起为有效，每 30 次胸外按压连续给予 2 次通气。

3）吸氧。

4）15 分钟仍不恢复自动呼吸，应尽快气管插管使用机械通气，而不提倡用呼吸兴奋剂，以免增加大脑氧耗或引起抽搐惊厥。

（3）纠正酸中毒

过去常规早期大量使用碳酸氢钠，而现代主张使用原则是：宁迟勿早，宁少勿多，宁欠勿过。因为心脏骤停时发生酸中毒的主要原因是低灌注和 CO_2 蓄积，大量静注碳酸氢钠反可使组织 CO_2 增加，血液过碱，使 Hb 氧合曲线左移，氧释放受到抑制，加重组织缺氧，抑制心肌和脑细胞功能，引起高钠、高渗状态，降低复苏成功率。所以当建立稳定血液循环及有效通气之前，最好不用；如果 10～15 分钟仍不复苏，而且血气 pH<7.20 时，可小量用 5%碳酸氢钠 100ml 缓慢静脉滴注，15 分钟后可重复半量，维持 pH≥7.25 即可，不必过度。

如果心脏骤停患者发生在院外现场，应先就地进行徒手复苏操作，并尽快设法边急救边护送至附近医疗单位做二期复苏。

2. 复苏后期处理

（1）维持血液循环

心脏复苏后常有低血压或休克，应适当补容并用血管活性药，维护血压在正常水平。

（2）维持有效通气功能

继续吸氧；如自主呼吸尚未恢复，可继续用人工呼吸机；如自主呼吸恢复但不健全稳定，可酌用呼吸兴奋剂，如尼可刹米、山梗菜碱静推或静滴；还要积极防治呼吸系统感染。

（3）心电监护

发现心律失常酌情处理。

（4）积极进行脑复苏

如心肺复苏时间较长，大脑功能会有不同程度损害，表现为意识障碍，遗留智力与活动能力障碍，甚至变成去大脑皮质状态（植物人），因此脑复苏是后期的重点。

1）如意识障碍伴发热，应头部冰帽降温；如血压稳定还可人工冬眠，常用氯丙嗪和异丙嗪各 25mg，静滴或肌注。

2）防治脑水肿：用脱水剂、肾上腺糖皮质激素或清蛋白等。

3）改善脑细胞代谢药：如 ATP、辅酶 A、脑活素、胞磷胆碱等。

4）氧自由基清除剂。

5）高压氧舱治疗。

（5）保护肾功能

密切观察尿量及血肌酐，防止急性肾衰竭。

【护理诊断】

（1）循环障碍

与心脏收缩障碍有关。

（2）清理呼吸道无效

与微循环障碍、缺氧和呼吸型态改变有关。

（3）潜在并发症

脑水肿、感染、胸骨骨折等。

【护理措施】

1．一般护理

（1）轻拍或轻摇患者肩部并大声呼喊患者的姓名，如无反应，考虑患者意识丧失。

（2）使患者平卧地上或硬板床上，将患者前臂紧贴躯体旁，传呼有关人员参加抢救。

（3）迅速建立至少两条静脉通路，以维持有效循环和使用各类抢救药物。

（4）吸氧（流量为 5~6L/min），必要时行气管插管和使用人工呼吸器。

2. 重点护理

（1）积极抢救	**（2）准确记录**
建立人工循环，畅通气道，人工呼吸，观察抢救效果，必要时除颤、临时起搏器起搏。	及时准确记录患者的情况及抢救过程。

（3）复苏后的处理

1）设专人监护，密切观察心率、心律的变化，心率应维持在 80~120 次/分，心率过缓或过速、心律不齐均易再次出现停搏或心功能不全，应及时采取防治措施。

2）降低颅内压，预防脑水肿，可置冰袋、冰帽于头部、腹股沟等大血管处，保持体温 32~35℃，遵医嘱给予脱水剂、细胞活化剂保护脑组织。患者头部及上身抬高 10°~30°。

3）严密监测血压，患者血压应维持在 80~90/50~60mmHg，若血压测不到，应通知医生。	4）复苏后的呼吸功能不健全，可表现为呼吸不规则、表浅、潮式呼吸、间断呼吸等，鼓励患者咳嗽排痰，必要时行气管插管，使用呼吸机或做气管切开术。
5）严格记录 24 小时尿量，以判断病情。	6）预防感染，严格遵守各项无菌操作，尽早拔除插管，合理使用抗生素。

3. 治疗过程中的应急护理措施

（1）并发症

1）心脏、血管并发症，如损伤性心包积液或压塞、心外膜下血肿、心肌损伤等。

2）胸部与肺部并发症，如肋骨骨折、血气胸等。

3）食管与纵隔并发症，如食管撕裂、纵隔气肿等。

4）全身系统性与其他部位并发症，如血管渗漏综合征、系统性炎症反应综合征、多器官功能障碍综合征、感染、腹腔内脏器损伤等。

（2）应急措施

1）循环支持

心脏骤停患者复苏后死亡的主要原因是由于缺血缺氧引起的心脑血管系统并发症，这些并发症可通过循环支持和低温疗法等方法进行预防和处理。保持血流动力学稳定的方法包括：液体疗法、血管活性药物的使用以及机械支持。静脉补液可改善右室的充盈压，进而提高患者的血压水平。若静脉补液后仍未达到血流动力学目标，则应使用强心药物或血管活性药物。

2）神经保护

心脏骤停患者心肺复苏后存活者中仅 10% 没有脑部并发症，因此积极脑保护对于中枢神经系统功能的恢复以及提高心肺复苏的效果至关重要，如低温疗法。

【健康教育】

（1）做好患者及家属安抚工作，保持情绪稳定，使患者配合治疗。

（2）积极与家属沟通，获得理解和支持。

第二节　心脏性猝死

心脏性猝死是指由心脏原因引起的突发的不可预测的自然死亡，患者可伴或无心脏病史，常在急性症状发作后 1 小时内发生生物学死亡。

【临床表现】

该病主要临床表现是心脏骤停和呼吸停止。可依次出现以下症状和体征。

（1）心音消失。

（2）脉搏触不到，血压测不出。

（3）意识突然丧失，若伴抽搐，称之为阿－斯综合征。发作可自限，数秒或 1~2 分钟可恢复，持续时间长可致死。

（4）呼吸断续，呈叹息样，随后停止。

（5）昏迷。

（6）瞳孔散大。

判断心脏骤停最主要的特征是意识丧失和大动脉搏动消失。心源性猝死患者的心电图表现有三种类型：心室颤动、窦性静止及心脏电－机械分离。

【治疗原则】

急救措施即为心肺复苏。一旦心脏骤停就应当机立断、分秒必争、就地进行复苏抢救。因为心搏停止超过 4~6 分钟常引起不可逆的脑损伤或死亡。在抢救的同时还需弄清病因，以便得到正确的治疗。心肺复苏的基本步骤是胸外按压（C）、畅通气道（A）、人工呼吸（B）。

胸外按压（compression，C）：人工循环主要内容为胸外心脏按压，必须将患者放置在硬的平板上，取仰卧位，撤出枕头及垫在头部的衣物等。胸外心脏按压方法要正确，即两手掌重叠置于患者胸骨中下部 1/3 交界处，按压时肘伸直，依靠肩部和背部的力量垂直向下按压，使胸骨下凹至少约 5cm，随后让其回弹。按压和放松的时间大致相当，按压频率每分钟至少 100 次。胸廓完全回弹，允许静脉回流，对有效的 CPR 是非常必要的。胸外按压的并发症主要是肋骨骨折、心包积血或心脏压塞、气胸、血胸、肺挫伤等，应遵循正确的操作方法，尽量避免发生。

开放气道（airway，A）：通畅气道，清除口腔异物，使由鼻孔经咽喉部至气管的气道保持通畅，使猝死时松弛的舌根不至于后倾堵塞气道。

人工呼吸（breathing，B）：有氧代谢，保护呼吸中枢的功能，防止脑水肿。简单的方法是口对口吹气，即救护者深吸气后直接进行人工呼吸，将气吹入患者口中（一手捏紧患者鼻孔），每 30 次胸外按压连续给予 2 次通气；也可用简易面罩呼吸器接氧气后加压给氧。如复苏无效，则给予气管插管或气管切开插管后接人工呼吸器或呼吸机，以及时有效地给氧消除或减轻因缺氧所致的脑损害。

　　按压有效的指征是：①触到颈动脉或股动脉搏动；②血压：收缩压>8kPa（60mmHg）；③散大的瞳孔开始缩小；④有自主呼吸出现；⑤昏迷程度变浅，可出现反射或四肢活动。

　　凡有室颤者应立即电除颤，因考虑到90%猝死患者是室颤，故不一定非有心电图证实，可进行盲目除颤。电极板分别放在胸骨右缘第2肋间和心尖部，紧贴胸壁，双向波用200J除颤，不成功可多次进行。药物注射，目前从气管内滴入肾上腺素或静脉内注射肾上腺素、阿托品，并给予适量的碳酸氢钠，这样可起到心脏内直接注射作用，又不影响心脏按压措施进行。心内注射只于静脉输液或气管插管之前采用。根据心律失常性质的不同选用抗心律失常药物。

　　心肺复苏成功后可继发心、脑、肾的损害，发生严重并发症和后遗症，因此在治疗原发病同时，应维持有效的循环、呼吸功能及水、电解质平衡等。防止脑水肿和急性肾衰竭是处理的关键。

　　当出现猝死情况后，在场的人要立即不失分秒地抢救。心脏发生心室颤动时，利用电击除颤当然最为理想，但在现场是不可能有这类抢救器械的。可以"赤手空拳"地除颤，手握空心拳头，在患者心前区捶击2次，如无反应，则可再捶击2~3次。对于刚刚发生室颤的心脏，胸前区捶击有较好的除颤效果，可以使室颤消除而重新出现心脏跳动。必须注意，要及早采用，在用耳朵听不到心跳瞬息间的1分钟内，实施拳击除颤效果最好。

【护理诊断】

　　患者出现心脏骤停和呼吸停止是猝死的主要表现。室颤、窦性静止及心脏电-机械分离是心源性猝死患者心电图表现的三种类型。

【护理措施】

1. 一般护理

（1）卧床休息	（2）吸氧
绝对卧床休息，严禁搬动，不要摇晃患者。用最短的时间判断患者有无呼吸和心跳，若没有立刻进行心肺复苏。	医院内患者常用呼吸机，开始可以给予100%浓度的氧气，然后根据血气分析结果进行调整。改善心肌缺氧，降低心肌耗氧量，缓解胸闷、气促等症状，纠正低氧血症。

(3) 迅速建立两条静脉通路

此类患者病情发展快，使用药物复杂，只有保持有效的静脉通路才能及时有效地用药。一路静脉输注抗心律失常药物，同时另一路可以静脉输注营养心肌等药物。建立静脉通道时首选一次性静脉套管针，为使急救药尽快显效，同时考虑到有些患者需行急诊介入手术，为方便医生手术，应首选左侧上肢静脉（如前臂静脉、头静脉）穿刺和给药，以提高患者抢救成功率。

(4) 心理护理

心源性猝死患者发病突然，复苏后一般均有不同程度的紧张、恐慌，甚至濒死感。因此在患者病情平稳时，应允许家属陪护以激励患者的求生欲，并向患者及家属讲述心理因素在疾病治疗过程中的重要性，鼓励患者注意休息，坚持治疗，减轻思想负担。

2. 重点护理

(1) 建立人工循环

检查颈动脉搏动，如动脉搏动消失，立即胸外按压。按压节律均匀，切忌用力猛击造成胸骨或肋骨骨折和血气胸等并发症。胸外按压连续进行，直至心跳恢复。如需描记心电图、心内注射或更换操作者，间断时间不宜超过 10 秒。

(2) 畅通气道

应迅速畅通气道，这是复苏成功的重要步骤。采用仰头抬颏法开放气道，即术者将一手置于患者前额加压使患者头后仰，另一手的示指、中指抬起下颏，使下颏尖、耳垂的连线与地面垂直，以通畅气道。迅速清除患者口中异物和呕吐物，必要时使用吸引器，取下活动性义齿。

(3) 人工呼吸

迅速确定呼吸是否停止。若无自主呼吸，即行口对口人工呼吸。用手捏住患者鼻孔，深吸一口气，用口唇把患者的口全部罩住然后缓慢吹气。在人工呼吸过程中应注意观察患者的胸廓运动，参照其胸廓起伏情况控制吹气量。避免发生胃胀气而导致胃内容物反流。如患者出现胃胀气，应将其侧转并压迫上腹部，排出胃气后继续进行心肺复苏。

(4) 严密心电监护

心脏危象往往突然发生，有效的心电监护能够及时提供心脏信息，心电图的表现是识别症状的重要依据，故心电监护及心电图检查对恶性心律失常的识别至关重要。护理人员应认真监护患者心电波形，当出现频发室性期前收缩、多源性室性期前收缩、短阵室性心动过速时应立即通知医生。注意电极片贴放的位置要避开电复律的位置。

3. 治疗过程中的应急护理措施

（1）肋骨骨折

1）观察前后胸有无破口、肋骨骨折，有无呼吸困难，有无血胸和气胸。

2）判断：①单纯骨折：只有肋骨骨折，胸部无伤口，局部有疼痛，呼吸急促，皮肤有血肿；②多发性骨折：多发性肋骨骨折，吸气时胸廓下陷，胸部多有创口，剧痛，呼吸困难。这种骨折常并发血胸和气胸，抢救不及时很快会死亡。

3）急救：①简单骨折时局部用多层干净布、毛巾或无菌纱布盖住，并加压包扎；②多发性骨折用宽布或宽胶布围绕胸腔半径固定住即可，防止再受伤害，并速请医生处理；③有条件时吸氧。

（2）血气胸

1）保持呼吸道通畅：清除口腔及咽喉部分泌物及呕吐物，保持呼吸道通畅，对休克或昏迷患者应取平卧位，头偏向一侧，以防血液、呕吐物或分泌物堵塞气道引起窒息。

2）立即脱去衣服，用凡士林纱布加棉垫封闭伤口，变开放性气胸为闭合性气胸。

3）迅速纠正呼吸系统及循环系统障碍：立即协助做好胸腔闭式引流或胸腔穿刺术，引出积气、积血，减轻对肺及纵隔的压迫。张力性气胸可在锁骨中线第2肋间插入一针头，以暂时减轻胸腔内压力，争取抢救时间。

（3）心包积血

立即给予心电、血压、血氧饱和度监测，建立通畅的静脉通路，给予高流量吸氧，遵医嘱给予升压药，必要时进行交叉配血。遵医嘱联系彩超室并准备心包穿刺用品和化验标本所用试管。配合医生进行心包穿刺放液，解除心包压塞症状，改善血流动力学。穿刺过程中严密监测生命体征。密切观察病情变化，如果症状无明显缓解或加重，要及时通知主管医生。认真做好护理记录，记录患者的临床表现、生命体征、处理后的结果。

【健康教育】

（1）定期体检　　　　（2）戒烟

不管心脏病患者还是身体健康的人都应定期进行体检，因为心血管疾病以及心脏性猝死经常会"盯"上貌似健康的人，尤其是心脏有器质性病变而症状又不明显的中年人。

吸烟的危害很大，吸烟者的冠心病发病率较不吸烟者高 3.6 倍。吸烟与其他危险因素，如高血压、高胆固醇有协同作用，可以使冠心病心绞痛、急性心肌梗死的发病危险性成倍增加。

（3）平衡膳食

摄入高蛋白质、易消化的食物，如鱼、鸡、牛奶、大豆等；宜吃植物食用油，如花生油、玉米油等；多食富含粗纤维的粗粮、蔬菜，多食新鲜瓜果增加维生素的摄入，控制甜食，低盐饮食，少吃煎、炸、熏、烤和腌制食品。另外，进餐不宜过饱。

（4）控制体重

防止肥胖给心血管系统带来负担。据研究表明，体重超过标准 5kg，心脏的负担即增加 10%。

（5）避免精神过度紧张

精神紧张可使血压升高，心脏负担加重。精神过度紧张还会诱发心律失常。而情绪激动很容易诱发冠心病心绞痛发作，甚至还可以使已患有心血管疾病的老年人发生心肌梗死等意外。因此，要做好自我调整，让情绪平和。

（6）积极治疗原有疾病

例如高血压、冠心病、糖尿病等。

（7）生活要有规律

规律的生活起居包括按时起床、定时进餐、适量锻炼、按时睡眠、适当休息、注意劳逸结合、保持良好的卫生习惯。

（8）适量运动

适量的体育锻炼可以改善心血管功能，使身体的血液循环，特别是微循环得到改善。步行是最简单而安全的运动。步行可以使心脏收缩加强，心跳加快，血流加速，使冠状动脉的血流量增多，从而使心脏及全身适应步行运动的需要。

（9）谨防感冒和保持大便通畅

对于心脏病患者来说，感冒和便秘都可能成为猝死的诱因。

第八章 心脏瓣膜病患者的护理

第一节 二尖瓣狭窄

绝大多数二尖瓣狭窄是风湿热的后遗症，极少数为先天性狭窄或老年性二尖瓣或环下钙化。二尖瓣狭窄患者中 2/3 为女性。约 25% 的风湿性心脏病患者为单纯性二尖瓣狭窄，40% 为二尖瓣狭窄伴二尖瓣关闭不全。病理变化先有瓣膜交界处和基底部炎症水肿和赘生物形成，由于纤维化和钙质沉着、瓣叶广泛增厚粘连、腱索融合缩短、瓣叶僵硬，导致瓣口变形和狭窄，狭窄显著成为一个裂隙样的孔。

【临床表现】

1. 症状

一般情况下，从初次风湿性心脏病到出现明显二尖瓣狭窄的症状可长达 10 年，此后 10~20 年逐渐丧失活动能力。

（1）呼吸困难	（2）咳嗽
劳力性呼吸困难为最早期的症状，与不同程度的肺淤血有关。随着病程发展，日常活动即可出现呼吸困难以及端坐呼吸。	多在夜间睡眠时及劳动后。多为干咳；并发支气管炎或肺部感染时，咳黏液样或脓痰。左心房明显扩大压迫支气管亦可引起咳嗽。

（3）咯血

1）痰中带血或血痰，与支气管炎、肺部感染和肺充血或毛细血管破裂有关；常伴夜间阵发性呼吸困难；二尖瓣狭窄晚期出现肺梗死时，亦可咳血痰。

2）大量咯血，是由于左心房压力突然增高，以致支气管静脉破裂出血造成，多见于二尖瓣狭窄早期。

3）粉红色泡沫痰，为毛细血管破裂所致，属急性肺水肿的特征。

（4）胸痛

约有15%的二尖瓣狭窄患者有胸痛表现，可能是由于肥大的右心室壁张力增高，同时心排血量降低致右心室缺血引起。

（5）血栓栓塞

20%的二尖瓣狭窄患者在病程中发生血栓栓塞，其中80%有心房颤动。栓塞可发生在脑血管、冠状动脉和肾动脉，部分患者可反复发生。或为多发性栓塞。

（6）其他症状

左心房扩大和左肺动脉扩张可压迫左喉返神经，引起声音嘶哑；左心房显著扩大可压迫食管，引起吞咽困难；右心室衰竭时可出现食欲减退、腹胀、恶心等症状。

2. 体征

（1）心尖区舒张中晚期低调的隆隆样杂音，呈递增型，局限性，左侧卧位时明显，可伴有舒张期震颤。心尖区第一心音亢进，呈拍击样。可在80%~85%的患者胸骨左缘3~4肋间或心尖区内侧闻及二尖瓣开瓣音（openingsnap，OS），此音紧跟第二心音后，高调短促而响亮，呼气时明显，是隔膜型瓣膜口的主瓣（二尖瓣前叶）在开放时发生震颤所致，拍击样第一心音和二尖瓣开瓣音的存在，高度提示二尖瓣狭窄以及瓣膜仍有一定的柔顺性和活动力，有助于隔膜型二尖瓣狭窄的诊断，对决定手术治疗的方法有一定的意义。由于肺动脉高压，可出现肺动脉瓣第二心音亢进和分裂。严重肺动脉高压时，可在胸骨左缘第2~4肋间闻及一高调、递减型的舒张早中期杂音，呈吹风样，沿胸骨左缘向三尖瓣区传导，吸气时增强。此乃由于肺动脉及其瓣环的扩张，造成相对性肺动脉瓣关闭不全的杂音（Graham Steell 杂音）。有时还可听到肺动脉瓣收缩早期喀喇音，此音呼气时明显，吸气时减轻。严重的二尖瓣狭窄患者，由于肺动脉高压，右心室扩大，引起三尖瓣瓣环扩大，导致相对性三尖瓣关闭不全。右心室收缩时部分血流通过三尖瓣口反流到右心房，因而出现三尖瓣区全收缩期吹风样杂音，向心尖区传导，吸气时明显。

（2）二尖瓣面容见于严重二尖瓣狭窄的患者，由于心排血量减低，患者两颧呈紫红色，口唇轻度发绀。四肢末梢亦见发绀。儿童期发生二尖瓣狭窄者，心前区可见隆起，左乳头移向左上方，并有胸骨左缘处收缩期抬举样搏动，中度以上狭窄患者心脏浊音界在胸骨左缘第3肋间向左扩大，表示肺动脉和右心室增大。颈静脉搏动明显，表明存在严重肺动脉高压。

【辅助检查】

（1）X线检查

最早的改变是左心缘的左心房弧度明显，肺动脉主干突出，肺静脉增宽，右前斜位钡剂透视可见扩张的左心房压迫食管。病变严重时，左心房和右心室明显增大，后前位片示心影右缘呈双重阴影，肺门阴影加深，主动脉弓较小。左心室一般不大。当左心房压力达2.7kPa（20mmHg）时，中下肺可见Kerley B线。长期肺淤血后含铁血黄素沉积，双下肺野可出现散在的点状阴影。老年患者常有二尖瓣钙化，青壮年亦不少见。

（2）心电图检查

轻度二尖瓣狭窄者心电图可正常。特征性的改变为P波增宽且呈双峰形，提示左心房增大。合并肺动脉高压时，显示右心室增大，电轴右偏。病程晚期常合并心房颤动。

（3）超声心动图检查

是最敏感和特异的无创性诊断方法，对确定瓣口面积和跨瓣压力阶差，判断病变的程度，决定手术方法以及评价手术的疗效均有很大价值。二维超声心动图上可见二尖瓣前后叶反射增强，变厚，活动幅度减小，舒张期前叶体部向前膨出呈气球状，瓣尖的前后叶距离明显缩短，开口面积减小。M型超声可见舒张期充盈速率下降，正常的双峰消失，E峰后曲线下降缓慢，二尖瓣前叶、后叶于舒张期呈从属于前叶的同向运动，即所谓城垛样改变。左心房扩大、右心室肥大及右心室流出道变宽。多普勒超声显示缓慢而渐减的血流通过二尖瓣。

（4）右心导管检查

右心室、肺动脉及肺毛细血管压力增高，肺循环阻力增大，心排血量减低。穿刺心房间隔后可直接测定左心房和左心室的压力，二尖瓣狭窄早期舒张期跨瓣压力阶差正常，随着病情加重，压力阶差增大，左心房收缩时压力曲线呈高大的 a 波。

【治疗原则】

1. 代偿期治疗

适当避免过度的体力劳动及剧烈运动，保护心功能；对风湿性心脏病患者应积极预防链球菌感染与风湿活动以及感染性心内膜炎。

2. 失代偿期治疗

出现临床症状者，宜口服利尿剂并限制钠盐摄入。右心衰竭明显或出现快速心房颤动时，用洋地黄类制剂可缓解症状，控制心室率。出现持续性心房颤动 1 年以内者，应考虑药物或电复律治疗。对长期心力衰竭伴心房颤动者可采用抗凝治疗，以预防血栓形成和动脉栓塞的发生。

二尖瓣狭窄治疗的关键是解除二尖瓣机械性梗阻，降低跨瓣压力阶差。常采用的手术方法如下。

（1）经皮穿刺二尖瓣球囊分离术

这是一种介入性心导管治疗技术，其适应证为单纯二尖瓣狭窄。此方法能使二尖瓣口面积扩大至 $2.0cm^2$ 以上，明显降低二尖瓣跨瓣压力阶差和左心房压力，提高心脏指数，有效地改善临床症状。经皮穿刺二尖瓣球囊分离术不损害瓣下结构，操作熟练者，亦可避免并发症的发生；并且不必开胸，较为安全，患者损伤小，康复快，近期疗效已肯定。

（2）二尖瓣分离术

有闭式和直视式两种。闭式多采用经左心室进入使用扩张器方法，对隔膜型疗效最好。手术适应证为患者年龄不超过 55 岁，心功能在 2~3 级，近半年内无风湿活动或感染性心内膜炎，术前检查心房内无血栓，不伴有或仅有轻度二尖瓣关闭不全或主动脉瓣病变且左心室不大。合并妊娠而需手术者宜在孕期 6 个月以内进行。对中度或重度二尖瓣关闭不全、疑有心房内血栓形成、瓣膜重度钙化或腱索明显融合缩短的患者，应行直视式分离术。

(3) 人工瓣膜替换术

指征为：心功能在Ⅲ～Ⅳ级，伴有明显二尖瓣关闭不全和（或）主动脉瓣病变且左心室增大；瓣膜严重钙化以致不能分离修补；钙化粥样瘤引起狭窄者。常用机械瓣或生物瓣。机械瓣经久耐用，不致钙化或感染，但需终身抗凝治疗；伴有溃疡病或出血性疾病者忌用。生物瓣不需抗凝治疗，但可因感染性心内膜炎或数年后瓣膜钙化或机械性损伤而失效。

【护理诊断】

(1) 体温过高

与风湿活动、并发感染有关。

(2) 潜在并发症

心力衰竭、心律失常；栓塞、感染性心内膜炎、猝死。

(3) 有感染的危险

与机体抵抗力下降有关。

【护理措施】

1. 一般护理

(1) 体位和活动

依据患者心功能情况合理休息和活动，减轻心脏负荷。无症状患者均应避免剧烈活动；有风湿活动时应卧床休息；发生心力衰竭者应绝对卧床休息。

(2) 输液

输液速度宜慢，<40滴/分；24小时液体总量<1500ml，保证静脉通路通畅。

(3) 饮食

以高蛋白、高维生素、粗纤维饮食为主，清淡、易消化、少量多餐，多食新鲜蔬菜及水果，保持大便通畅。低钾者多吃含钾丰富的水果。心力衰竭者应限制钠盐摄入。

(4) 心理支持

给予患者心理疏导和安抚，消除紧张和恐惧等不良情绪，树立战胜疾病的信心。

2. 重点护理

（1）病情观察

持续心电监护，氧气吸入，严密观察患者的病情变化。记录 24 小时尿量，观察水肿情况，根据医嘱应用利尿剂，注意观察电解质结果和有无电解质紊乱的临床表现。呼吸道护理：劝服戒烟，指导做深呼吸及有效咳嗽，根据医嘱吸氧以改善缺氧情况，注意保暖，防止感冒，保持病房内空气新鲜，控制陪护人数。

（2）用药护理

心功能不全者：口服地高辛，每次 0.125~0.25mg，1~2 次/天，同时口服利尿剂氢氯噻嗪，每次 25mg，3 次/天，螺内酯每次 20mg，3 次/天，口服硝酸异山梨酯，每次 5mg，3 次/天，根据病情调整用药。观察用药后反应及副作用。

3. 治疗过程中的应急护理措施

（1）心律失常

以房性心律失常最多见，先出现房性期前收缩，以后房性心动过速、心房扑动、阵发性心房颤动直至持久性心房颤动。左心房压力增高导致的左心房扩大和风湿炎症引起的左心房壁纤维化是心房颤动持续存在的病理基础。心房颤动降低心排血量，可诱发或加重心力衰竭。出现心房颤动后，心尖区舒张期隆隆杂音的收缩期前增强可消失，快速心房颤动时心尖区舒张期隆隆样杂音可减轻或消失，心率减慢时又明显或出现。

（2）充血性心力衰竭和急性肺水肿

50%~75%的患者发生充血性心力衰竭，是二尖瓣狭窄的主要死亡原因。呼吸道感染是心力衰竭的常见诱因，在女性患者中妊娠和分娩亦常诱发心力衰竭。急性肺水肿是重度二尖瓣狭窄的急重并发症，多发生于剧烈体力活动、情绪激动、感染、突发心动过速或快速心房颤动时。立即将患者扶起坐在床边，两腿下垂或半卧位于床上，以减少静脉回流。同时注意防止患者坠床跌伤。立即高流量鼻导管吸氧，病情特别严重者可用面罩呼吸机持续加压给氧，也可用 20%~30%的乙醇湿化，以降低肺泡内泡沫的表面张力，使泡沫破裂，改善通气功能。根据医嘱应用相关药物。

（3）栓塞

以脑栓塞最常见，也可发生于四肢、肠、肾和脾等脏器，栓子多来自扩大的左心耳伴心房颤动者；右心房来源的栓子可造成肺栓塞。

（4）肺部感染

该病患者常有肺静脉压力增高及肺淤血，易合并肺部感染，出现肺部感染后往往加重或诱发心力衰竭。

【健康教育】

（1）戒烟，注意口腔卫生，积极治疗牙周感染和口腔疾患。

（2）食用高蛋白，富含维生素、粗纤维、易消化的食物，多吃新鲜水果、蔬菜，加强营养，保持大便通畅。

（3）指导患者记录尿量的重要性。

（4）有效咳嗽咳痰，深呼吸，防止感冒。

（5）鼓励患者适当锻炼，每日进行可耐受的活动，以不出现心悸、气促、乏力等症状为宜。

（6）出院后嘱患者适当的活动，以散步为主，避免剧烈活动和劳累；指导育龄妇女妊娠，心功能Ⅲ级以上不宜妊娠，以免加重心脏负担，造成生命危险。

（7）指导患者及家属若患者感到不适，及时来医院就诊。

第二节 二尖瓣关闭不全

二尖瓣包括4个成分：瓣叶、瓣环、腱索和乳头肌，其中任何一个成分发生结构异常或功能失调，均可导致二尖瓣关闭不全。由于风湿热造成的瓣叶损害占全部患者的1/3，其病理变化主要是炎症和纤维化使瓣叶变硬、缩短、变形、粘连融合，腱索融合、缩短。也可见于：①冠心病；②先天性畸形；③二尖瓣环钙化；④左心室扩大；⑤二尖瓣脱垂综合征；⑥其他少见病因：如结缔组织病、急性心肌梗死。

【临床表现】

1. 症状

一般情况下，从初次风湿性心脏病到出现明显二尖瓣关闭不全的症状可长达 20 年；一旦发生心力衰竭，则进展迅速。轻度二尖瓣关闭不全者可无明显症状或仅有轻度不适感。严重二尖瓣关闭不全的常见症状有：劳动性呼吸困难，疲乏，端坐呼吸等，活动耐力显著下降。咯血和栓塞较少见。晚期右心衰竭时可出现肝脏淤血肿大，有触痛，踝部水肿，胸腔积液或腹水。急性者可很快发生急性左心衰竭或肺水肿。

2. 体征

（1）心脏听诊

心尖区收缩期吹风样杂音，响度在 3/6 级以上，多向左腋传播，吸气时减弱，反流量小时音调高，瓣膜增厚者杂音粗糙。前叶损害为主时，杂音向左腋下或左肩胛下传导；后叶损害为主者，杂音向心底部传导。可伴有收缩期震颤。心尖区第一心音减弱，或被杂音掩盖。由于左心室射血期缩短，主动脉瓣关闭提前，导致第二心音分裂。严重二尖瓣关闭不全者可出现低调的第三心音。闻及二尖瓣开瓣音提示合并二尖瓣狭窄，但不能除外二尖瓣关闭不全。严重的二尖瓣关闭不全患者，由于舒张期大量血液通过，导致相对性二尖瓣狭窄，故心尖区可闻及低调、短促的舒张中期杂音。肺动脉高压时，肺动脉瓣区第二心音亢进。

（2）其他体征

动脉血压正常而脉搏较细小。心界向左下扩大，心尖区触及局限性收缩期抬举样搏动，说明左心室肥厚和扩大。肺动脉高压和右心衰竭时，可有颈静脉怒张，肝大，下肢水肿。

【辅助检查】

（1）X 线检查

轻度二尖瓣关闭不全者，可无明显异常发现。严重者左心房和左心室明显增大，明显增大的左心房可推移和压迫食管。肺动脉高压或右心衰竭时，右心室增大。可见肺静脉淤血、肺间质水肿和 Kerley B 线。常有二尖瓣叶和瓣环的钙化。左心室造影可对二尖瓣反流进行定量。

（2）心电图检查

轻度二尖瓣关闭不全者心电图可正常。严重者可有左心室肥大和劳损；肺动脉高压时可出现左、右心室肥大的表现。慢性二尖瓣关闭不全伴左心房增大者多有心房颤动。窦性心律者 P 波增宽且呈双峰形，提示左心房增大。

（3）超声心动图检查

超声心动图是检测和定量二尖瓣反流的最准确的无创性诊断方法，二维超声心动图上可见二尖瓣前后叶反射增强、变厚，瓣口在收缩期关闭对合不佳；腱索断裂时，二尖瓣可呈连枷样改变，在左心室长轴面上可见瓣叶在收缩期呈鹅颈样钩向左心房，舒张期呈挥鞭样漂向左心室。M 型超声可见舒张期二尖瓣前叶 EF 斜率增大，瓣叶活动幅度增大；左心房扩大，收缩期过度扩张；左心房扩大及室间隔活动过度。多普勒超声显示左心房收缩期反流。左心声学造影见造影剂在收缩期由左心室反回左心房。

（4）放射性核素检查

放射性核素血池显象示左心房和左心室扩大，左心室舒张末期容积增加。肺动脉高压时，可见肺动脉主干和右心室扩大。

（5）右心导管检查

右心室、肺动脉及肺毛细血管压力增高，肺循环阻力增大，左心导管检查左心房压力增高，压力曲线 v 波显著，而心排血量减低。

【治疗原则】

1. 内科治疗

适当避免过度的体力劳动及剧烈运动，限制钠盐摄入，保护心功能；对风湿性心脏病积极预防链球菌感染与风湿活动以及感染性心内膜炎；适当使用利尿剂；血管扩张剂，特别是减轻后负荷的血管扩张剂，通过降低左心室射血阻力，可减少反流量，增加心排血量，从而产生有益的血流动力学作用。慢性患者可用血管紧张素转换酶抑制剂。急性者可用硝普钠，或硝酸甘油，或酚妥拉明静脉滴注。洋地黄类药物宜用于出现心力衰竭的患者，对伴有心房颤动者更有效。晚期的心力衰竭患者可用抗凝药物防止血栓栓塞。

2. 手术治疗

手术治疗后二尖瓣关闭不全患者心功能的改善明显优于药物治疗；即使在合并心力衰竭或心房颤动的患者中，手术治疗的疗效亦明显优于药物治疗。瓣膜修复术比人工瓣膜置换术的死亡率低，长期存活率较高，血栓栓塞发生率较小。

（1）手术前行左、右心导管检查和左心室造影

这些检查对确诊二尖瓣反流，明确原发性心肌病变或功能性二尖瓣关闭不全均有很大的帮助；血流动力学检查有助于估价受累瓣叶的病变严重程度；冠状动脉造影可确定患者是否需要同时行冠脉旁路移植术，因为合并冠心病者，手术的死亡率高，并发症多。

（2）手术指征

1）急性二尖瓣关闭不全。

2）心功能Ⅲ～Ⅳ级，经内科积极治疗后。

3）无明显临床症状或心功能在Ⅱ级或Ⅱ级以下，辅助检查表明心脏进行性增大，左心室射血分数下降。超声心动图检查左心室收缩期末内径达50mm或舒张期末内径达70mm，射血分数≤50%时即应尽早手术治疗。

（3）常用手术方法

1）瓣膜修复术

能最大限度地保存天然瓣膜。适用于二尖瓣松弛所致的脱垂；腱索过长或断裂；风湿性二尖瓣病变局限，前叶柔软无挛缩且腱索虽有纤维化或钙化但无挛缩；感染性心内膜炎二尖瓣赘生物或穿孔病变局限，前叶无或仅轻微损害者。

2）人工瓣膜置换术

置换的瓣膜有机械瓣和生物瓣。机械瓣包括球瓣、浮动碟瓣和倾斜碟瓣，其优点为耐磨损性强，但血栓栓塞的发生率高，需终身抗凝治疗，术后10年因抗凝不足致血栓栓塞或抗凝过度发生出血所致的病死和病残率可高达50%；其次，机械瓣的偏心性血流，对血流阻力较大，跨瓣压差较高。生物瓣包括猪主动脉瓣、牛心包瓣和同种硬脑膜瓣，其优点为发生血栓栓塞率低，不需终身抗凝和具有与天然瓣相仿的中心血流，但不如机械瓣牢固。3~5年后可发生退行性钙化性变而破损，10年

后约 50% 需再次换瓣。

年轻患者和有心房颤动或血栓栓塞高危需抗凝治疗者，宜选用机械瓣；若瓣环小，则宜选用血流动力学效果较好的人工瓣；如有出血倾向或抗凝禁忌者，以及年轻女性，换瓣术后拟妊娠生育，宜用生物瓣。

【鉴别诊断】

急性患者，如突然发生呼吸困难，心尖区出现收缩期杂音，X 线心影不大而肺淤血明显和有病因可寻者，如二尖瓣脱垂、急性心梗、感染性心内膜炎，诊断不难。慢性者，心尖区有典型杂音伴左心房室增大，诊断可以成立。超声心动图可明确诊断急性及慢性二尖瓣关闭不全。

应与以下疾病进行鉴别诊断。

（1）三尖瓣关闭不全

为全收缩期杂音，在胸骨左缘第 4、5 肋间最清楚，右心室显著扩大时可传导至心尖区，杂音在吸气时增强，伴有颈静脉收缩期搏动和肝收缩期搏动。

（2）室间隔缺损

为全收缩期杂音，在胸骨左缘第 3、4 肋间最清楚，不向腋下传导，常伴有胸骨旁收缩期震颤。

（3）主动脉瓣狭窄

心底部主动脉瓣区或心尖区可闻及响亮粗糙的收缩期杂音，向颈部传导，伴有收缩期震颤。

【护理诊断】

（1）活动无耐力

与心肌氧的供需失调有关。

（2）潜在并发症

心力衰竭、栓塞、心律失常、感染性心内膜炎。

【护理措施】

1. 一般护理

（1）休息

（2）饮食

注意休息，适当活动，避免过度体力劳动及剧烈运动，注意保暖，避免感冒。

摄入高蛋白、高热量、低胆固醇、富含维生素及易消化食物。

2. 重点护理

严密观察患者生命体征及意识变化，观察患者有无风湿活动的表现，有无心力衰竭的表现，有无栓塞的征象等。

3. 治疗过程中的应急护理措施

（1）心房颤动

可见于 3/4 的慢性重度二尖瓣关闭不全的患者，按房颤护理措施处理。

（2）感染性心内膜炎

观察体温，注意血常规变化，必要时抽血培养。按医嘱及时准确应用抗生素。

（3）栓塞

见于左心房扩大、慢性心房颤动的患者，较二尖瓣少见；注意患者意识、瞳孔、四肢活动等。

（4）心力衰竭

在急性者早期出现，慢性者晚期发生。二尖瓣脱垂并关闭不全者除上述并发症外尚有猝死发生。急性患者和慢性患者发生腱索断裂时，短期内发生急性左心衰竭甚至急性肺水肿，预后较差。护理同心力衰竭护理。

【健康教育】

（1）戒烟，注意口腔卫生，治疗口腔疾病。

（2）进行有效咳嗽咳痰，做深呼吸，防止感冒。

（3）鼓励患者适当锻炼，每日进行可耐受的活动，以不出现心悸、气促、乏力等症状为宜。

（4）遵医嘱按时服药，定期复查。

第三节 主动脉瓣狭窄

主动脉瓣狭窄是指由于风湿性、先天畸形、瓣膜结构老化退行性改变等原因导致主动脉瓣病变，致使主动脉瓣开放受限。其中 10%～30% 的患者为慢性风湿性心脏病长期反复的风湿热所造成。

【临床表现】

1. 临床症状

（1）劳力性呼吸困难

日常活动后可引起呼吸困难以及出现端坐呼吸，当有劳累、情绪激动、呼吸道感染等诱因时，可发生急性肺水肿。

（2）心绞痛

见于 60% 有症状的患者。常由运动诱发，休息后缓解。主要由心肌缺血所致，进而可发生夜间阵发性呼吸困难、端坐呼吸和急性肺水肿。

（3）劳力性晕厥

轻者为黑蒙，可为首发症状。多在体力活动中或其后立即发作，由于脑缺血引起。

（4）胃肠道出血

见于严重主动脉瓣狭窄者，原因不明，部分可能是由于血管发育不良、血管畸形所致，较常见于老年主动脉瓣钙化。

（5）血栓栓塞

多见于老年钙化性主动脉瓣狭窄患者。栓塞可发生在脑血管、视网膜动脉、冠状动脉和肾动脉。

（6）其他症状

主动脉狭窄晚期可出现心排血量降低的各种表现：明显的疲乏、虚弱、周围性发绀。也可出现左心衰的表现：端坐呼吸、阵发性夜间呼吸困难和肺水肿。严重肺动脉高压后右心衰竭：体静脉高压、肝大。

2. 体征

（1）心音

第一心音正常。如主动脉瓣钙化僵硬，则第二心音主动脉瓣成分减弱或消失。先天性主动脉瓣狭窄或瓣叶活动度佳者，可在胸骨右、左缘和心尖区听到主动脉喷射音，不随呼吸而改变，如瓣叶钙化僵硬，喷射音消失。

（2）收缩期喷射性杂音

在第一心音稍后或紧随喷射音开始，止于第二心音前，为吹风样、粗糙、递增-递减型，在胸骨右缘第 2 肋间或左缘第 3 肋间最响，向颈动脉、胸骨下缘和心尖区传导，常伴震颤。左心室扩大和衰竭时可闻及第三心音（舒张期奔马律）。

（3）其他体征

在晚期，收缩压和脉压均下降。但在轻度主动脉瓣狭窄合并主动脉瓣关闭不全的患者以及动脉床顺应性差的老年患者，收缩压和脉压可正常，甚至升高。在严重的主动脉瓣狭窄患者，同时触诊心尖部和颈动脉可发现颈动脉搏动明显延迟，心尖搏动相对局限、持续有力，如左心室扩大，可向左下移位。

【辅助检查】

（1）X 线检查

心影正常或左室增大，升主动脉根部狭窄后扩张，晚期可有肺淤血征象。

（2）心电图

左室肥厚者常伴 ST-T 改变和各种心律失常。

（3）超声心动图

超声是明确诊断和判定狭窄程度的重要方法。在胸骨旁长轴切面可显示主动脉瓣开放受限。

（4）心导管检查

超声心动图检查不能确定狭窄程度并考虑行人工瓣膜置换时应行心导管检查。

【治疗原则】

1. 内科治疗

主要目的是明确狭窄程度、观察狭窄进展，择期手术。治疗措施如下。

2. 外科治疗

（1）重度狭窄伴心绞痛、晕厥或心力衰竭为手术指征。

（1）预防感染性心内膜炎、风湿热。

（2）无症状定期复查。

（3）纠正心律失常（如房颤）、心绞痛及心力衰竭等。

（2）无症状重度狭窄者伴心脏增大或左心功能不全应考虑手术。

3. 经皮球囊主动脉瓣成形术

主要治疗对象为高龄、有心力衰竭和手术高危患者。

4. 预后

可多年无症状，但大部分患者狭窄进行性加重，一旦出现症状平均寿命3年左右。

【护理诊断】

（1）气体交换受损

与肺淤血或肺部感染有关。

（2）胸痛

与心肌缺血、缺氧有关。

（3）潜在并发症

晕厥、猝死。

【护理措施】

1. 一般护理

（1）休息

注意休息，适当活动，避免过度体力劳动及剧烈运动，预防感染性心内膜炎。

（2）饮食

采取高蛋白、高热量、低胆固醇、富含维生素及易消化饮食。

（3）用药

洋地黄类药物可用于心力衰竭患者，使用利尿剂时应注意防止血容量不足；硝酸酯类可缓解心绞痛症状。

2. 重点护理

（1）无症状轻度主动脉瓣狭窄患者需定期密切随访，有风湿活动者应抗风湿治疗。预防感染性心内膜炎：在进行牙科、胃肠道和生殖泌尿道手术及器械检查时,应进行抗生素预防。

(2)有症状主动脉瓣狭窄者按以下处理:①限制体力活动,防止晕厥加重或猝死;②伴室性心动过速、高度房室传导阻滞、严重窦性心动过缓时,按抗心律失常药物治疗;③有胸痛者需做冠状动脉造影,以诊断伴发的冠心病,此种情况应用硝酸甘油舌下含服时,注意剂量宜小,防止在原先存在心排血量减少基础上剂量过大引起外周动脉扩张,导致晕厥发生,或因动脉压下降使冠脉血流更为减少;④左心功能不全时可用利尿药,但用量不宜过大,以免引起心排血量减少。

3. 治疗过程中的应急护理措施

(1) 晕厥

1)应立即将患者置于头低足高位,使脑部血供充分。将患者的衣服纽扣解松,头转向一侧,以免舌头后倾堵塞气道。	2)局部刺激,如向头面部喷些凉水或额部放上湿的凉毛巾,有助于清醒。如房间温度太低,应保暖。	3)在晕厥发作时不能喂食、喂水。神志清醒后不要让患者马上站立,必须等患者全身无力好转后才能在细心照料下逐渐站立和行走。

(2) 猝死

1)心肺复苏

心肺复苏同第七章第二节【护理措施】。

2)严密心电监护

心脏危象往往突然发生,有效的心电监护能够及时提供心脏信息,心电图的表现是识别症状的重要依据,故心电监护及心电图检查对恶性心律失常的识别至关重要。

(3) 心力衰竭

发生急性左心衰时,立即将患者扶起坐在床边,两腿下垂或半卧位于床上,以减少静脉回流。同时注意防止患者坠床跌伤。立即高流量鼻导管吸氧,病情特别严重者可用面罩呼吸机持续加压给氧,也可用20%~30%的乙醇湿化,以降低肺泡内泡沫的表面张力,使泡沫破裂,改善通气功能。根据医嘱应用相关药物。

【健康教育】

（1）戒烟，注意口腔卫生，治疗口腔疾病。

（2）进行有效咳嗽咳痰，做深呼吸，防止感冒。

（3）鼓励患者适当进行锻炼。

（4）向患者介绍药物名称、剂量、用法、作用及副作用，严格遵医嘱服药。

（5）定期复查。

第四节　主动脉瓣关闭不全

主动脉瓣关闭不全是由于主动脉瓣和瓣环以及升主动脉根部疾病造成。男性患者多见，约占75%，女性患者多同时伴有二尖瓣病变。

【临床表现】

1. 临床症状

（1）心悸	（2）呼吸困难
心脏搏动的不适感可能是最早的主诉，由于左心室明显增大，心尖搏动增强所致，尤以左侧卧位或俯卧位时明显。	劳力性呼吸困难最早出现，表示心脏储备能力降低，随着病情的进展，可出现端坐呼吸困难和夜间阵发性呼吸困难。
（3）胸痛	（4）晕厥
较少见。可能因为左室射血时引起升主动脉过分牵张或心脏明显增大所致，也有心肌缺血的因素。	当快速改变体位时，可出现头晕或眩晕，晕厥较少见。

（5）其他症状

疲乏，活动耐力下降，过度出汗。晚期右心衰竭时可出现肝脏淤血肿大，有触痛，踝部水肿，胸腔积液或腹水。

2. 体征

（1）心脏听诊

主动脉瓣区可闻及舒张期杂音，为一高调递减型叹气样杂音，坐位前倾呼气末时明显。

（2）心尖搏动

向左下移位，常弥散有力。

（3）心音

第一心音减弱，由于收缩期前二尖瓣部分关闭引起。

（4）血管

收缩压升高，舒张压降低，脉压增大。周围血管征常见，包括随心脏搏动的点头征。

【辅助检查】

（1）X 线检查

根据病情轻重及病程长短不一，表现不同程度的左室增大，升主动脉和主动脉结扩张，呈"主动脉型心脏"。透视下主动脉搏动明显增强。

（2）心电图

重症者常伴有明显的左室肥大劳损征象，部分患者存在束支传导阻滞。

（3）超声心动图

M 型超声：主动脉根部内径增宽，主动脉瓣的开放幅度增大，血流速度增快；主动脉瓣关闭线可出现快速扑动现象。二维超声可见主动脉瓣叶增厚和对合不良，左室增大；二尖瓣前叶内陷，舒张期呈半月型改变。经食管超声可更为清楚的显示瓣叶的结构病变，以判定反流程度。

（4）心导管检查

在决定施行手术治疗前进行心脏导管检查可以准确评估反流程度和左室功能状态，并且可以明确冠状动脉的情况。

（5）放射性核素检查

核素血池显像显示左心室扩大，舒张末期容积增加。左心房也可扩大，可测定左心室收缩功能，用于手术后随访有一定的价值。

【治疗原则】

1. 内科治疗

（1）预防感染性心内膜炎、风湿热。

（2）梅毒性主动脉炎应予一疗程青霉素治疗。

（3）舒张压>90mmHg 应予降压治疗。

（4）轻中度关闭不全而无症状者应限制重体力活动；而重度关闭不全虽无症状亦加用 ACEI 类药物。

（5）心绞痛：可用硝酸酯类药物。

（6）积极纠正房颤等心律失常。

2. 外科治疗

（1）无症状伴左心室功能正常的患者

一般这类患者左心室功能正常的具体标准是射血分数>0.50。对于这类患者的处理方式原则上不考虑手术，仅少数需要手术治疗。这主要取决于左心室扩大的情况。

（2）无症状伴左心室功能障碍的患者

对于此类患者来说虽然无明显症状但是有明确手术指征。即在静息时射血分数为：0.25~0.49，建议在手术前连续 2 次测量或附加核素心室造影进行协助诊断，此标准是决定无症状患者是否要手术的重要依据。一般这类患者大多伴有不同程度的左室扩张。

（3）有症状伴有左心室功能正常的患者

原则上主动脉瓣关闭不全的患者出现症状就要手术。但是根据具体的情况处理原则也有细微的变化。

（4）有症状伴有左心室功能障碍的患者

这类患者应及早做主动脉瓣替换手术。NYHA 心功能Ⅱ~Ⅲ级的有症状患者，特别是当症状和左心室功能障碍的征象是新近发作时或应用扩血管药、利尿药和正性肌力药短期加强治疗后，主动脉瓣替换有很强的指征。

3. 预后

急性重度主动脉瓣关闭不全如不及时手术治疗，常死于左心室衰竭；慢性者无症状期长，症状出现后病情迅速恶化，心绞痛者 5 年内死亡率为 50%，严重左心衰 2 年内死亡率为 50%。

【护理诊断】

（1）气体交换受损

与肺淤血或肺部感染有关。

（2）胸痛

与心肌缺血、缺氧有关。

（3）潜在并发症

可有晕厥等。

【护理措施】

1. 一般护理

（1）休息

注意休息，适当活动，避免过度体力劳动及剧烈运动，注意保暖，避免感冒。

（2）饮食

采取高蛋白、高热量、低胆固醇、富含维生素及易消化饮食。

2. 重点护理

人工瓣膜置换术是治疗主动脉瓣关闭不全的主要手段，应在心力衰竭症状出现前施行。但由于患者在心肌收缩功能失代偿前通常无明显症状，因此在患者无明显症状，左心室功能正常期间不必急于手术；可密切随访，至少每 6 个月复查超声心动图一次。一旦出现症状或左心室功能不全或心脏明显增大时即应手术治疗。

3. 治疗过程中的应急护理措施

（1）肺水肿	（2）低血压
立即将患者扶起坐在床边，两腿下垂或半卧位于床上，以减少静脉回流。同时注意防止患者坠床跌伤。立即高流量鼻导管吸氧，病情特别严重者可用面罩呼吸机持续加压给氧，也可用 20%～30% 的乙醇湿化，以降低肺泡内泡沫的表面张力，使泡沫破裂，改善通气功能。根据医嘱应用相关药物。	术前应静脉滴注正性肌力药物，如多巴胺或多巴酚丁胺，血管扩张剂如硝普钠，以维持心功能和血压。

【健康教育】

　　（1）摄入高蛋白，富含维生素、粗纤维，易消化的食物，多吃新鲜水果、蔬菜，加强营养，保持大便通畅。

　　（2）有效咳嗽咳痰，深呼吸，防止感冒。

　　（3）鼓励患者适当锻炼，每日进行可耐受的活动，以不出现心悸、气促、乏力等症状为宜。

　　（4）出院后嘱患者适当地活动，以散步为主，避免剧烈活动和劳累。指导育龄妇女妊娠，心功能Ⅲ级以上不宜妊娠，以免加重心脏负担，造成生命危险。

　　（5）提醒患者及家属若患者感到不适，及时来医院就诊。

第五节　三尖瓣狭窄

　　三尖瓣狭窄多见于女性，绝大多数由风湿热所致，病理改变与二尖瓣狭窄相似，但损害较轻。三尖瓣狭窄单独存在少见，常伴有关闭不全、二尖瓣和主动脉瓣损害。

【临床表现】

1. 症状

　　三尖瓣狭窄所致低心排血量引起疲乏，体静脉淤血可引起顽固性水肿、肝大、腹水等消化道症状及全身不适感，由于颈静脉搏动的巨大

"a"波，使患者感到颈部有搏动感。虽然患者常同时合并有二尖瓣狭窄，但二尖瓣狭窄的临床症状如咯血、阵发性夜间呼吸困难和急性肺水肿却很少见。若患者有明显的二尖瓣狭窄的体征而无肺充血的临床表现时，应考虑可能同时合并有三尖瓣狭窄。

2. 体征

（1）心脏听诊

胸骨左下缘低调隆隆样舒张中晚期杂音，收缩期前增强。直立位吸气时杂音增强，呼气时或 Valsalva 动作屏气期杂音减弱。可伴舒张期震颤，可有开瓣拍击音。肺动脉瓣第二心音正常或减弱。风湿性者常伴二尖瓣狭窄，后者常掩盖本病体征。

（2）其他体征

三尖瓣狭窄常有明显右心淤血体征，如颈静脉充盈、有明显"a"波，呼气时增强。晚期病例可有肝大、脾大、黄疸、严重营养不良、全身水肿和腹水。肿大的肝脏可呈明显的收缩期前搏动。

【辅助检查】

（1）X 线检查

右心房明显扩大，下腔静脉和奇静脉扩张，但无肺动脉扩张。

（2）心电图检查

右心房肥大，Ⅱ导联及 V_1 导联 P波高尖；由于多数三尖瓣狭窄患者同时合并有二尖瓣狭窄，故心电图亦常示双心房肥大。无右心室肥大的表现。

（3）超声心动图检查

三尖瓣的变化与二尖瓣狭窄时观察到的相似，M 型超声心动图常显示瓣叶增厚，前叶的 EF 斜率减慢，舒张期与隔瓣呈矛盾运动、三尖瓣钙化和增厚；二维超声心动图对诊断三尖瓣狭窄较有帮助，其特征为舒张期瓣叶呈圆顶状、增厚，瓣叶活动受限。多普勒超声可估测跨瓣压力阶差。

【治疗原则】

严格限制钠盐摄入，应用利尿剂，可改善体循环淤血的症状和体征，尤其是减轻肝脏淤血，改善肝功能；如症状明显，右心室平均舒张压达 0.53~0.67kPa（4~5mmHg）和三尖瓣口面积为 1.5~2.0cm² 时，可做三尖瓣分离术或经皮球囊扩张瓣膜成形术，亦可行人工瓣膜置换术，最好用生物瓣。

第六节　三尖瓣关闭不全

三尖瓣关闭不全临床上可分为以下两种类型。

（1）功能性三尖瓣关闭不全

常见。由于右心室扩张，瓣环扩大，收缩时瓣叶不能闭合，多见于有右心室收缩压增高或肺动脉高压的心脏病，如风湿性二尖瓣疾病、先天性心血管病（肺动脉瓣狭窄、艾森门格综合征）和肺心病等。

（2）器质性三尖瓣关闭不全

少见。包括三尖瓣下移畸形、风湿性心脏病、三尖瓣脱垂、感染性心内膜炎、冠心病、类癌综合征、心内膜心肌纤维化等。

【临床表现】

1. 症状

重者有疲乏、腹胀等右心衰竭症状。并发症有心房颤动和肺栓塞。

2. 体征

（1）血管和心脏

①颈静脉怒张伴明显的收缩期搏动，吸气时增强，反流严重者伴颈静脉收缩期杂音和震颤；②右心室搏动呈高动力冲击感；③重度反流，胸骨左下缘有第三心音，吸气时增强；④三尖瓣关闭不全的杂音为高调、吹风样和全收缩期杂音，在胸骨左下缘或剑突区最响；⑤严重反流时，通过三尖瓣血流增加，在胸骨左下缘有第三心音的短促舒张期隆隆样杂音；⑥三尖瓣脱垂有收缩期喀喇音；⑦可见肝脏收缩期搏动。

（2）体循环淤血征

①水肿：体静脉压力升高使皮肤等软组织出现水肿，其特征首先出现于身体最低垂的部位；②颈静脉征：颈静脉搏动增强、充盈、怒张，是右心衰的主要体征，肝颈静脉反流征阳性则更具特征性；③肝大：肝因淤血肿大常伴压痛，持续慢性右心衰可导致心源性肝硬化，晚期可出现黄疸及大量腹水。

【辅助检查】

（1）X线检查

可见右心室、右心房增大。右房压升高者，可见奇静脉扩张和胸腔积液；有腹水者，横膈上抬。透视时可看到右房收缩期搏动。

（2）心电图检查

可示右室肥厚劳损，右房肥大；并常有右束支传导阻滞。

（3）超声心动图检查

可见右心室、右心房增大，上下腔静脉增宽及搏动；连枷样三尖瓣。二维超声心动图声学造影可证实反流，多普勒超声检查可判断反流程度和肺动脉高压。

【治疗原则】

单纯三尖瓣关闭不全而无肺动脉高压，如继发于感染性心内膜炎或创伤者，一般不需要手术治疗。积极治疗其他原因引起的心力衰竭，可改善功能性三尖瓣反流的严重程度。二尖瓣病变伴肺动脉高压及右心室显著扩大时，纠正二尖瓣异常，降低肺动脉压力后，三尖瓣关闭不全可逐渐减轻或消失而不必特别处理；病情严重的器质性三尖瓣病变者，尤其是风湿性而无严重肺动脉高压者，可施行瓣环成形术或人工心脏瓣膜置换术。

第七节　肺动脉瓣狭窄

肺动脉瓣狭窄为肺动脉瓣叶、瓣环的狭窄性病变，大多数患者由于瓣叶融合导致肺动脉瓣形成圆锥形或圆顶形。偶尔瓣膜可能增厚或发育异常，在心室收缩过程中瓣叶不能充分分开导致狭窄。

肺动脉瓣狭窄最常见病因是先天性畸形，风湿性极少见，且极少严重者，总是合并其他瓣膜损害，临床表现常被后者掩盖。类癌综合征为罕见病因。

【临床表现】

青少年患者常无症状，即使严重狭窄也不常有症状。严重梗阻的成人患者可出现呼吸困难和疲劳；伴右心室高压、前负荷降低、妊娠等情况时可出现劳力性晕厥或头晕目眩。晚期可出现右心室衰竭的表现，如下肢水肿、肝大、颈静脉怒张等，查体可发现肺动脉瓣听诊区收缩期杂音，由于三尖瓣关闭不全所致的反流性杂音。

【辅助检查】

超声心动图：二维和多普勒超声心动图检查可确定狭窄程度，如果多普勒峰值流速>3m/s（估计峰值梯度>36mmHg），可行心导管检查，但肺动脉瓣狭窄的临床诊断直截了当，几乎不需要诊断性导管检查。

【治疗原则】

（1）西医治疗

肺动脉瓣狭窄的青少年和年轻成人患者，有劳力性呼吸困难、心绞痛、晕厥前状态，心导管检查显示右心室-肺动脉峰值压力阶差>30mmHg，建议行球囊瓣膜成形术。对于无症状患者，心导管检查显示右心室-肺动脉峰值压力阶差>40mmHg，建议行球囊瓣膜成形术。

（2）预后

从自然病史的资料看，先天性轻度肺动脉瓣狭窄是一种良性疾病，很少有进展。手术或球囊瓣膜成形术都可以缓解中度或重度肺动脉瓣狭窄，风险较低，且预后良好。

第八节　肺动脉瓣关闭不全

肺动脉瓣关闭不全最常见病因为继发于肺动脉高压的肺动脉干根部扩张，引起瓣环扩大，见于风湿性二尖瓣疾病、艾森曼格综合征等情况。少见病因包括特发性和 Marfan 综合征的肺动脉扩张。肺动脉瓣原发性损害少见，如可发生于感染性心内膜炎、肺动脉瓣狭窄或法洛四联症术后、类癌综合征和风湿性心脏病。

【临床表现】

肺动脉瓣关闭不全导致右心室容量负荷过度。如无肺动脉高压，可多年无症状；如有肺动脉高压，则加速右心室衰竭发生。多数病例因原发病的临床表现突出，肺动脉瓣关闭不全的表现被掩盖，仅偶然于听诊时发现。常见体征如下。

(1) 血管和心脏搏动

胸骨左缘第 2 肋间扪及肺动脉收缩期搏动，可伴收缩期或舒张期震颤。胸骨左下缘扪及右心室高动力性收缩期搏动。

(2) 心音

肺动脉高压时，第二心音肺动脉瓣成分增强。右心室心搏量增多，射血时间延长，第二心音呈宽分裂。右心搏量增多使已扩大的肺动脉突然扩张产生收缩期喷射音，在胸骨左缘第 2 肋间最明显。胸骨左缘第 4 肋间常有第三心音和第四心音，吸气时增强。

(3) 心脏杂音

继发于肺动脉高压者，在胸骨左缘第 2~4 肋间有第二心音后立即开始的舒张早期叹气样高调递减型杂音，吸气时增强，称为 Graham Steell 杂音。由于肺动脉扩张和右心搏量增加，胸骨左缘第 2 肋间在喷射音后有收缩期喷射性杂音。

【辅助检查】

(1) X 线检查

右心室和肺动脉干扩大。

(2) 心电图

肺动脉高压者有右心室肥厚征。

(3) 超声心动图

多普勒超声心动图对确诊肺动脉瓣关闭不全极为敏感，可半定量反流程度。二维超声心动图有助于明确病因。

(4) 心脏磁共振

可评估肺动脉瓣反流分数、右心室舒张末期容积、收缩末期容积和右心室射血分数。

【治疗原则】

以治疗导致肺动脉高压的原发性疾病为主，如缓解二尖瓣狭窄。仅在严重的肺动脉瓣反流导致难治性右心衰竭时，可考虑对该瓣膜进行手术治疗。

第九节 联合瓣膜病

联合瓣膜病可分以下几类。

（1）一种疾病同时损害几个瓣膜

最常见的为风湿性心脏病，约 1/2 有多瓣膜损害。黏液样变性同时累及二尖瓣和三尖瓣，二尖瓣脱垂伴三尖瓣脱垂不少见。

（2）一个瓣膜损害致心脏容量或压力负荷过度相继引起近端瓣膜功能受累

如主动脉瓣关闭不全使左心室容量负荷过度而扩大，产生继发性二尖瓣关闭不全。

（3）不同疾病分别导致不同瓣膜损害

如先天性肺动脉瓣狭窄伴二尖瓣狭窄。

（4）常见多瓣膜病变

1）二尖瓣狭窄伴主动脉瓣关闭不全。

2）二尖瓣狭窄伴主动脉瓣狭窄。

3）主动脉瓣狭窄伴二尖瓣关闭不全。

4）主动脉瓣关闭不全伴二尖瓣关闭不全。

5）二尖瓣狭窄伴三尖瓣和（或）肺动脉瓣关闭不全。

【治疗原则】

（1）治疗原发病。

（2）对症治疗。

第九章　感染性心内膜炎患者的护理

第一节　自体瓣膜心内膜炎

自体瓣膜心内膜炎是指感染性心内膜炎，系微生物感染心内膜或邻近的大动脉内膜伴赘生物形成，主要由金黄色葡萄球菌引起，少数由肺炎球菌、淋球菌、A族链球菌和流感杆菌所致。

【临床表现】

1. 发热

发热是最常见的症状。亚急性者起病隐匿，可有全身不适、乏力、食欲减退和体重减轻等非特异性症状。可有弛张性低热，一般不超过39℃，午后和晚上高热，常伴有头痛、背痛和肌肉关节痛。急性者呈暴发性败血症过程，有高热、寒战。突发心力衰竭者较为常见。

2. 心脏杂音

绝大多数患者有病理性杂音，可由基础心脏病和（或）心内膜炎导致瓣膜损害所致。急性者比亚急性者更易出现杂音强度和性质的变化，或出现新的杂音。

3. 周围体征

多为非特异性，近年已不多见。可能的原因是微血管炎或微栓塞，包括：①淤点，可出现于任何部位，以锁骨以上皮肤、口腔黏膜和睑结膜常见；②指（趾）甲下线状出血；③Roth斑，为视网膜的卵圆形出血斑，其中心呈白色，多见于亚急性感染；④Osler结节，为指（趾）垫出现的豌豆大的红或紫色痛性结节，较常见于亚急性者；⑤Janeway损害，为手掌和足底处直径1~4mm的无痛性出血红斑。

4. 动脉栓塞

可发生于机体的任何部位，常见于脑、心、脾、肺、肾、肠系膜和四肢。

5. 感染的非特异性症状

如贫血、脾大等，部分患者可见杵状指（趾）。

6. 并发症

（1）心脏并发症

心力衰竭为最常见并发症，其次可见心肌脓肿、急性心肌梗死、心肌炎和化脓性心包炎等。

（2）细菌性动脉瘤	（3）迁移性脓肿
多见于亚急性者，受累动脉依次为近端主动脉、脑动脉、内脏和四肢动脉。	多见于急性患者，常发生于肝、脾、骨髓和神经系统。
（4）神经系统并发症	（5）肾脏并发症
患者可有脑栓塞、细菌性脑动脉瘤、脑出血、中毒性脑病、脑脓肿、化脓性脑膜炎等不同神经系统受累表现。	大多数患者有肾损害，包括肾动脉栓塞和肾梗死、肾小球肾炎、肾脓肿等。

【治疗原则】

（1）抗微生物药物治疗原则

在连续多次采集血培养标本后应早期、大剂量、长疗程地应用抗生素，一般需要达到体外有效杀菌浓度的 4~8 倍及以上，疗程至少 6~8 周，以静脉给药方式为主，以保持高而稳定的血药浓度。病原微生物不明时，急性者选用针对金黄色葡萄球菌、链球菌、革兰阴性杆菌均有效的广谱抗生素，亚急性者选用针对大多数链球菌有效的抗生素。可根据临床征象、体检及经验推测最可能的病原菌，选用广谱抗生素。已培养出病原微生物时，应根据药物敏感试验结果选择用药。

（2）药物选择	（3）手术治疗
该病大多数致病菌对青霉素敏感，可作为首选药物。联合用药以增强杀菌能力，如氨苄西林、万古霉素、庆大霉素或阿米卡星等。真菌感染选两性霉素 B。	对抗生素治疗无效、严重心脏并发症患者应考虑手术治疗。

【护理评估】

1. 病史评估

详细询问患者起病情况，了解感染病史，了解患者既往健康状况及瓣膜手术病史，评估有无其他原因导致的感染性心内膜炎。

2. 身体状况

观察生命体征，注意监测体温变化，听诊心脏杂音情况；了解细菌赘生物的大小、位置等情况，评估有无栓塞、转移脓肿等。

3. 心理-社会评估

了解患者有无情绪低落、消沉、烦躁、焦虑、恐惧、绝望等心理；了解家属的心理压力和经济负担。

4. 辅助检查

常规心电图或24小时动态心电图检查，X线检查评估心影大小，超声心动图明确诊断，血液生化检查行血培养指导抗生素的使用。

【护理诊断】

（1）体温过高：与感染有关。

（2）潜在并发症：栓塞。

1. 主要诊断标准

（1）两次血培养阳性，而且病原菌完全一致，为典型的感染性心内膜炎致病菌。

（2）超声心动图发现赘生物，或新的瓣膜关闭不全。

2. 次要标准

（1）基础心脏病或静脉滥用药物史。

（2）发热，体温≥38℃。

（3）血管征象：栓塞、细菌性动脉瘤、颅内出血、结膜淤点以及Janeway损害。

（4）免疫反应：肾小球肾炎、Osler结节、Roth斑及类风湿因子阳性。

（5）血培养阳性，但不符合主要诊断标准。

（6）超声心动图发现符合感染性心内膜炎，但不符合主要诊断标准。

【护理措施】

1. 一般护理

（1）休息

高热患者应卧床休息，心脏超声可见巨大赘生物的患者应绝对卧床休息，防止赘生物脱落。

（2）饮食

发热患者给予清淡、高蛋白、高热量、高维生素、易消化的半流质或普通软食，以补充机体消耗。鼓励患者多饮水（有心力衰竭征象者除外）。贫血者遵医嘱服用铁剂。

2. 重点护理

（1）病情观察

严密观察体温、心律、血压等生命体征的变化，观察心脏杂音的部位、强度、性质及有无变化，如有新杂音的出现、杂音性质的改变往往与赘生物导致瓣叶破损、穿孔或与腱索断裂有关；注意观察脏器有无栓塞症状，如患者肢体活动情况、协调动作如何、神志意识变化等，当患者有可疑征象时，及时通知医师。

（2）用药护理

遵医嘱应用抗生素治疗，观察药物疗效及不良反应，并及时报告医生。告知患者抗生素是治疗本病的关键，需坚持大剂量长疗程的治疗。严格用药时间，以确保维持有效的血药浓度。应用静脉留置针，以保护静脉血管，减轻患者痛苦。用药过程中要注意观察用药效果及不良反应，如有发生，及时报告医生，调整用药方案。

（3）正确采集血标本

正确留取合格的血标本对于本病的诊断、治疗十分重要，而采血方法、培养技术及抗生素应用时间都可影响血培养阳性率。告诉患者反复多次抽血的必要性，取得患者的理解和配合。

3. 治疗过程中的应急护理措施

（1）发热	（2）潜在并发症栓塞
1）观察体温及皮肤黏膜变化，发热时每 4 小时测体温一次，注意患者有无皮肤淤点、指甲下线状出血、Osler 结节和 Janeway 损害等及消退情况。	1）重点观察瞳孔、神志、肢体活动及皮肤温度。
2）正确采集血标本：未经治疗的亚急性患者，第一天采血 1 次/h×3 次，次日未见细菌重复采血 3 次后开始治疗。已用抗生素者，停药 2~7 天后采血。急性患者入院后立即采血 1 次/h×3 次。每次采血 10~20ml，同时做需氧和厌氧培养。	2）突然胸痛、气急、发绀、咯血，考虑肺栓塞。 3）出现腰痛、血尿，考虑肾栓塞。 4）神志和精神改变、失语、吞咽困难、肢体功能障碍、瞳孔大小不对称，甚至抽搐和昏迷，考虑脑血管栓塞。
3）合理饮食：环境温湿度适宜，高热者给予物理降温，及时更换衣物，促进舒适。	5）肢体突然剧烈疼痛，皮肤温度下降，动脉搏动减弱，考虑外周动脉栓塞。

【健康教育】

（1）告知患者该病的病因、发病机制，安抚患者，消除疑虑。坚持足量长疗程应用抗生素。

（2）在进行口腔手术、内镜检查、导尿等操作前告知医生心内膜炎史，以预防性应用抗生素。

（3）注意防寒保暖，避免感冒，加强营养，增强机体抵抗力，合理休息。保持口腔和皮肤清洁，少去公共场所。勿挤压痤疮、疖、痈等感染灶，减少病原体入侵机会。

（4）指导患者自测体温，观察栓塞表现，定期门诊随访。

第二节　人工瓣膜和静脉药瘾者心内膜炎

人工瓣膜心内膜炎：发生于人工瓣膜置换术后 60 天以内者为早期人工瓣膜心内膜炎，60 天以后发生者为晚期人工瓣膜心内膜炎。除赘生物形成外，常致人工瓣膜部分破裂、瓣周瘘、瓣环周围组织和心肌脓肿。最常累及主动脉瓣。术后发热，出现新杂音、脾大或周围栓塞征，血培养同一种细菌阳性结果至少两次，可诊断本病。本病预后不良，难以治愈。

静脉药瘾者心内膜炎：多见于青年男性，致病菌常来源于皮肤，药物污染所致者少见。金黄色葡萄球菌为主要致病菌。大多累及正常心瓣膜。急性发病者多见，常伴有迁移性感染灶。

【治疗原则】

该病难以治愈。人工瓣膜术后早期（<12个月）发生感染性心内膜炎，应积极考虑手术。药物治疗应在自体瓣膜心内膜炎用药基础上，将疗程延长为6~8周。任一用药方案均应加庆大霉素。对耐甲氧西林的表皮葡萄球菌致病者，应用万古霉素15mg/kg，每12小时1次，静脉点滴；加利福平300mg，每8小时1次，口服，用药6~8周；开始的2周加庆大霉素。

有瓣膜再置换术适应证患者，应早期手术。已明确的适应证有：①因瓣膜关闭不全致中度至重度心力衰竭；②真菌感染；③充分抗生素治疗后持续有菌血症者；④急性瓣膜阻塞；⑤X线透视发现人工瓣膜不稳定；⑥新发生的心脏传导阻滞。

对甲氧西林敏感的金黄色葡萄球菌所致右心感染，用萘夫西林或苯唑西林2g，每4小时1次，静脉注射或点滴，用药4周；加妥布霉素1mg/kg，每8小时1次，静脉点滴，用药2周。其余用药选择与方案同自体瓣膜心内膜炎的治疗。

【护理评估】

1. 病史评估

详细询问患者起病情况，了解感染病史，了解患者既往健康状况及瓣膜手术病史，评估有无其他原因导致的感染性心内膜炎。

2. 身体状况

观察生命体征，注意监测体温变化，听诊心脏杂音情况；了解细菌赘生物的大小、位置等情况，评估有无栓塞、转移脓肿等。

3. 心理-社会评估

了解患者有无情绪低落、消沉、烦躁、焦虑、恐惧、绝望等心理；了解家属的心理压力和经济负担。

4. 辅助检查

常规心电图或24小时动态心电图检查，X线检查评估心影大小，超声心动图明确诊断，血液生化检查行血培养指导抗生素的使用。

【护理诊断】

（1）体温过高

与感染有关。

（2）潜在并发症

栓塞。

【护理措施】

1. 一般护理

（1）休息

高热患者应卧床休息，心脏超声可见巨大赘生物的患者应绝对卧床休息，防止赘生物脱落。

（2）饮食

发热患者给予清淡、高蛋白、高热量、高维生素、易消化的半流质或普通软食，以补充机体消耗。鼓励患者多饮水（有心力衰竭征象者除外）。有贫血者遵医嘱服用铁剂。

2. 重点护理

（1）病情观察

严密观察体温、心律、血压等生命体征的变化，观察心脏杂音的部位、强度、性质及有无变化，如有新杂音的出现、杂音性质的改变往往与赘生物导致瓣叶破损、穿孔或与腱索断裂有关；注意观察脏器有无栓塞症状，如患者肢体活动情况、协调动作如何、意识变化等，当患者有可疑征象时，应及时通知医师。

（2）用药护理

遵医嘱应用抗生素治疗，观察药物疗效及不良反应，并及时报告医师。告知患者抗生素是治疗本病的关键，需坚持大剂量长疗程的治疗。严格用药时间，以确保维持有效的血药浓度。应用静脉留置针，以保护静脉血管，减轻患者痛苦。用药过程中要注意观察用药效果及不良反应，如有发生，及时报告医师，调整用药方案。

（3）正确采集血标本

正确留取合格的血标本对于本病的诊断、治疗非常重要，而采血方法、培养技术及抗生素应用时间都可影响血培养阳性率。告诉患者反复多次抽血的必要性，取得患者的理解和配合。

3. 治疗过程中的应急护理措施

（1）发热

1）观察体温及皮肤黏膜变化

发热时每 4 小时测体温一次，注意患者有无皮肤淤点、指甲下线状出血、Osler 结节和 Janeway 损害等及消退情况。

2）正确采集血标本

未经治疗的亚急性患者，第一天采血 1 次/h×3 次，次日未见细菌重复采血 3 次后开始治疗。已用抗生素者，停药 2~7 天后采血。急性患者入院后立即采血 1 次/h×3 次。每次采血 10~20ml，同时做需氧和厌氧培养。

3）合理饮食

环境温湿度适宜，高热者给予物理降温，及时更换衣物，促进舒适。

（2）潜在并发症栓塞

1）重点观察瞳孔、意识、肢体活动及皮肤温度。

2）突然胸痛、气急、发绀、咯血，考虑肺栓塞。

3）出现腰痛、血尿，考虑肾栓塞。

4）意识改变、失语、吞咽困难、肢体功能障碍、瞳孔大小不对称，甚至抽搐和昏迷，考虑脑血管栓塞。

5）肢体突然剧烈疼痛，皮肤温度下降，动脉搏动减弱，考虑外周动脉栓塞。

【健康教育】

（1）告知患者该病的病因、发病机制，安抚患者，消除疑虑。坚持足量长疗程应用抗生素。

（2）在进行口腔手术、内镜检查、导尿等操作前告知医师心内膜炎史，以预防性应用抗生素。

（3）注意防寒保暖，避免感冒，加强营养，增强机体抵抗力，合理休息。保持口腔和皮肤清洁，少去公共场所。勿挤压痤疮、疖、痈等感染灶，减少病原体入侵机会。

（4）指导患者自测体温，观察栓塞表现，定期门诊随访。

第十章　心肌疾病患者的护理

第一节　扩张型心肌病

扩张型心肌病是以左心室或右心室或双心室扩张伴收缩功能受损为特征。可以是特发性、家族性/遗传性、病毒性和（或）免疫性、酒精性/中毒性，或虽伴有已知的心血管疾病，但其心功能失调程度不能用异常负荷状况或心肌缺血损伤程度来解释。组织学检查无特异性。常表现为进行性心力衰竭、心律失常、血栓栓塞、猝死，且可发生于任何阶段，但以中年居多。本病病死率较高，男多于女，发病率（5~10）/10 万。

【临床表现】

1. 症状

起病缓慢，大多在临床症状明显时才就诊。

（1）充血性心力衰竭	（2）心律失常
以气急和水肿为最常见。由于心排血量低，患者常感乏力。左心衰竭时可表现有夜间阵发性呼吸困难、端坐呼吸、气喘、咳嗽、咯血；右心衰竭时可表现有腹胀、食欲减退、肝大、腹水、下肢水肿等。	各种类型均可出现，以异位心律和传导阻滞为主；可表现为房扑、房颤、室早、室速、室颤，心室内传导阻滞，左、右束支传导阻滞，房室传导阻滞等。
（3）栓塞	（4）猝死
可发生脑、肾、肺等处的栓塞。	高度房室传导阻滞、心室颤动、窦房阻滞或暂停可导致阿-斯综合征，是猝死的常见原因。

2．体征

心脏扩大，心率增快，可有抬举性搏动，心浊音界向左扩大，常可听到第三心音或第四心音，呈奔马律。由于心腔扩大，可有相对二尖瓣或三尖瓣关闭不全所致的收缩期吹风样杂音，此杂音在心功能改善后减轻。血压多数正常，但晚期病例血压降低，脉压小。心力衰竭时两肺底部有啰音。右心衰时肝大，水肿从下肢开始，胸腔积液和腹水在晚期患者中常见。

【辅助检查】

（1）胸部 X 线片

肺淤血，心影增大，心胸比例>50%。

（2）心电图

多种异常心电图改变，如房颤、传导阻滞、ST-T 改变、肢导低电压、R 波减低、病理性 Q 波等。

（3）超声心动图

心腔扩大以左心室为主。因心室扩大致二尖瓣、三尖瓣的相对关闭不全，而瓣膜本身无病变；室壁运动普遍减弱，心肌收缩功能下降。

（4）放射性核素检查

核素血池显像可见左心室容积增大，左室射血分数降低；心肌显像表现放射性分布不均匀或呈"条索样"、"花斑样"改变。

（5）心导管检查和心血管造影

心室舒张末压、肺毛细血管楔压增高；心室造影见心腔扩大、室壁运动减弱、射血分数下降。冠状动脉造影正常。

（6）心内膜心肌活检

心肌细胞肥大、变性，间质纤维化等。

【治疗原则】

扩张型心肌病处理原则：①有效地控制心力衰竭和心律失常，缓解免疫介导心肌损害，提高扩张型心肌病患者的生活质量和生存率；②晚期可进行心脏移植。

1. 心力衰竭的常规治疗

（1）血管紧张素转换酶抑制剂（ACEI）

能够改善心力衰竭时血流动力学变化，还能改善心力衰竭时神经激素异常激活，从而保护心肌。常用药物包括卡托普利、培哚普利、苯那普利等，同时使用利尿剂者应注意低血压反应。不能耐受 ACEI 改用血管紧张素 Ⅱ 受体阻断药（ARB）治疗，如坎地沙坦及缬沙坦。

（2）β 受体阻断剂

能够改善心力衰竭时神经激素机制的过度激活，同时可以抑制抗 β_1 受体抗体介导的心肌损害。心力衰竭患者水潴留改善后开始应用 β 受体阻断药，适用于心率快、室性心律失常和抗 β_1 受体抗体阳性的患者。常用药物包括美托洛尔缓释片或平片，从 6.25mg 每日 2 次开始，每两周剂量加倍，逐渐增加到 25 ~ 100mg，每日 2 次；卡维地洛，从 6.25mg 每日 2 次开始，每两周剂量加倍，逐渐增加到 25mg，每日 2 次。

（3）螺内酯

可以抑制心肌纤维化和改善心力衰竭患者预后。剂量：10 ~ 20mg/d，每日 1 次。肾功能损害、血钾升高者不宜使用。

（4）利尿剂

呋塞米 20 ~ 40mg 口服，每日 1 次，间断利尿，同时补充钾镁和适当的钠盐饮食。

（5）正性肌力药

洋地黄剂量宜偏小，地高辛基本剂量为 0.125mg/d。非洋地黄类正性肌力药如多巴胺及多巴酚丁胺，在病情危重期间短期应用 3 ~ 7 天，有助于改善患者症状，度过危重期。

2. 中药黄芪

有抗病毒、调节免疫作用。鉴于肠病毒 RNA 在扩张型心肌病患者心肌持续感染，可用黄芪治疗扩张型心肌病。

3. 改善心肌代谢

辅酶 Q_{10} 参与氧化磷酸化及能量的生成过程，并有抗氧自由基及膜稳定作用。

4. 栓塞、猝死的防治

（1）栓塞预防

阿司匹林 75～100mg/d，华法林 1.5～3mg/d，根据 INR 1.8～2.5 调节剂量，防止附壁血栓形成，预防栓塞。

（2）预防猝死

主要是控制诱发室性心律失常的可逆性因素：①纠正心力衰竭，降低室壁张力；②纠正低钾低镁；③改善神经激素功能紊乱，选用血管紧张素转换酶抑制剂和美托洛尔；④避免药物因素如洋地黄、利尿剂的不良反应；⑤胺碘酮有效控制心律失常，对预防猝死有一定作用。

【护理评估】

1. 病史评估

详细询问患者起病情况，了解有无感染、过度劳累、情绪激动等诱因；了解患者心律失常的类型，评估发生栓塞和猝死的风险；了解患者既往健康状况，评估有无其他心血管疾病，如冠心病、风湿性心脏病等。

2. 身体状况

观察生命体征及意识状况，注意监测心律、心率、血压等变化。心脏扩大：听诊时常可闻及第三心音或第四心音，心率快时呈奔马律。肥厚性心肌病患者评估有无头晕、黑蒙、心悸、胸痛、劳力性呼吸困难，了解肥厚梗阻情况，评估猝死的风险。

3. 心理-社会状况评估

了解患者有无情绪低落、烦躁、焦虑、恐惧、绝望等心理；患者反复发作心力衰竭，经常住院治疗，了解患者亲属的心理压力和经济负担等情况。

【护理诊断】

（1）活动无耐力

与心功能不全有关。

（2）气体交换受损

与充血性心力衰竭、肺水肿有关。

（3）焦虑

与病程长、疗效差、病情逐渐加重有关。

（4）潜在并发症

栓塞。

【护理措施】

1. 一般护理

（1）心理护理

心肌病患者多较年轻，病程长、病情复杂，预后差，因此常产生紧张、焦虑和恐惧心理，甚至对治疗悲观失望，导致心肌耗氧量增加，加重病情。所以，在护理中对患者应多关心体贴，经常鼓励和安慰，帮助其消除悲观情绪，增强治疗信心。另外，注意保持休息环境安静、整洁和舒适，避免不良刺激。对失眠者酌情给予镇静药物。

（2）休息

无明显症状的早期患者可以从事轻工作，避免紧张劳累。心力衰竭患者经药物治疗症状缓解后可轻微活动，护士应根据病情协助患者安排有益的活动，但应避免剧烈运动。合并严重心力衰竭、心律失常及阵发性晕厥的患者应绝对卧床休息，以减轻心脏负荷及心肌耗氧量。护士应协助做好生活护理，对长期卧床及水肿患者应保持皮肤清洁干燥，注意翻身和防止压疮。

（3）饮食

采取低脂、高蛋白和高维生素的易消化饮食，避免刺激性食物。少食多餐，每餐不宜过饱，以免增加心脏负担。对心功能不全者应予低盐饮食。耐心向患者讲解饮食治疗的重要性，以取得患者配合。另外，应戒除烟酒，保持大便通畅，勿用力。

2. 重点护理

（1）密切观察病情，对危重患者应监测血压、心率及心律。当出现高度房室传导阻滞时，应立即通知医师，并备好抢救用品、药物和尽快完成心脏起搏治疗前的准备，密切观察生命体征，防止猝死。

（2）呼吸困难者取半卧位，予以持续吸氧，氧流量视病情酌情调节。每12~24小时应更换鼻导管或鼻塞。对心力衰竭者可做血气分析，了解治疗效果。

（3）对合并水肿和心力衰竭者应准确记录 24 小时液体摄入量和出量，限制过多摄入液体，每天测量体重。在利尿治疗期间应观察患者有无乏力、四肢痉挛及脱水表现，定时复查血电解质浓度，警惕低钾血症，必要时补钾。对大量胸腔积液、腹水者，应协助医师穿刺抽液，减轻压迫症状。

（4）呼吸道感染是心肌病患者心力衰竭加重的一重要诱因。护理中应注意预防呼吸道感染，尤其是季节更换和气温骤变时。对长期卧床者应定时翻身、拍背，促进排痰。此外，在心导管等有创检查前后应给予预防性抗生素治疗，预防感染性心内膜炎等。

（5）对心肌病患者，尤其是扩张型及限制型心肌病患者，应密切观察有无脑、肺和肾等内脏及周围动脉栓塞，必要时给予长期抗凝治疗。

（6）对合并心力衰竭患者的治疗和护理：值得提出的是，心脏病患者往往心肌病变广泛，对洋地黄耐受性低，易现毒性反应。因此给药需严格遵照医嘱，准确掌握剂量，密切注意洋地黄毒性反应，如恶心、呕吐和黄绿视及有无室性期前收缩和房室传导阻滞等心律失常。

3. 治疗过程中的应急护理措施

（1）洋地黄中毒

该病易发生洋地黄中毒，其临床表现：①胃肠道反应：食欲下降、厌食、恶心、呕吐；②神经系统症状：视物模糊、黄视、绿视、乏力、头晕；③电解质紊乱：血钾降低；④心血管系统：加重心力衰竭、心律失常（双向性室性早搏、室性心动过速、房室传导阻滞、期前收缩甚至心房颤动）。

具体处理措施如下。

1）立即停用洋地黄，补充钾盐，停用排钾利尿药，纠正心律失常。

2）轻度中毒者，停用本品及利尿治疗，如有低钾血症而肾功能尚好，可给予钾盐。

3）心律失常者可用：①氯化钾静脉滴注，对消除异位心律往往有效。②苯妥英钠，该药能与强心苷竞争性争夺 Na^+-K^+-ATP 酶，因而有解毒效应。成人用 $100\sim200mg$ 加注射用水 $20ml$ 缓慢静注，如情况不紧急，亦可口服，每次 $0.1mg$，每日 $3\sim4$ 次。③利多卡因，对消除室性心律失常有效，成人用50~100mg加入葡萄糖注射液中静脉注射。④心动过缓或完全房室传导阻滞有发生阿-斯综合征的可能时，可安置临时起搏器。⑤阿托品，对缓慢性心律失常可用。成人用0.5~2mg皮下或静脉注射。异丙肾上腺素，可以提高缓慢的心率。⑥依地酸钙钠，以其与钙螯合的作用，也可用于治疗洋地黄所致的心律失常。⑦对可能有生命危险的洋地黄中毒可经膜滤器静脉给予地高辛免疫Fab片段，每40mg地高辛免疫Fab片段，大约结合0.6mg地高辛或洋地黄毒苷。⑧注意肝功能不良时应减量。

（2）动脉栓塞

该病易并发血栓形成和栓塞并发症，多数研究和观察发现，扩张型心肌病形成血栓的主要部位是左心室心尖部和两心耳，血栓脱落形成栓子，造成栓塞，栓塞并发症以肺、脑、脾和肾栓塞多见。其临床表现为：症状的轻重与病变进展的速度、侧支循环的多寡有密切关系。早期症状为间歇性跛行，远侧动脉搏动减弱或消失，后期可出现静息痛，皮肤温度明显减低、发绀，肢体远端坏疽和溃疡。急性动脉栓塞而又无侧支循环代偿者，病情进展快。表现为疼痛、苍白、厥冷、麻木、运动障碍和动脉搏动减弱和消失等急性动脉栓塞典型的症状。

1）一般治疗

绝对卧床休息，取头高脚低位，使下肢低于心脏平面，同时密切观察患侧肢体皮肤颜色、皮肤温度、脉搏搏动的变化情况以及生命体征等。给予吸氧、解痉、镇痛，可采用氨茶碱、阿托品、吗啡、罂粟碱以解除支气管和血管痉挛及镇痛；如出现心力衰竭或休克者可酌情使用毛花苷C、多巴胺、异丙肾上腺素及低分子右旋糖酐等。

2）抗凝治疗

①肝素疗法；②维生素K拮抗剂，如醋硝香豆素（新抗凝片）或双香豆素；③溶栓治疗，除非有溶栓禁忌，应争取在短时间内应用溶栓治疗，如链激酶、尿激酶、重组组织纤维蛋白溶酶原；④外科手术治疗。

【健康教育】

1. 疾病知识指导

症状轻者可参加轻体力工作，但要避免劳累。防寒保暖，预防感冒和上呼吸道感染。肥厚型心肌病者应避免情绪激动、持重、屏气及激烈运动如球类比赛等，减少晕厥和猝死的危险。有晕厥病史或猝死家族史者应避免独自外出活动，以免发作时无人在场而发生意外。

2. 饮食护理

采取高蛋白、高维生素、富含纤维素的清淡饮食，以促进心肌代谢，增强机体抵抗力。心力衰竭时低盐饮食，限制含钠量高的食物。

3. 出院指导

（1）充分休息，避免重体力劳动及疲劳过度，女性患者不宜妊娠。保持患者的身心健康。

（2）预防呼吸道感染，防止受凉，饭后漱口，保持口腔清洁。一旦感染，应及时使用抗生素治疗。

（3）保持心情愉快、稳定，避免紧张、兴奋、生气等情绪波动而加重病情。注意保持大便通畅，避免因大便用力而加重心脏负荷发生意外。

（4）坚持服用抗心力衰竭、抗心律失常的药物（如β受体阻断剂、钙通道阻滞剂等），以提高存活年限。说明药物的名称、剂量、用法，教会患者及家属观察药物疗效及不良反应。嘱患者定期门诊随访，症状加重时立即就诊，防止病情进展、恶化。

第二节　肥厚型心肌病

肥厚型心肌病是以左心室和（或）右心室肥厚为特征，常为不对称肥厚并累及室间隔。典型者左室容量正常或下降，常有收缩期压力阶差。有家族史者多为常染色体显性遗传，细肌丝收缩蛋白基因突变可致病。典型的形态学变化包括心肌细胞肥大和排列紊乱，周围区域疏松结缔组织增多。常发生心律失常和早发猝死。本病常为青年猝死的原因。

【临床表现】

1. 症状

部分患者可无自觉症状，因猝死或在体检中被发现。

（1）劳力性呼吸困难，心悸、胸闷、心绞痛、运动耐受力降低，易疲乏。

（2）频发一过性晕厥，于突然站立或运动后发生，片刻后可自行缓解。

（3）胸痛：劳累后发作，似心绞痛，含服硝酸甘油无效且可加重。可发生恶性心律失常，如室性心动过速和（或）心室颤动。

（4）猝死：心律失常，剧烈运动可发生猝死。

2. 体征

主要有收缩期杂音、特征性脉搏及心尖搏动。胸骨左缘下段心尖内侧可闻及粗糙的收缩中晚期喷射性杂音，可伴有震颤。凡增加心肌收缩力或减轻心脏负荷的措施，如异丙肾上腺素、硝酸甘油或体力运动可使杂音增强；凡降低心肌收缩力或增加心脏负荷的措施，如 β 受体阻断剂或下蹲位可使杂音减弱。特征性脉搏为急骤的水冲脉之后还有一缓慢的搏动，与心室射血的情况一致。心尖先有抬举性冲动，继之又有一次搏动，甚至还有左心房强力收缩引起的收缩前期搏动。

【辅助检查】

主要为心肌肥厚的客观证据。

（1）胸部 X 线片

可无明显异常，如有心力衰竭心影可明显增大。

（3）超声心动图

临床主要的诊断手段。特征性表现为室间隔的非对称性肥厚，舒张期室间隔与左室后壁的厚度比 ≥1.3；可有间隔运动低下、舒张功能障碍等。伴流出道梗阻的患者可见 SAM 现象，即收缩期二尖瓣前叶前移。

（2）心电图

最常见的表现为左心室肥大，胸前导联出现巨大的倒置 T 波。侧壁及下壁导联可出现深而窄的病理性 Q 波，而室内阻滞及期前收缩也较为常见。心尖肥厚型心肌病特征性心电图发生改变：①左室高电压伴左胸导联 ST 段压低；②胸前导联出现以 $V_4 \sim V_6$ 导联为中心的 T 波深倒。

（4）磁共振心肌显像

心室壁肥厚和室腔变窄，对特殊部位及对称性肥厚更具诊断价值。

（5）心导管检查和心血管造影

左心室舒张末期压上升，梗阻部位前后存在收缩期压差，心室造影可见香蕉状、犬舌状、纺锤状。冠脉造影室间隔肌肉肥厚明显时，可见心室腔呈狭长裂缝样改变。

（6）心内膜心肌活检

心肌细胞畸形肥大，排列紊乱。

（7）相关基因检测

已证实 7 个基因型、70 余种突变与肥厚型心肌病有关。AHA 指南推荐对肥厚型心肌病（HCM）患者本人及其一级亲属进行相关基因检测，协助不典型患者的诊断、鉴别诊断，并对高危患者发病风险有预测价值。

【治疗原则】

尽可能逆转肥厚的心肌，改善左室舒张功能，防止心动过速及维持正常窦性心律，减轻左心室流出道梗阻，预防猝死提高生存率。

1. 一般治疗

避免剧烈运动、持重或屏气，以减少猝死的发生。

2. 药物治疗

主张应用 β 受体阻断剂及钙通道阻滞剂。应避免使用增强心肌收缩力、减少容量负荷的药物，如洋地黄、硝酸酯类制剂等。

3. 其他治疗

重症患者可植入双腔 DDD 型起搏器、消融或切除肥厚的室间隔心肌。

【护理评估】

1. 病史评估

详细询问患者起病情况，了解有无感染、过度劳累、情绪激动等诱因；了解患者心律失常的类型，评估发生栓塞和猝死的风险；了解患者既往健康状况及家族遗传史，评估有无其他心血管疾病，如冠心病、风湿性心脏病等。

2. 身体状况

观察生命体征及意识状况，注意监测心律、心率、血压等变化。评估有无头晕、黑蒙、心悸、胸痛、劳力性呼吸困难，了解肥厚梗阻情况，评估猝死的风险。

3. 心理-社会状况评估

了解患者有无情绪低落、烦躁、焦虑、恐惧、绝望等心理；患者反复发作心力衰竭，经常住院治疗，了解患者亲属的心理压力和经济负担。

【护理诊断】

(1) 气体交换受损	(2) 活动无耐力
与心力衰竭有关。	与心力衰竭、心律失常有关。
(3) 体液过多	(4) 舒适的改变（心绞痛）
与心力衰竭引起水钠潴留有关。	与肥厚心肌耗氧量增加，而冠脉供血相对不足有关。
(5) 焦虑	(6) 潜在并发症
与慢性疾病，病情反复并逐渐加重，生活方式改变有关。	感染、栓塞、心律失常、猝死。

【护理措施】

1. 休息与活动

（1）依据患者心功能评估其活动的耐受水平，并制定活动计划。

（2）无明显症状的早期患者，可从事轻体力工作，避免紧张劳累。

（3）心力衰竭患者经药物治疗症状缓解后可轻微活动。

（4）合并严重心力衰竭、心律失常及阵发性晕厥的患者应绝对卧床休息。

（5）长期卧床及水肿患者应注意皮肤护理，防止压疮形成。

2. 病情观察

（1）密切观察患者有无心慌、气促等症状。

（2）严密观察生命体征，特别是血压、心率及心律。

（3）心功能不全、水肿、使用利尿剂患者注意对出入量和电解质的观察。

（4）随时观察有无偏瘫、失语、血尿、胸痛、咯血等症状，防止动脉栓塞的发生。

（5）了解大便情况，保持大便通畅。

（6）备好抢救用物和药品，以及电复律等急救措施。

3. 吸氧护理

（1）呼吸困难者取半卧位，予以持续吸氧，氧流量视病情酌情调节。

（2）应每日清洁鼻腔和鼻导管，每日更换湿化液，每周更换鼻导管。

（3）注意观察用氧效果，必要时做血气分析。

4. 饮食

（1）采取低脂、高蛋白和高维生素的易消化饮食，忌刺激性食物。

（2）对心功能不全者应予低盐饮食，限制水分摄入。

（3）每餐不宜过饱。

（4）戒除烟酒。

（5）耐心向患者讲解饮食治疗的重要性，以取得患者配合。

5. 心理护理

（1）对患者多关心体贴，给予鼓励和安慰，帮助其消除悲观情绪，增强治疗信心。

（2）指导患者自我放松的方法。

（3）β受体阻断剂容易引起抑郁，应注意患者的心理状态。

（4）注意保持休息环境安静、整洁和舒适，避免不良刺激。

（5）对失眠者酌情给予镇静药物。

（6）鼓励患者家属和朋友给予患者关心和支持。

6. 并发症的处理及护理

（1）感染

1）临床表现

①肺部感染：发热、咳嗽、咳痰；②感染性心内膜炎：发热、心脏杂音、动脉栓塞、脾大、贫血，周围体征［淤点、指（趾）甲下线状出血、Roth 斑、Osler 结节、Janeways 结节］。

2）处理方法

①静脉滴注抗生素；②肺部感染应定时翻身、扣背，促进排痰③感染性心内膜炎宜及时手术治疗。

（2）栓塞

1）临床表现

①脑栓塞：偏瘫、失语；②肺栓塞：胸痛、咯血；③肾栓塞：腰痛、血尿；④下肢动脉栓塞：足背动脉搏动减弱或消失。

2）处理方法

①遵医嘱给予抗凝治疗；②指导患者正确服药；③观察疗效和副作用。

（3）心律失常

1）临床表现

患者诉心悸不适，乏力、头昏。心电图示：室性早搏、房室传导阻滞、心动过缓等。

2）处理方法

①洋地黄中毒者，及时停用；②用β受体阻滞剂和钙通道阻滞剂时，有心动过缓，减量或停用；③高度房室传导阻滞时，安置心脏起搏器。

（4）猝死

1）临床表现

突然站立或劳累后晕厥。

2）处理方法

①猝死发生时行心肺复苏等抢救措施；②发生心室颤动，立即电除颤；③快速性室上性心动过速必要时电转复律。

【健康教育】

（1）饮食

宜低盐、高蛋白、高维生素、含粗纤维多的食物；避免高热量和刺激性食物，忌烟酒，不宜过饱。

（2）活动

根据心功能情况，适当活动。避免劳累、剧烈活动、情绪激动、突然用力或提取重物，有晕厥史者避免独自外出活动。

（3）防感染

保持室内空气流通、防寒保暖，预防感冒。

（4）复查

坚持药物治疗，定期复查，以便随时调整药物剂量。有病情变化，症状加重时立即就医。

第三节　心　肌　炎

心肌炎是指心肌中有局限性或弥漫性的急性、亚急性或慢性炎性病变。炎症可累及心肌细胞、间质细胞、血管成分、心脏起搏与传导系统和（或）心包。近年来，由于对心肌炎的病原学的进一步了解和诊断方法的改进，心肌炎已成为常见的心脏病之一，日益受到重视。其病因现在多数认为是病毒感染所致。

一、病毒性心肌炎

病毒性心肌炎是指嗜心肌病毒感染引起的以心肌非特异性间质性炎症为主要病变的心肌炎。41%～88%患者有前驱病毒感染史，大多数患者治疗后可痊愈，极少数患者死于急性期恶性心律失常；部分患者进入慢性期，发展至扩张型心肌病。一般急性期6个月，恢复期6个月～1年，1年以上为慢性期。

【临床表现】

患者常先有发热、全身酸痛、咽痛、倦怠、恶心、呕吐、腹泻等症状，然后出现心悸、胸闷、胸痛或心前区隐痛、头晕、呼吸困难、水肿，甚至 Adams-Stokes 综合征；极少数患者出现心力衰竭或心源性休克。

体格检查可发现以下情况。

（1）与发热不平行的心动过速或心率异常缓慢。

（2）心脏正常或轻度扩大，显著的心脏扩大提示心肌损害严重。

（3）第一心音减弱或分裂，心音可呈胎心律样；若同时有心包受累，则可闻及心包摩擦音；心尖区可闻及第三心音及收缩期（一般不超过三级）或舒张期杂音，系由心脏扩大致二尖瓣关闭不全或相对狭窄所致，心肌炎好转后杂音可消失。

（4）可发现各种心律失常。

（5）重症心肌炎者可出现左心或左、右心同时衰竭的体征，如肺部啰音、颈静脉怒张、肝大、下肢水肿等，病情严重者可出现心源性休克。

【辅助检查】

主要依据病毒前驱感染史、心脏受累症状、心肌损伤表现及病原学检查结果等综合分析。

（1）血液生化检查

血沉大多正常，亦可稍增快，C 反应蛋白大多正常。急性期或心肌炎活动期心肌肌酸激酶（CK-MB）、肌钙蛋白 T、肌钙蛋白 I 增高。

（2）病原学检查

血清柯萨奇病毒 IgM 抗体滴度明显增高，外周血肠道病毒核酸阳性或肝炎病毒血清学检查阳性，心内膜心肌活检有助于病原学诊断。

（3）X 线检查

可见心影扩大或正常。

（4）心电图

常见 ST-T 改变和各型心律失常，特别是室性心律失常和房室传导阻滞等。严重心肌损害时可出现病理性 Q 波。

【治疗原则】

（1）卧床休息，无心脏形态功能改变者休息至体温下降后 3～4 周，3 个月不参加体力活动；重症伴有心脏扩大患者休息 6 个月～1 年，直到临床症状完全消失。

（2）保护心肌疗法，进食富含维生素及蛋白质食物，或可应用维生素 C、辅酶 Q_{10} 及曲美他嗪等药物。

（3）抗心力衰竭治疗，包括利尿剂、洋地黄、血管扩张剂、ACEI 类药物等。

（4）抗心律失常治疗，必要时安装临时性或永久心脏起搏器。

（5）不主张早期应用糖皮质激素，有严重心律失常、难治性心力衰竭、重症或考虑存在免疫介导心肌损害患者可慎重使用。

（6）非常规辅助治疗，包括中医中药或干扰素，有一定抗病毒、调节免疫力作用。

【护理评估】

1. 病史评估

详细询问患者起病情况，了解有无感冒、病毒感染等病史；了解患者有无心律失常及类型；了解患者既往健康情况。

2. 身体情况

观察生命体征及中毒情况，注意监测心律、心率、血压等变化。心脏扩大：听诊时心音低钝，心尖部第一心音减弱，或呈胎音样，心率快时呈奔马律。

3. 心理-社会状况评估

心理状态随病情的轻重及不同时期、不同年龄、不同文化背景而有所不同。了解患者有无焦虑、孤独心理；家庭、学校、朋友、同学的关心有积极的促进康复作用。

【护理诊断】

（1）活动无耐力

与心肌炎性病变、虚弱、疲劳有关。

（2）潜在并发症

心律失常、心力衰竭。

（3）知识缺乏

与未接受疾病相关教育有关。

（4）焦虑

与患者对疾病症状持续存在，对预后不了解有关。

【护理措施】

1. 休息与活动

心肌炎急性期、有并发症者需卧床休息。病情稳定后根据患者情况，与患者共同制定每日休息与活动计划，并实施计划。活动期间密切观察心率、心律的变化，倾听患者主诉，随时调整活动量。心肌炎患者一般需卧床休息至体温下降后 3~4 周，有心力衰竭或心脏扩大的患者应休息半年至 1 年，或至心脏大小恢复正常，血沉正常之后。如无症状，可逐步恢复正常工作与学习，应注意避免劳累。

2. 心理护理

倾听患者的主诉，理解患者的感受，耐心解答患者的疑问，通过解释与鼓励，消除患者的心理紧张和焦虑，使其积极配合治疗。协助患者寻求合适的支持系统，鼓励家人或同事给予患者关心，以降低紧张心理。

3. 并发症的处理与护理

心肌炎的并发症包括心律失常、心力衰竭甚至心源性休克，应及时处理。

（1）心律失常

严密观察，及早发现及时处理。若发生多源性、频繁性或形成联律的室性期前收缩时，应遵医嘱用利多卡因、胺碘酮等药物治疗，必要时进行电复律；对于房性或交界性期前收缩可根据患者情况选用地高辛或普萘洛尔等 β 受体阻断剂治疗。阵发性室上性心动过速可按压颈动脉窦、刺激咽部引起恶心等刺激迷走神经，也可给予快速洋地黄制剂或普罗帕酮治疗。在整个治疗过程中，应注意观察药物治疗的效果与副作用，密切观察血压、心率和心电图的变化，询问患者有无不适主诉，根据患者情况，及时调整药物剂量和种类。

（2）心力衰竭

一旦确诊心力衰竭，应及时给予强心、利尿、镇静、扩血管和吸氧等治疗。

1）强心治疗

心肌炎时，心肌对洋地黄敏感性增高，耐受性差，易发生中毒，宜选用收效迅速及排泄快的制剂如毛花苷 C 或地高辛，且予小剂量（常用量的 1/2 ~2/3）。用药过程中应密切观察尿量，同时进行心电监护，观察心率、心律的变化，进行心脏听诊，观察心音的变化，在急性心力衰竭控制后数日即可停药。

2）利尿治疗

选用高效利尿剂，以减少血容量，缓解肺循环的淤血症状，同时注意补钾，预防电解质紊乱。

3）镇静治疗

若烦躁不安，予吗啡等镇静剂，在镇静作用的同时也扩张周围血管，减轻心脏负荷，使呼吸减慢，改善通气功能和降低耗氧量。老年、神志不清、休克和呼吸抑制者慎用吗啡，可选用哌替啶。

4）血管扩张剂

给予血管扩张剂降低心室前负荷和（或）后负荷，改善心脏功能。常用制剂有硝普钠、硝酸甘油等，可单用也可与多巴胺或多巴酚丁胺等正性肌力药合用。

5）给氧

给予高流量鼻导管给氧（6~8L/min），病情特别严重者应给予面罩用麻醉机加压给氧，使肺泡内压在吸气时增加，增强气体交换同时对抗组织液向肺泡内渗透。在吸氧的同时也可使用抗泡沫剂使肺泡内的泡沫消失，鼻导管给氧时可用 20%~30% 的乙醇湿化，以降低泡沫的表面张力使泡沫破裂，增加气体交换面积，促进通气改善缺氧。给氧过程中应进行氧饱和度的监测，并注意观察患者的生命体征，若出现呼吸困难缓解、心率下降、发绀减轻，表示纠正缺氧有效。

（3）心源性休克

心源性休克是心功能极度减退，心室充盈或射血功能障碍，造成心排血量锐减，使各重要器官和周围组织灌注不足而发生的一系列代谢与功能障碍综合征。若患者出现血压下降、手足发冷等微循环障碍的早期表现，应及时处理。一旦确诊，立即给予镇痛、吸氧、纠正心律失常和酸碱平衡失调等抗休克治疗，每 15 分测量一次心率、血压和呼吸，观察意识状况、血氧饱和度以及血气分析的变化，同时给氧可增加心肌供氧量，以最大限度增加心排血量。若患者呼吸困难，低氧血症和严重肺水肿需使用机械通气。若患者疼痛或焦虑不安，给予镇静治疗。密切观察出入液量，注意补液量，不增加心脏负荷。出现肺水肿时应及时给予利尿剂，同时经静脉选择输注多巴酚丁胺或多巴胺等以增加心肌收缩力，也可酌情用血管扩张剂（硝普钠或硝酸甘油）以减轻左心室负荷。密切观察心电图的变化，发现异常及时处理。

【健康教育】

针对患者的顾虑和需求制定健康教育计划，进行疾病过程、治疗、康复和用药指导，并提供适合患者所需的学习资料，督促患者遵照医嘱，合理用药。此外，与患者共同讨论心肌炎的危险因素，使其理解控制疾病、定期复查、预防复发的重要性，告知患者出现心悸、气促症状加重时及时就医。健康教育的重点在于防治诱因，防止病毒侵犯机体，病毒感染往往与细菌感染同时存在或相继发生，且细菌感染常可使病毒活跃，机体抵抗力降低，心脏损害加重。一旦发现病毒感染后要注意充分休息，避免过度疲劳，注意测量体温、脉搏、呼吸等生命体征，如出现脉搏微弱、血压下降、烦躁不安、面色灰白等症状时，应立即就医。

二、风湿性心肌炎

风湿性心肌炎是急性风湿热的最重要表现（占 60%~80%），可累及心内膜、心肌、心外膜及心包，甚至出现全心炎，同时可伴有急性风湿热心脏外表现。该病发病存在地域差异，发病率与该地区生活水平、居住条件及医疗卫生条件有关。

【临床表现】

（1）心悸、乏力、气短及心前区不适等，重症者可有心力衰竭。

（2）体征：与体温不相称的心动过速、S_3 奔马律、瓣膜区杂音及心律失常。

（3）心脏外表现：发热、游走性关节炎、舞蹈病、皮肤病变等系统损害。

【辅助检查】

（1）心电图、超声心动图及心肌损伤标志物检查。

（2）如合并风湿性瓣膜病，超声心动图常见瓣膜瓣叶轻度增厚、脱垂。

（3）心脏反应性抗体阳性，抗心肌抗体吸附试验具有一定诊断价值。

（4）其他风湿热相关检查：ASO 阳性，ESR、CRP、C3 升高等。

【治疗原则】

（1）一般治疗	（2）控制链球菌感染
卧床休息，避免剧烈体育活动。	首选青霉素，每日 80 万～120 万 U 肌内注射，疗程 2～3 周。
（3）抗风湿治疗	（4）抗心力衰竭及抗心律失常治疗
轻症者可选用水杨酸制剂，重症者应用糖皮质激素。	可参见病毒性心肌炎相关内容。

第十一章　心包疾病患者的护理

第一节　急性心包炎

【概述】

急性心包炎是由于心包脏层和壁层发生急性炎症所引起的以胸痛、心包摩擦音和一系列心电图改变为特征的综合征，可同时合并心肌炎和心内膜炎，也可作为唯一的心脏病损而出现。其病因很多，大多继发于全身性疾病，临床上以非特异性、结核性、化脓性和风湿性心包炎较为常见，近年来，病毒感染、肿瘤及心肌梗死性心包炎发病率明显增多。

急性心包炎的病理可分为纤维蛋白性和渗出性两种。

（1）纤维蛋白性	（2）渗出性
为急性心包炎的初级阶段，心包的脏层和壁层出现纤维蛋白，白细胞及少量内皮细胞组成的炎性渗出物，使心包壁呈绒毛状，不光滑。由于此期尚无明显液体积聚，心包的收缩和舒张功能不受限。	随着病情发展，心包腔渗出液增多，主要为浆液性纤维蛋白渗液。渗出液可呈血性、脓性。量为 100～300ml 不等。积液一般数周至数月内吸收，可伴有壁层和脏层的粘连、增厚和缩窄。当短时间渗出液量增多，心包腔内压力迅速上升，限制心脏舒张期的血液充盈和收缩期的心排血量，超出心代偿能力时，可出现心脏压塞，发生休克。

【临床表现】

1. 纤维蛋白性心包炎阶段

（1）症状

可由原发疾病引起，如结核可有午后潮热、盗汗。化脓性心包炎可有寒战、高热、大汗等。心包本身炎症，可见胸骨后疼痛、呼吸困难、咳嗽、声音嘶哑、吞咽困难等。由于炎症波及第5或第6肋间水平以下的心包壁层，此阶段心前区疼痛为最主要症状。急性非特异性心包炎及感染性心包炎等疼痛症状较明显，而缓慢发展的结核性或肿瘤性心包炎疼痛症状较轻。疼痛可为钝痛或尖锐痛，向颈部、斜方肌区（特别是左侧）、左臂、左肩部放射，疼痛程度轻重不等，通常在变换体位、咳嗽和深呼吸时加重；坐起和前倾位缓解。冠脉缺血疼痛则不随胸部活动或卧位而加重，二者可鉴别。

（2）体征

心包摩擦音是纤维蛋白性心包炎的典型体征。由粗糙的壁层和脏层在心脏活动时相互摩擦而产生，呈抓刮样，与心音发生无相关性。典型的心包摩擦音以胸骨左缘第3、4肋间最清晰，是由心房收缩期、心室收缩期、心室舒张期三个成分构成，但多数只能听到后两个成分，呈双相性。坐位时前倾和深吸气时听诊器加压更易听到。心包摩擦音可持续数小时到数天。当心包积液量增多将两层包膜分开时，摩擦音消失，如有粘连仍可闻及。

2. 渗出性心包炎

（1）症状

呼吸困难是心包积液时最突出的症状，与支气管、肺受压及肺淤血有关。呼吸困难严重时，患者呈端坐呼吸，身体前倾、呼吸浅快、可有面色苍白、发绀等。急性心脏压塞时，出现烦躁不安、上腹部胀痛、水肿、头晕甚至休克。也可出现压迫症状：压迫气管引起激惹性咳嗽；压迫食管引起吞咽困难；压迫喉返神经导致声音嘶哑。

（2）体征

1）心包积液体征

①心界向两侧增大，相对浊音界消失，患者由坐位变卧位时第2、3肋间心浊音界增宽；②心尖搏动弱，位于心浊音界左缘内侧处或不能扪及；③心音遥远、心率增快；④Ewart征：大量心包积液压迫左侧肺部，

在左肩胛骨下区可出现浊音及支气管呼吸音。

2）心包叩击音

少数患者在胸骨左缘第3、4肋间可闻及声音响亮呈拍击样的心包叩击音，因心脏舒张受到心包积液的限制，血流突然终止，形成漩涡和冲击心室壁产生震动所致。

3）心脏压塞体征

当心包积液聚集较慢时，可出现亚急性或慢性心脏压塞，表现为体循环静脉淤血、奇脉等；快速的心包积液（仅100ml）即可引起急性心脏压塞，表现为急性循环衰竭、休克等。其征象有：

①体循环静脉淤血表现：颈静脉怒张，吸气时明显，静脉压升高、肝大伴压痛、腹水、皮下水肿等。	②心排血量下降引起收缩压降低、脉压变小、脉搏细弱，重者心排血量降低发生休克。	③奇脉：指大量心包积液患者触诊时桡动脉呈叹气性显著减弱或消失，呼气时声音复原的现象。

【辅助检查】

（1）实验室检查

原发病为感染性疾病可出现白细胞计数增加、血沉增快及C反应蛋白浓度增加。

（2）X线检查

渗出性心包炎心包积液量>300ml时，心脏阴影向两侧扩大，上腔静脉影增宽及心膈角呈锐角，心缘的正常轮廓消失，呈水滴状或烧瓶状，心脏随体位而移动。心脏搏动减弱或消失。

（3）心电图检查

其改变取决于心包脏层下心肌受累的范围和程度。①常规12导联（aVR导联除外）有ST段弓背向下型抬高及T波增高，一天至数天后回到等电位线；②T波低平、倒置，可持续数周至数月或长期存在；③可有低电压，大量积液时见电交替；④可出现心律失常，以窦性心动过速多见，部分发生房性心律失常，还可有不同程度的房室传导阻滞。

（4）超声心动图检查

对诊断心包积液和观察心包积液量的变化有重要意义。M型或二维超声心动图均可见液性暗区可确诊。

（6）心包活检

可明确病因。

（5）心包穿刺

对心包炎性质的鉴别、解除心脏压塞及治疗心包炎均有重要价值。①心包积液测定腺苷脱氨酶（ADA）活性，≥30U/L 对结核性心包炎的诊断有高度的特异性；②抽取定量的积液可解除心脏压塞症状；③心包腔内注入抗生素或化疗药物可治疗感染性或肿瘤性心包炎。

【治疗原则】

急性心包炎的治疗与预后取决于病因，因此诊治的开始应着眼于筛选能影响处理的特异性病因，检测心包积液和其他超声心动图异常，并给予对症治疗。胸痛可以服用布洛芬 600～800mg，每天 3 次，疼痛消失可以停用，如果对非甾体抗炎药物不敏感，可能需要给予糖皮质激素治疗，泼尼松 60mg 口服 1 天 1 次，1 周内逐渐减量至停服，也可以辅助性麻醉类镇痛剂。急性非特异性心包炎和心脏损伤后综合征患者可有心包炎症反复发作成为复发性心包炎，可以给予秋水仙碱 0.5～1mg，1 天 1 次，至少 1 年，缓慢减量停药。如果是心包积液影响了血流动力学稳定，可以行心包穿刺，病因明确后应该针对病因进行治疗。

【护理评估】

1. 健康史

评估患者有无结核病史和近期有无纵隔、肺部或全身其他部位的感染史；有无风湿性疾病、心肾疾病及肿瘤、外伤、过敏、放射性损伤的病史。

2. 身体状况

（1）全身症状

多由原发疾病或心包炎症本身引起，感染性心包炎常有畏寒、发热、肌肉酸痛、大汗等全身感染症状，结核性心包炎还有午后低热、盗汗、乏力等。

（2）心前区疼痛

为最初出现的症状，是纤维蛋白性心包炎的重要表现，多见于急性非特异性心包炎和感染性心包炎（不包括结核性心包炎）。部位常在心前区或胸骨后，呈锐痛或刺痛，可放射至颈部、左肩、左臂、左肩胛区，也可达上腹部，于体位改变、深呼吸、咳嗽、吞咽、左侧卧位时明显。

（3）呼吸困难

是渗出性心包炎最突出的症状。心脏压塞时，可有端坐呼吸、呼吸浅快、身体前倾和口唇发绀等。

（4）心包摩擦音

是心包炎特征性体征，在胸骨左缘第3~4肋间听诊最清楚，呈抓刮样粗糙音，与心音的发生无相关性。部分患者可在胸壁触到心包摩擦感。

（5）心包积液征及心脏压塞征

心浊音界向两侧扩大，并随体位改变而变化，心尖搏动弱而弥散或消失，心率快，心音低而遥远。颈静脉怒张、肝大、腹水、下肢水肿。血压下降、脉压变小、奇脉，甚至出现休克征象。

（6）其他

气管、喉返神经、食管等受压，可出现刺激性咳嗽、声音嘶哑、吞咽困难等。

3. 心理状况

患者常因住院影响工作和生活，因心前区疼痛、呼吸困难而紧张、烦躁，急性心脏压塞时可出现晕厥，患者更感到恐慌不安。

【护理诊断】

（1）疼痛（心前区疼痛）

与心包纤维蛋白性炎症有关。

（2）气体交换受损

与肺淤血及肺组织受压有关。

（3）心排血量减少

与大量心包积液妨碍心室舒张充盈有关。

（4）体温过高

与感染有关。

（5）焦虑

与住院影响工作、生活质量及病情重有关。

【护理措施】

1. 一般护理

（1）卧床休息，取半卧位。给予持续低流量氧气吸入。

（2）胸痛明显者可遵医嘱给予镇痛药、镇静剂。

（3）采取高热量、高蛋白、高维生素易消化饮食，水肿者应限制钠盐摄入。保持大便通畅。

（4）护士应积极与患者交谈接触、宽慰，给予生活上的帮助，使患者有安全感，有利于配合治疗。

2. 重点护理

（1）病情观察

1）观察生命体征的变化，有无呼吸困难及呼吸频率、呼吸节律的改变。

2）心前区疼痛的性质、程度及有无放射，是否随呼吸或咳嗽而加重。

3）有无心脏压塞的征象。

4）观察应用药物的反应及副作用。

（2）症状护理

1）定时测量体温：密切观察体温变化，及时做好降温护理，保持衣服干燥，并做好记录。

2）一旦发现患者出现心包积液引起心脏压塞征象时，立即通知医师并协助抢救。做好心包穿刺术准备并做好患者的解释工作，协助医师进行心包穿刺并做好术后护理。

3）呼吸困难者给予半卧位或前倾卧位，以及氧气吸入。

4）手术治疗：护士应积极做好患者术前的准备工作及术前指导工作。

（3）合并水肿时的护理

1）遵医嘱予利尿剂、强心药等治疗，并观察疗效，准确记录 24 小时出入量。

2）指导患者饮食，以低钠食物为主。

3）抬高水肿的下肢，穿宽松的衣服，保持床单位的整洁。

4）病情允许，适当进行活动，经常变换体位。

3. 治疗过程中的应急护理措施

心律失常是心包疾病的常见并发症之一，其产生与交感神经兴奋、心房扩大、心外膜炎症、心肌缺血以及机械性压迫等有关。其应急措施及护理参见心律失常相关内容。

【健康教育】

1. 疾病知识指导

帮助患者及时了解相关知识，缓解心理压力，消除焦虑，保持情绪稳定，可减轻心脏负担，促进恢复。

2. 饮食指导

心包炎患者的机体抵抗力减弱，应注意充分休息，加强营养。

（1）给予高热量饮食

高热量饮食是在平常饮食基础上，另外供给高碳水化合物食品以增加热量。一般在三餐基本饭食以外，可在上、下午或晚间各加点心 1 次。有条件的可采用牛乳、豆浆、藕粉等甜食，另加蛋糕、面包、饼干之类。

（2）给予高蛋白饮食

富含蛋白质的食物可分为豆类、山产类、动物内脏、肉类、家禽类、水产类、蛋类等。

（3）给予易消化的饮食

易消化的食物有：青菜、豆腐、绿豆粥、鲜奶，各类蛋、鱼、瓜类，如冬瓜、丝瓜、苦瓜、水瓜、黄瓜，还有西红柿、白菜等。助消化的食物肯定易消化，如山楂、萝卜等。

3. 出院指导

继续进行药物治疗，教会患者如何正确服药及观察疗效、副作用。告知患者大多数心包炎可以治愈。结核性心包炎病程较长，鼓励患者坚持治疗；而急性非特异性心包炎则易复发，部分患者可演变为慢性缩窄性心包炎，因此应加强日常生活的护理，定期复查。

第二节　缩窄性心包炎

缩窄性心包炎是指心脏被致密厚实的纤维化心包所包围，使之在心脏舒张时不能充分扩展，致使心室舒张期充盈受限产生一系列循环障碍的病症。其病因多继发于急性心包炎，在我国仍以结核性为最常见。

【临床表现】

1. 症状

起病常隐袭。心包缩窄的表现出现于急性心包炎后数月至数十年，一般为 2~4 年。在缩窄发展的早期，体征常比症状显著，即使在后期，已有明显的循环功能不全的患者亦可能仅有轻微的症状。常见症状有呼吸困难、疲乏、食欲不振、上腹胀痛或疼痛；呼吸困难为劳力性，主要与心搏量降低有关。

2. 体征

心脏体检可见：心尖搏动不明显，心浊音界不增大，心音减低，部分患者在胸骨左缘第 3~4 肋间可听到一个在第二心音后 0.1 秒左右的舒张早期额外音（心包叩击音），系舒张期充盈血流因心包的缩窄而突然受阻并引起心室壁的振动所致；心律一般为窦性，有时可有房颤；脉搏细弱无力，动脉收缩压降低，脉压变小。心脏受压表现：颈静脉怒张、肝大、腹水、下肢水肿、心率增快，可见 Kussmaul 征；患者腹水常较皮下水肿出现得早且明显增多，这与一般心力衰竭中所见相反。

【辅助检查】

（1）实验室检查

可有轻度贫血，肝淤血有肝功能损害，血浆精蛋白生成减少，肾淤血可有蛋白尿、一过性尿素氮升高。

（2）X 线检查

心搏减弱或消失，可出现心影增大，呈三角形，左、右心缘变直，主动脉弓小或难以辨认；上腔静脉扩张；心包钙化等征象。

（3）心电图检查

常提示心肌受累的范围和程度。主要表现为 QRS 波群低电压和 T 波倒置或低平；T 波倒置越深，提示心肌损害越重。

（4）超声心动图检查

可见心包增厚、钙化、室壁活动减弱等表现。

（5）CT 及 MRI 检查

是识别心包增厚和钙化可靠与敏感的方法，若见心室呈狭窄的管状畸形、心房增大和下腔静脉扩张，可提示心包缩窄。

（6）右心导管检查

可见肺毛细血管压力、肺动脉舒张压力、右心室舒张末期压力及右心房压力均增高（>250mmHg）等特征性表现。右心房压力曲线呈 M 或 W 形，右心室压力曲线呈收缩压轻度升高、舒张早期下陷和舒张后期的高原波形曲线。

【治疗原则】

1. 治疗原则

（1）一旦确诊，应尽早争取外科心包切除。
（2）内科治疗主要是支持疗法和利尿治疗。

2. 用药原则

（1）尽早争取外科手术治疗。

（2）已知或疑为结核性缩窄性心包炎，术前应抗结核治疗 1~4 周，如诊断肯定，在心包切除术后应继续服药 12 个月。

（3）有人认为术前应用洋地黄可减少心律失常和心力衰竭，降低死亡率。

（4）对不能手术治疗者，主要是利尿和支持治疗，必要时抽除胸腔积液、腹水。

【护理评估】

1. 健康史

评估急性心包炎病史和治疗情况。

2. 身体状况

起病缓慢，一般在急性心包炎后 2~8 个月逐渐出现明显的心脏压塞（体循环淤血和心排血量不足）征象。主要表现为不同程度的呼吸困难，头晕、乏力、衰弱、心悸、胸闷、咳嗽、腹胀、食欲下降、肝区疼痛等；体征主要有颈静脉怒张、肝大、腹水、下肢水肿等；心脏听诊有心音低钝，心包叩击音及期前收缩、心房颤动等心律失常；晚期可有收缩压下降，脉压变小等。

3. 心理状况

患者因病程漫长、生活不能自理或需要做心包切开术等而焦虑不安。

【护理诊断】

（1）活动无耐力

与心排血量不足有关。

（2）体液过多

与体循环淤血有关。

【护理措施】

1. 一般护理

（1）卧床休息，取半卧位。给予持续低流量氧气吸入。

（2）胸痛明显者可遵医嘱给予镇痛药、镇静剂。

（3）采取高热量、高蛋白、高维生素易消化饮食，水肿者应限制钠盐摄入。保持大便通畅。

（4）护士应积极与患者交谈接触，劝慰，给予生活上的帮助，耐心讲解治疗的重要性使患者有安全感，有利于配合治疗。

2. 重点护理

（1）病情观察

1）观察患者有无呼吸困难、腹胀、乏力、肝区疼痛等症状。

2）密切观察生命体征变化，注意脉压大小，准确记录出入量。

3）有无心脏压塞的征象。

4）观察应用药物的反应。

（2）症状护理

1）定时测量体温：密切观察体温变化，及时做好降温护理，更换患者衣裤，并做好记录。

2）一旦发现患者出现心包积液引起心脏压塞征象，立即通知医师并协助抢救。做好心包穿刺术前准备及患者的解释工作，协助医师进行心包穿刺并做好术后护理。

3）呼吸困难者取半卧位或前倾卧位，给予氧气吸入。

4）手术治疗：护士应积极做好患者术前的准备工作及术前指导工作。

（3）合并水肿时的护理

1）遵医嘱予利尿剂、强心药等治疗，并观察疗效，准确记录24小时出入量。

2）指导患者饮食，以低钠饮食为主。

3）抬高水肿的下肢，穿宽松的衣服，保持床单位的整洁。

4）病情允许时适当进行活动，经常变换体位。

3. 治疗过程中的应急护理措施

（1）心律失常

与交感神经兴奋、心房扩大、心外膜炎症、心肌缺血以及机械性压迫等有关。多为房性心律失常、窦性心动过速、室性期前收缩，也可并发束支传导阻滞等。其应急护理措施参见心律失常相关内容。

（2）心肌缺血

心包炎可并发心肌缺血，这是因为：①冠状动脉痉挛：可能与心包炎症刺激心外膜冠状动脉及心包积液时心包腔内具有扩张血管作用的前列环素的浓度降低有关；②增厚、钙化的心包膜压迫冠状动脉；③心脏压塞时冠状动脉血流减少；④药物对心肌的毒性作用等。

具体处理措施如下。

1）卧床休息，情绪上要注意不要大喜大悲，保持睡眠充足。养成良好生活习惯，定时排便，不能过度劳累。

2）预防性应用药物：冠心病一级预防的 ABCDE。A. 阿司匹林；B. β受体阻断药；C. 钙离子拮抗药；D. 他汀类调血脂药；E. 血管紧张素转换酶抑制剂。

3）饮食护理：注意低盐、低脂、清淡饮食，多吃红薯、西红柿、胡萝卜等蔬菜，这些都是能提高患者身体抵抗能力的食物。喝些绿茶，茶叶中含有少量的茶碱，有一定的利尿作用，对患者心肌缺血的治疗有一定的帮助，茶叶中还有维生素 C，有防治动脉硬化的作用，但不宜过浓。每天坚持吃些黑木耳，能有助于降低血黏度，改善心肌缺血。

4）适度运动，促进心肌侧支循环的建立。

（3）心房内血栓形成

慢性缩窄性心包炎时，由于心房显著扩大、心室充盈受限，心房血流缓慢，加上易并发房颤导致血液在心房内淤积，容易形成血栓并发症，血栓可达到几乎填满整个心房的程度。患者可表现为肺循环或体循环栓塞的症状，可反复多次发作。

1）密切观察患者有无咳嗽、胸闷、胸痛、呼吸困难等，注意心率、脉搏、心电图等的改变，口唇有无发绀等。

2）注意休息，保持情绪安静。进食清淡、易消化、营养丰富的饮食。

3）遵医嘱应用抗凝药物。

4）必要时手术治疗。

（4）蛋白丢失性肠病

慢性缩窄性心包炎时体循环静脉压升高，肠黏膜淋巴管因回流受阻而扩张，淋巴液渗漏于肠腔内，淋巴液中的蛋白质或乳糜微粒丢失即造成大量蛋白质的丢失。患者表现为重度水肿，有腹胀、腹泻等胃肠道症状以及全身乏力、贫血、抽搐等表现。

1）给予高蛋白高热量饮食，对于高度水肿者给予限盐饮食；对于淋巴管阻塞性疾病患者，给予低脂或中链三酰甘油饮食治疗，以降低肠道淋巴管的负荷。	2）可联合应用保钾利尿药与排钾利尿药，如螺内酯和噻嗪类药物，以减轻水肿。
3）纠正低蛋白血症：静脉滴注人血清蛋白可快速纠正低蛋白，但不能仅依靠清蛋白，应同时进行病因治疗和饮食调节来提高血浆蛋白质浓度。	4）有感染者应用抗生素，维生素缺乏者补充维生素族，有抽搐应补充钙、镁等。

【健康教育】

缩窄性心包炎患者应充分休息，加强营养，注意防寒保暖，防止呼吸道感染。指出应尽早接受手术治疗，以获得持久的血流动力学恢复和临床症状明显改善。结核病者术后继续服药治疗一年，按医嘱准确服药。

第十二章　周围血管疾病患者的护理

第一节　颈动脉狭窄

颈动脉狭窄（CAS）病因多为动脉硬化闭塞症，其次为头臂型多发性大动脉炎。颈动脉狭窄可以导致严重的脑缺血症状，甚至脑卒中，使患者生活严重受限，甚至日常生活均不能自理，致残率和死亡率很高。如合并锁骨下动脉窃血综合征和（或）椎动脉病变，更将加重病情。因此，改善患者脑部血供对延长患者寿命及提高生活质量甚为重要。

【临床表现】

动脉粥状硬化所致的颈动脉狭窄多见于中老年人，常伴存肥胖、高血压、糖尿病和高血脂等多种心血管危险因素。临床上依据颈动脉狭窄是否产生脑缺血症状，分为有症状性和无症状性两大类。

1. 有症状性颈动脉狭窄

（1）脑部缺血症状

表现为耳鸣、眩晕、黑蒙、视物模糊、视力下降、偏盲、复视、头昏、头痛、失眠、记忆力减退、嗜睡、多梦、抑郁、不明原因的认知功能障碍等症状。

（2）短暂性脑缺血发作（TIA）

表现为一侧肢体感觉或运动功能短暂障碍，一过性单眼失明或失语等，一般仅持续数分钟，发病后24小时内完全恢复正常，影像学检查无局灶性病变。

（3）缺血性脑卒中

表现为一侧肢体感觉障碍、偏瘫、失语、脑神经损伤，严重者出现昏迷等，并具有相应的神经系统体征和影像学特征。

2. 无症状性颈动脉狭窄

许多颈动脉狭窄患者临床上无任何神经系统的症状和体征，有时仅在体格检查时发现颈动脉搏动减弱或消失，颈根部或颈动脉行经处闻及血管杂音。无症状性颈动脉狭窄，尤其是重度狭窄或斑块溃疡被认为"高危病变"。

【辅助检查】

（1）多普勒超声检查

为目前首选的无创性颈动脉检查手段，具有简便、安全和费用低廉的特点。它不仅可显示颈动脉的解剖图像，进行斑块形态学检查，如区分斑块内出血和斑块溃疡，而且还可显示动脉血流量、流速、血流方向及动脉内血栓等。

（2）磁共振血管造影（MRA）

是一种无创性的血管成像技术，能清晰地显示颈动脉及其分支的三维形态和结构，并且能够重建颅内动脉影像。

（3）CT 血管造影（CTA）

能直接显示钙化斑块。三维血管重建可获得类似血管造影的图像，并能显示钙化和附壁血栓。

（4）数字减影血管造影（DSA）

是诊断颈动脉狭窄的"金标准"，可以详细地了解病变的部位、范围和程度以及侧支形成情况；帮助确定病变的性质如溃疡、钙化病变和血栓形成等；了解并存血管病变如动脉瘤、血管畸形等，从而为手术和介入治疗提供有价值的影像学依据。

【治疗原则】

颈动脉狭窄的治疗目的在于改善脑供血，纠正或缓解脑缺血的症状，防止 TIA 和脑卒中的发生。

（1）非手术治疗

包括抗凝和祛聚治疗、罂粟碱和尼莫地平扩张血管治疗、前列腺素E 和纤维蛋白溶解药物、能量合剂和高压氧舱的应用，以及针对病因的药物治疗等。

（2）手术治疗

1）内膜剥脱术

适用于病因为动脉硬化闭塞症的患者，且病变范围为颈总动脉分叉部和（或）颈内动脉起始段，而远端颈内动脉通畅者。

2）锁骨下动脉-颈动脉转流术

适用于颈总动脉起始段阻塞，远端通畅者，血流经锁骨下动脉再灌注颈动脉。

3）升主动脉-颈动脉（无名动脉）转流术

此术式适用于单侧或双侧颈动脉病变、远端流出道通畅、能够耐受开胸手术的患者。可同时行至单、双侧锁骨下动脉的转流术。

【护理措施】

1. 术前护理

（1）完善术前各项检查，了解机体的功能状态。

（2）术前准备

1）术前应补充高蛋白、高热量、高维生素的低脂饮食或输血，改善其营养状况。

2）对于术后卧床的患者，应指导患者进行床上排尿、排便功能锻炼，以适应术后床上生活。

3）对有吸烟习惯的患者，应鼓励教育患者戒烟，并教会患者正确有效的卧位咳嗽、咳痰方法，以防术后出现肺部感染。

4）药物过敏试验，术前应做抗生素过敏试验，以备术中、术后使用。

5）术前 6 小时禁食，术前 30 分钟肌内注射苯巴比妥 0.1g、阿托品 0.5mg。

2. 术后护理

（1）体位

颈部血管重建术者，头部置于正中位，下肢血管移植手术患者应取平卧位或半卧位，避免关节过度屈曲，挤压、扭曲血管，避免剧烈活动。

（2）心肺功能监测

严密监测患者的血压、脉搏及呼吸功能情况，并根据监测指标，随时予以处理，直至渡过危险期。

（3）注意引流、切口情况

监测各引流管引流液的性质、颜色及量，了解患者有无活动性出血，记录每小时尿量。一般血管手术中多应用肝素抗凝，术后继续抗凝治疗。因此，术后应严密观察引流液的颜色、性质、量；注意有无切口渗血或出血。若切口出血或引流液量过多时，应及时通知医生，做相应的处理。清醒后应观察患者有无声音嘶哑、咳痰困难等脑神经麻痹症状。

3. 心理护理

患者对手术存在有不同的心理障碍，如焦虑、畏惧及悲哀等心理，这些将影响患者神经内分泌系统的正常生理功能，降低机体免疫能力及对手术的耐受力。为使手术取得预期的良好效果，必须重视手术前的各项准备工作。充分的术前准备和深入细致的心理护理，可减少患者对手术的恐惧心理。护士应用护理心理学理论，运用护理手段去影响患者的心理活动，解除或减轻患者的各种消极心理因素，增强患者对医务人员的信任感及战胜疾病的信心，使患者以良好的心态主动配合医护人员做好各种术前准备工作。

4. 出院指导

（1）保持情绪稳定，坚持服药，控制血压在 $100\sim110/70\sim80$ mmHg。

（2）指导患者戒烟、戒酒。

（3）指导患者饮食宜清淡，避免食用高胆固醇、高脂肪含量的食物。

（4）出院后 $3\sim4$ 周内限制重体力活动，避免剧烈活动。

（5）定期复查。

第二节　主动脉夹层

主动脉夹层是在胸主动脉瘤病理改变的基础上，主动脉内膜破损，主动脉腔内的血液从主动脉内膜撕裂口进入主动脉中膜，使中膜分离，并沿主动脉长轴方向扩展，从而造成主动脉真假两腔分离的一种病理改变。好发于 $50\sim70$ 岁，男性明显高于女性，近年来发病率有逐年增长的趋势，其常见原因为高血压、主动脉中层囊性变性、动脉粥样硬化，其他如外伤等。

【临床表现】

（1）疼痛

夹层分离突然发生时，多数患者突感胸部疼痛，向胸前及背部放射，随夹层涉及范围可以延至腹部、下肢及颈部。疼痛剧烈难以忍受，起病后即达高峰，呈刀割或撕裂样。少数起病缓慢者疼痛不显著。

（2）高血压

患者因剧痛而有休克外貌，焦虑不安、大汗淋漓、面色苍白、心率加速，如外膜破裂出血则血压降低。不少患者原有高血压，起病后剧痛使血压更高。

（3）心血管症状

1）主动脉瓣关闭不全

夹层血肿涉及主动脉瓣或影响心瓣-叶的支撑时发生，故可突然在主动脉瓣区出现舒张期吹风样杂音，脉压增大，急性主动脉瓣反流可以引起心力衰竭。

2）脉搏改变

通常见于颈动脉、肱动脉或股动脉，一侧脉搏减弱或消失，反映主动脉的分支受压迫或内膜裂片堵塞其起源。

3）胸锁关节处出现搏动或在胸骨上窝可触及搏动性肿块。

4）心包摩擦音

夹层破裂入心包腔可引起心包堵塞。

5）胸腔积液

夹层破裂入胸膜腔内引起。

（4）神经症状

主动脉夹层延伸至主动脉分支颈动脉或肋间动脉，可造成脑或脊髓缺血，引起偏瘫、昏迷、神志模糊、截瘫、肢体麻木、反射异常、视力下降与大小便障碍。

（5）压迫症状

主动脉夹层压迫腹腔动脉、肠系膜动脉时可引起恶心、呕吐、腹胀、腹泻、黑便等症状；压迫颈交感神经节引起霍纳综合征；压迫喉返神经致声嘶；压迫上腔静脉致上腔静脉综合征；累及肾动脉可有血尿、尿闭及肾缺血后血压增高。

【辅助检查】

（1）心电图

可示左心室肥大，非特异性 ST-T 改变。病变累及冠状动脉时，可出现心肌急性缺血甚至急性心肌梗死改变。心包积血时可出现急性心包炎的心电图改变。

（2）X 线胸部平片

可见上纵隔或主动脉弓影增大，主动脉外形不规则，有局部隆起。如见主动脉内膜钙化影，可准确测量主动脉壁的厚度。正常在 2~3mm，增到 10mm 时则提示夹层分离可能性，若超过 10mm 则可肯定为本病。

（3）超声检查

1）在 M 型超声检查中可见主动脉根部扩大，夹层分离处主动脉壁由正常的单条回声带变成两条分离的回声带。

2）在二维超声中可见主动脉内分离的内膜片呈内膜摆动征，主动脉夹层分离形成主动脉真假双腔征。有时可见心包积液或胸腔积液。

3）多普勒超声不仅能检出主动脉夹层分离管壁双重回声之间的异常血流，而且对主动脉夹层的分型、破口定位及主动脉瓣反流的定量分析都具有重要的诊断价值。

（4）磁共振成像（MRI）

MRI 能直接显示主动脉夹层的真假腔，清楚显示内膜撕裂的位置和剥离的内膜片或血栓。能确定夹层的范围和分型，以及与主动脉分支的关系。

（5）数字减影血管造影（DSA）

无创伤性 DSA 可发现夹层的位置及范围，有时还可见撕裂的内膜片。还能显示主动脉的血流动力学和主要分支的灌注情况。易于发现血管造影不能检测到的钙化。

（6）血和尿检查

白细胞计数常迅速增高。可出现溶血性贫血和黄疸。尿中可有红细胞，甚至肉眼血尿。

【护理评估】

（1）症状

评估患者疼痛的部位、性质。是波动痛还是牵拉痛，是否有突发撕裂

（2）体征

重点评估血压。夹层动脉瘤的患者一般表现为高血压，

状疼痛伴面色苍白、大汗淋漓、恶心呕吐或皮肤湿冷、脉搏细数、呼吸急促等休克表现。是否有夹层动脉瘤引起的压迫症状，如声嘶、吞咽困难、刺激性咳嗽或呼吸困难。

临床上虽有休克表现，但血压不下降，而当动脉瘤破裂发生休克时则为低血压。

（3）既往史

了解患者是否患有高血压、先天性心血管病、动脉粥样硬化等疾病。

（4）用药史

了解患者如何用药，包括非处方药物（OTC）如滴鼻剂、抗组胺药物等可引起血管收缩。了解患者是否接受了抗高血压治疗。

（5）心理-社会评估

了解患者的职业，是否从事提取重物的工作，并评估患者对夹层动脉瘤的理解程度及造成的心理反应。

【治疗原则】

（1）非手术治疗

1）镇静

给予地西泮、氯丙嗪、异丙嗪等。

2）镇痛

根据疼痛程度及体重可选用布桂嗪（强痛定）、哌替啶（杜冷丁）或吗啡，一般哌替啶100mg 或吗啡 5～10mg，静注效果好，必要时可每6～8 小时一次。

3）降压

对合并有高血压的患者，可采用普萘洛尔 5mg 静脉间歇给药与硝普钠静滴 25～50μg/min，调节滴速，使血压降低至临床治疗指标，保持收缩压于 100～120mmHg。血压下降后疼痛明显减轻或消失是夹层分离停止扩展的临床指征。需要注意的问题是：合并有主动脉大分支阻塞的高血压患者，因降压能使缺血加重，不可采用降压治疗。对血压不高者，也不应用降压药，但可用普萘洛尔减低心肌收缩力。

4）补充血容量

胸腔或主动脉破裂者需输血治疗。

5）对症处理

如制动、防止腹压增加、处理并发症等。疼痛缓解是夹层动脉瘤停止发展、治疗显效的指标，只有疼痛缓解后，才可行主动脉造影检查。

（2）手术治疗

对近端主动脉夹层、已破裂或濒临破裂的主动脉夹层，伴主动脉瓣关闭不全的患者应进行手术治疗。微创是腔内隔绝术最突出的特点，手术仅需在股部做一个 3cm 长的小切口即可完成，患者术后恢复快，并发症率、死亡率低，并且使许多因高龄及不能耐受传统手术的患者获得了治疗机会。

【护理措施】

1. 术前护理

（1）一般护理

绝对卧床休息，严密监测心率、血压、心律、呼吸等生命体征变化，发现异常及时报告医生。记 24 小时出入水量，给予清淡易消化的半流质或软饭食，给予通便药以保持大便通畅，忌用力排便，以免加重病情。

（2）防止瘤体破裂

卧床休息，适当活动，避免体位不当、外伤及剧烈运动导致瘤体破裂；严密监测生命体征变化，特别是血压、脉搏的监测，急性主动脉夹层时夹层范围尚未定型，在强有力血流的冲击下，夹层仍可能发展，并对分支动脉的血流造成影响，术前有效控制血压有利于夹层的稳定；预防感冒，避免剧烈咳嗽、打喷嚏等。高度重视胸背部疼痛的主诉，若血压先升后降、脉搏加快，提示破裂，应立即报告医生。

（3）对症处理

由于主动脉夹层血肿不断伸延常导致剧烈疼痛，焦虑者夜间可适量应用镇静剂，胸痛明显者在严格监测生命体征的条件下适量应用镇痛药物，如哌替啶 50~100mg 肌内注射，或吗啡 5~10mg 静推或静脉滴注，当疼痛缓解，示夹层血肿停止伸延，如疼痛反复出现，应警惕夹层血肿扩展。

（4） 控制血压

主动脉夹层主要病因是高血压，主动脉夹层发生后早期血压正常或升高，由于夹层血肿压迫造成一侧血压降低或上肢血压高于下肢形成四肢血压不对称，所以应严密观察四肢血压变化并详细记录，在测压时应左、右上肢、左、右下肢血压同时测量，为医生提供诊断及鉴别诊断依据之一。如血压升高者可用硝普钠滴注，加血管紧张素转换。酶抑制剂（卡托普利）12.5mg，3 次/天。

（5） 完善术前检查

完善术前各项检查，全面评估各脏器的功能，积极处理其他并发症。

（6） 术前准备

1） 吸烟患者应严格戒烟，指导患者进行呼吸功能锻炼。

2） 术前 3 天给予软食，术前禁食 12 小时，禁饮水 6 小时。

3） 术前一天常规药物过敏试验、备皮、备血，测体重。

2. 术后护理

（1） 术后严密观察

术后安置 ICU 病房，严密监测血压、心率、尿量、疼痛等变化，继续控制血压在 90～100/60～70mmHg，5 天后改为口服降压药。密切观察切口处渗血情况，保持敷料干燥。

（2） 预防肢体活动障碍

术后患者穿刺侧肢体平伸制动 24 小时，48 小时后床上轻微活动，应注意做好皮肤护理，定时给予全身皮肤按摩、翻身，并协助加强肢体活动锻炼。

（3） 预防血栓形成

因血管内膜受损，有血栓形成的倾向，术后常规给予抗凝治疗，注意观察下肢皮温、皮色、感觉及动脉搏动情况，发现异常及时通知医生给予相应处理。

（4） 预防感染

术中严格无菌操作，术后静脉给予抗生素治疗，保持环境整洁及空气清新，病室空气消毒每天 2 次。

3. 心理护理

主动脉夹层的最大危险是瘤体破裂大出血，多数患者对此背负沉重的思想包袱，护理人员应关心体贴患者，耐心解释，详细介绍手术过程，着重强调手术的正面效果，以消除恐惧、焦虑心情，积极配合手术。

4. 出院指导

（1）保持情绪稳定，坚持服药，控制心率，控制血压在 100～110/70～80mmHg。

（2）保持大便通畅，避免下蹲过久和屏气用力的动作。

（3）按时复诊。

第三节　多发性大动脉炎

多发性大动脉炎是一种主动脉及其大分支的慢性进行性动脉壁全层炎症，可致管腔闭塞，又称原发性主动脉炎综合征、缩窄性大动脉炎、无脉症等。由于受累动脉的不同而产生不同的临床类型，其中以头部和臂部动脉受累引起的上肢无脉症为最多，其次是降主动脉受累引起的下肢无脉症和肾动脉受累引起的肾动脉狭窄性高血压，也可见肺动脉和冠状动脉受累。通常所称的"无脉病"、"主动脉弓综合征"、"慢性锁骨下动脉-颈动脉梗阻综合征"和"主动脉弓分支血栓闭塞性动脉炎"等，大多是本病的头部和臂部动脉受累的类型。该病多见于女性，患者中女性占 67.7%～69%，发病年龄 35～45 岁，89% 在 30 岁以下。

【临床表现】

1. 症状

急性期可能出现发热、全身不适、体重减轻等全身症状。部分患者可能伴有关节炎和结节性红斑。主动脉弓及其分支（颈总动脉、无名动脉、锁骨下动脉）受累狭窄，可出现上肢易疲劳、发凉或麻木、疼痛，眩晕，记忆力减退，视力减退，昏厥，甚至偏瘫；胸-腹-髂总动脉受累狭窄，可致下肢麻木、发凉、疼痛，易疲劳，可有间歇性跛行；肾动脉受累狭窄可导致严重、持久而顽固的高血压；肺动脉受累狭窄可出现心悸、气急；冠脉受累狭窄表现为心绞痛或心肌梗死。

2. 体征

(1) 主动脉弓及其分支（颈总动脉、无名动脉、锁骨下动脉）受累狭窄

单侧或双侧桡动脉、肱动脉、腋动脉、颈动脉或颞动脉的搏动减弱或消失，上肢血压测不出或明显减低，或双臂收缩压持续相差>2.67kPa（20mmHg），下肢血压正常或增高。

(2) 胸-腹-髂总动脉受累狭窄

下肢从股动脉开始，可有一侧或双侧动脉搏动减弱或消失，血压测不出或明显降低。上肢血压增高，腹部或肾区可闻及收缩期杂音，可有左心室扩大或左心衰竭的体征。

(3) 肾动脉受累狭窄

可导致严重、持久而顽固的高血压；四肢血压均明显增高，可有左心室扩大或左心衰竭的体征，上腹部或肾区可闻及收缩期杂音。

(4) 肺动脉受累狭窄

可出现肺动脉瓣区第二心音亢进，收缩中期杂音及收缩期喷射音等体征。

(5) 眼底检查

可有视盘苍白，视神经萎缩，视网膜动静脉不同程度的扩张和相互吻合，末梢血管改变及高血压的眼底改变。

【辅助检查】

(1) 实验室检查

活动期出现红细胞沉降率增快，C反应蛋白、ASO、白细胞、α_1-球蛋白、α_2-球蛋白及γ-球蛋白均增高等非特异性的阳性发现。血清抗主动脉抗体阳性对诊断有一定帮助，少数患者抗结核试验呈强阳性反应，甚至伴有活动性结核。

(2) 眼底检查

头臂动脉型眼底检查可见视网膜脉络膜炎，视网膜、玻璃体出血，视神经萎缩及视神经盘周围动静脉花冠状吻合的所谓 Takayasu 病眼底改变。

(3) 影像学检查

胸部 X 线检查，可见左心室增大，升主动脉扩张、膨隆。超声可以探及相关动脉的狭窄、闭塞或扩张。其他影像学检查包括 CT 血管造影

（CTA）及磁共振血管成像（MRA）能够证实病变程度，具有视野大、非侵入性等优点。

【治疗原则】

（1）积极控制感染。

（2）糖皮质激素：对活动期患者可用泼尼松15~60mg/d，病情好转后递减，直至病情稳定，酌情维持5~15mg/d。

（3）对糖皮质激素疗效不佳者可与免疫抑制剂合用，常用环磷酰胺，每天1~2mg/kg。其次还可选用硫唑嘌呤、甲氨蝶呤等。

（4）对症治疗：可用周围血管扩张药、改善微循环药物、抗血小板药物、降压药等。

（5）外科手术治疗：对静止期患者，因重要血管狭窄、闭塞，影响脏器供血可考虑手术治疗，如介入治疗、人工血管重建术、内膜血栓清除术、肾切除术、血管搭桥术等。

第四节　急性动脉栓塞

动脉栓塞是指血块或进入血管系统的异物成为栓子，随着血流，停顿在口径相近的动脉内，造成血流障碍，使受其供应的组织缺氧缺血，甚至坏死。特点是发病突然，症状明显，进展迅速，预后严重，迫切需要积极处理。

【临床表现】

动脉栓塞的症状轻重，决定于栓塞的位置、程度、侧支循环的多寡和是否发挥作用、新的血栓形成情况以及对全身影响等因素。

（1）局部症状

动脉栓塞的肢体常具有特征性的所谓"5P"征：疼痛、苍白和温冷、无脉、麻木和运动障碍。

1）疼痛

最早出现的症状，大多数患者的主要症状是剧烈、持久的疼痛，疼痛部位低于栓塞动脉平面，以后渐向远处伸延。动脉栓塞后期，疼痛减轻常提示病情加重。

2）苍白和温冷

由于组织缺血，皮肤呈蜡样苍白。后期，在苍白皮肤间可出现散在大理石样青紫花斑，进一步发展引起皮肤坏死脱落。肢体周径缩小，浅表静脉萎瘪。缺血进一步发展，肌肉可僵直，患肢皮温下降，以肢体远段部分最明显。

3）无脉

栓塞部位的动脉有压痛，栓塞以下动脉搏动消失或减弱。

4）麻木	5）运动障碍
患肢远端呈袜套型感觉丧失区，还可以有针刺样感觉。	肌力减弱，可出现不同程度的足和腕下垂，足下垂与腓总神经缺血有关。

（2）全身症状

动脉栓塞后加重对心血管系统的扰乱，重者可并发心力衰竭，最常见的是急性充血性心力衰竭合并全身水肿、急性心肌梗死、慢性阻塞性肺疾病。

【辅助检查】

（1）皮温测定

能精确测定皮温正常与降低交界处，从而推测栓塞发生部位。

（2）超声波检查	**（3）动脉造影检查**
多普勒超声波检查能测定动脉血流情况，能更精确地做出栓塞的定位，而且可以提供供血不足基线，便于术前和术后比较，达到了解血管重建情况和监测血管通畅等。	造影是栓塞定位最正确的方法，大多数患者根据临床症状和体征以及多普勒超声就能作出诊断。仅在诊断上有疑问，或在取栓术后必须了解动脉是否通畅才进行动脉造影。

（4）实验室检查

血常规和肝肾功能检查有助于判断急性动脉栓塞严重程度。当 CPK 和 LDH 明显升高时，提示可能已发生肌肉坏死。

【治疗原则】

周围动脉栓塞后，治疗的早晚与肢体的存活有密切关系。肢体急性动脉栓塞应尽早手术取栓，并予溶栓抗凝治疗。治疗原则是首先要考虑治疗严重心肺疾病，如心肌梗死、心力衰竭、严重心律失常和（或）休克等以挽救生命，其次是积极治疗动脉栓塞，解除肢体急性缺血。

（1）非手术治疗

非手术治疗是手术治疗的有效辅助方法，术前和术后经过适当非手术治疗的准备和处理，更能提高手术疗效。

1）肢体局部处理

患肢安置在心脏平面以下的位置，一般下垂 15° 左右，以利于动脉血液流入肢体。室温保持在 27℃ 左右。避免局部冷敷热敷，前者可加重血管收缩，减少血供。后者增高组织代谢，加重肢体缺氧。

2）抗凝治疗

动脉栓塞后应用肝素和香豆素类衍化物等抗凝剂，可防止栓塞的远近端动脉内血栓延伸。

3）溶栓治疗

溶栓剂（尿激酶等）仅能溶解新鲜血栓，一般对发病 3 天以内的血栓效果最好。抗凝与溶栓不可同时给予，二者的疗效常不能预断，疗效显然较正规取栓术为差。

4）祛聚治疗

即应用抗血小板聚集药物，除少数直接作用于血小板外，主要抑制花生四烯酸的代谢过程。用药期间需检测血小板计数、出凝血时间。

5）解除血管痉挛的治疗

血管扩张药，如罂粟碱 30~60mg 或妥拉唑林 25~50mg，可直接注入栓塞近端的动脉腔内，也可肌内注射或静脉滴注。

6）其他高压氧舱可增加血氧饱和度，对改善肢体缺血有一定帮助。

（2）手术治疗

1）取栓术加内膜切除术

手术取栓是治疗下肢动脉栓塞的重要方法，争取在 6 小时内进行，一般不超过 12 小时。当动脉栓塞发生在粥样硬化的动脉部位时，单做取栓术常难以充分恢复局部血流循环，此时需同时将增厚的动脉内膜切除。

2）血管架桥移植术

原则是膝关节以上者，可用人工血管，过膝者应采用自体静脉移植为宜。

【护理诊断】

（1）焦虑	**（2）疼痛**
与担心突发疼痛、急诊手术或患肢坏死，肢体丧失有关。	与肢体缺血有关。
（3）组织灌注量异常	**（4）活动无耐力**
与术后再栓塞、继发血栓形成或动脉缺血再灌注综合征有关。	与下肢动脉血供不足有关。
（5）潜在并发症	
心功能不全。	

【护理措施】

1．术前护理

（1）卧床休息	**（2）完善术前检查和准备**
患者入院后应绝对卧床休息，患肢应低于心脏水平约 15°，下肢动脉栓塞患者应抬高床头 15°，而上肢动脉栓塞患者则应采取半卧位。	对伴有心功能不全患者应做好心电监护，并准备急救物品及药品。

（3）注意患肢保暖

禁用热水袋，以免加重患肢的缺血性变化。

（4）术前用药

应用抗生素预防感染，使用肝素和低分子右旋糖酐静脉滴注，以预防血栓繁衍，诊断明确者可使用哌替啶类镇痛剂，以减轻患者痛苦。

2. 术后护理

（1）严密观察生命体征变化

定时测量血压、脉搏及呼吸，并注意神志变化。

（2）密切监护心功能变化

继续治疗心脏疾病，恢复正常心律。

（3）观察患肢足背动脉搏动、末梢血运及皮温情况

在动脉搏动不清时，用多普勒血流仪探测血流，怀疑有患肢动脉供血不良时，应及时通知主管医生。

（4）血管再通综合征的护理

临床常出现重度酸中毒、高钾血症、低血压休克及肾衰竭，因此术后应密切注意患者的全身状况、精神状态、呼吸情况及尿量改变。

（5）骨筋膜室综合征的护理

骨筋膜室综合征是急性动脉栓塞的一种严重并发症，表现为小腿前方骤然剧痛、局部水肿、皮肤呈紫红色、局部压痛明显、足和足趾不能跖曲，出现胫前神经麻痹，第一趾间感觉障碍。对于此类患者应早期发现，进行深筋膜切开减压术，以避免截肢。

（6）抗凝及溶栓治疗的护理

应遵医嘱按时用药，严密检测各项凝血指标，注意观察刀口有无渗血及皮下血肿，拔针时注意针眼渗血情况，有无齿龈出血及血尿等表现，以观察药物对凝血功能的影响，发现异常及时通知医生，以调整药物的剂量和间隔时间，防止出血并发症的发生。

（7）卧位时避免被子对患肢末梢的压迫

可在床尾使用支被架，肢体保暖可保证末梢血管扩张，但局部不可热敷，以免组织代谢增高，加重缺血缺氧。

3. 心理护理

理解同情患者，运用治疗性沟通技巧，消除患者的紧张及恐惧感，更好地配合手术。

4. 出院指导

（1）指导患者戒烟戒酒。

（2）指导患者应饮食清淡，避免食用高胆固醇、高脂肪含量的食物。

（3）避免寒冷刺激，积极治疗原发病。

（4）定期随诊，按时服药。特别是抗凝剂的服用，一定要遵医嘱。

第五节　动脉硬化闭塞症

动脉硬化闭塞症为一种全身性疾病，主要侵犯腹主动脉、髂动脉、股动脉、腘动脉等大、中型动脉。随着人民生活水平不断提高，人口老年化，本病发病率有增高趋势。

【临床表现】

该病以中年男性（50~70岁）发病者居多，女性患者占10%。临床症状取决于肢体缺血的发展速度和程度。闭塞性病变的范围不论何等广泛，只要动脉阻塞发展速度缓慢，虽动脉主干的管腔进行性变小，但侧支循环有效地建立，分支血流却相应地增加，血液供应得以补偿。因此，组织遭受缺血和缺氧的程度可以缓和，临床上甚至没有任何明显症状，如果病理演变进展非常快，侧支循环不能及时地建立，补偿有限，患者便开始有典型的间歇性跛行和肢体疼痛出现。

间歇性跛行典型症状是肌肉疼痛、痉挛及疲乏无力，被迫停止活动。当患者在一定速度下行走相当路程时，即在下肢的一组肌肉（最常见者为小腿部）因血液供应不足，而引起缺氧反应，产生痉挛痛或剧痛，以致不能行走，迫使患者需要站立或休息1~5分钟后，疼痛才可消失。如再行走一段路程，疼痛又复出现。行走速度相等，间歇性跛行距离亦常相同（200~500m）。通常发病开始时，一侧肢体先有症状，然后累及健侧。间歇性跛行位置，有时有助于确定阻塞性病变的水平。小腿负荷最重，最早出现症状，而后相应肌组也出现症状。

静息痛是最突出的症状，在晚期，当患者平卧后 10~15 分钟发生，这是缺血程度严重的表现，使患肢在休息时也感到疼痛、麻木和感觉异常，最初在足趾发生难以忍受的疼痛，而后逐渐发展至足底部，甚至足踝部。如将肢体抬高，疼痛加剧；放低或稍作活动，站起来行走片刻，症状减轻或消失。再次平睡时，疼痛又出现，夜间由于全身血压低下，使疼痛更剧烈，常抱足而坐，彻夜难眠，严重地影响患者睡眠和日常生活。

其他常见症状还有肢体怕冷，沉重无力，麻木感，刺痛感，甚至烧灼感。有时患者感到一阵剧痛。这些症状起自缺血性神经炎，其严重性取决于局部缺血的程度和患者痛阈的高低。发绀、淤黑、冰冷、持续静息痛，夜间更为剧烈，甚至肢端出现坏疽或溃疡感染，严重者出现全身中毒症，往往导致心、脑、肾等血管病变。

【辅助检查】

首先进行抬高下垂试验：患者在暖室中 20 分钟后，平躺于床上，把肢体抬高 45°，1~2 分钟后，观察足底面的皮色，正常人保持粉红色，如有缺血显示苍白，然后令患者坐起，使肢体下垂，观察足背静脉充盈时间及足部发红时间，正常人的静脉充盈时间在 20 秒以内，发红时间在 10 秒以内。如果延长至 15 秒，发红为中度缺血，延长到 30 秒为缺血明显，延长至 60 秒为重度缺血。这种检查应当在温室内进行，以消除交感神经因素，并排除静脉曲张症。

（1）血脂测定

血胆固醇或（与）甘油三酯升高［胆固醇正常值 2.83~6.00mmol/L（110~230mg/dl）以下，甘油三酯正常值 0.23~1.24mmol/L（20~110mg/dl）］。

（2）脂蛋白醋酸纤维薄膜电泳测定

α-脂蛋白正常值为 30%~40%，β-脂蛋白为 60%~70%，前 β-脂蛋白为 0%~14.5%。一般说来，血清前 β-脂蛋白含量的变化常与甘油三酯含量的变化相一致，而 β-脂蛋白含量的变化则与血清总胆固醇的含量相一致。

（3）心电图检查

运动前、后的检查，证实有无冠状动脉因粥样硬化而受累情况。

（4）眼底检查

直接观察有无动脉硬化，并确定硬化程度和进展程度。心电图及眼底检查的目的是除外血栓闭塞性脉管炎，确诊是否有动脉硬化症。

（5）X线检查

X线平片如发现有动脉钙化阴影，在腹主动脉或下肢动脉显示有不规则斑点分布，在诊断上有特殊价值。整个动脉出现弥散而均匀的钙化或齿状钙化阴影，乃是动脉中层钙化的征象。X线检查可同时发现骨质疏松，尤其对有坏死或溃疡的患者，必须做足部摄片，以确定有无骨萎缩、骨髓炎或关节破坏等病变。这些病变都可能影响预后的好坏，并可作为选定治疗方法的依据。

动脉造影术或数字减影血管造影可显示动脉闭塞的正确部位及其涉及的范围，价值很大。对手术适应证和手术方法的选择具有决定性意义。它不但显示出闭塞或狭窄的部位和侧支循环，而且能了解病变上下端血管直径大小，尤其是远段血管床的情况。在下肢动脉硬化性闭塞的患者，动脉造影术最为理想，能显示从腘肌平面至足趾整个动脉系统的硬化情况。

（6）其他检查

动脉硬化性闭塞病的患者，应用皮肤测温、多普勒超声波、血压和流量测定，以及示波计测定等，可以估计下肢的血流情况。这些无损伤性检查，可以反复进行，而且操作简单易行，通过这些无损伤性检查可以明确病变部位，目前已广泛应用。

一般情况下，如临床上已经证实了下肢血液流通不畅，患者年龄又超过了40岁，约95%被认为由动脉硬化性闭塞病所引起。如果患者年龄较轻，则确定引起闭塞的病因就比较困难。若在X线平片中显示动脉斑状钙化，同时血浆中脂质含量显著增高，或兼有糖尿病，一侧股动脉或腹主动脉搏动减弱或消失，听诊发现杂音等体征，则有助于作出闭塞性动脉硬化病的诊断。

【治疗原则】

可根据情况采用非手术治疗和手术治疗。一般要注意饮食、戒烟、运动和药物治疗；50 岁以上健康人要注意预防，定期健康体检，多食清淡饮食。一旦发现血脂增高，要及时就诊，防止病情加重。

（1）非手术治疗

1）戒烟，控制高血压、高脂血症，适当运动，但不宜搬动重物。

2）药物治疗

①抗凝、抗血小板疗法：长期口服阿司匹林。②扩血管药治疗：直接作用小动脉药物：烟酸 50～100mg，tid，或环扁桃酯 100～200mg，qid，或己酮可可碱 200~600mg，tid。α 受体阻断剂妥拉唑林 25mg，tid，或酚妥拉明 25mg，tid。β 受体激动剂布酚宁 10mg，bid，或丁酚胺 25～50mg，tid。③溶栓治疗：选择克栓酶、蝮蛇抗栓酶、尿激酶任何一种，采用选择性动脉插管，在病变区经微量输液泵施行连续灌注。

（2）手术治疗

1）球囊扩张术

血管开通后，根据狭窄、闭塞病变部位、范围、程度选择大小适宜的球囊导管，置入球囊扩张导管，扩张闭塞段血管，扩张后再次行血管造影，观察血管球囊扩张效果。

2）血管内支架置入术

经溶栓和 PTA 治疗尚不满意者，可行血管内支架置入术。支架类型主要依据病变性质、部位、所需精确度的程度决定。跨关节区域常常选择柔韧性较好的自膨式支架，封堵漏口时需用覆膜支架，支架直径一般应大于球囊直径 1~2mm，长度大于病变长度 1~2cm。

3）动脉内膜剥脱术

一般认为，病变仅局限于髂动脉分叉处时可行动脉内膜切除术。横行或纵行切开动脉后，行内膜切除，范围包括管壁外弹力层，病变内膜需全部剥脱，将剥脱边缘的内膜予以缝合固定，一般可以直接关闭动脉切口，必要时可行补片防止管腔狭窄。

4）旁路转流术

①主-股动脉旁路转流术：采用人工血管行从肾下腹主动脉到腹股沟区股动脉的旁路移植，已经成为治疗主-髂闭塞病变的标准术式。主动

脉的近端可行端-端吻合，也可做端-侧吻合，端-端吻合通常适用于有瘤样变或腹主动脉的闭塞已经累及肾动脉水平的患者。该术式的优点是符合血流动力学的生理要求，术后具有较高的远期通畅率。②股-腘动脉旁路转流术：动脉硬化病变可以累及股总动脉、股浅动脉以及腘动脉、胫动脉，但是病变发展到引起狭窄、闭塞、血流显著减少的程度还要很长时间。因此，股-腘动脉旁路架桥治疗股-腘动脉硬化闭塞的适应证一般选择为：间歇性跛行距离在 500m 以内，药物治疗无效；保守治疗不能缓解的中度或重度静息痛；难以治愈的足或趾的溃疡或坏疽。

【护理诊断】

（1）慢性疼痛 与患肢缺血、组织坏死有关。	**（2）有皮肤完整性受损的危险** 与肢端坏疽、脱落有关。
（3）活动无耐力 与患肢远端供血不足有关。	**（4）潜在并发症** 出血、远端血管栓塞、移植血管闭塞、感染、吻合口假性动脉瘤。

【护理措施】

1. 术前护理

（1）生活调理 穿宽松鞋袜，经常更换，避免摩擦和受压。患肢注意保温，脚部保持干燥清洁，修剪趾甲，避免足部损伤，避免用冷水、温度过高的水洗脚。睡觉时取头高脚低位，使血液易灌注至下肢。	**（2）饮食调理** 饮食以清淡为主，可吃易消化的营养品，多食水果蔬菜、豆类食品。忌食高脂、油腻、不易消化及刺激性食物及含胆固醇高的食物。
（3）精神调理 该类患者多为中老年人，病程长，多呈进行性加重，故患者对该病感到十分恐惧，害怕肢体坏疽或截肢。应向患者详细解释，鼓励开导，使他们树立战胜疾病的信心，以积极的态度配合治疗。	**（4）运动调理** 走路步伐不宜过快，以免引起缺血症状发作。适当运动可增加侧支循环。但不能搬动重物。

2. 术后护理

（1）患肢保持合适体位，避免旁路血管受压，从而影响动脉供血，甚至导致手术失败。跨关节人工血管旁路术后肢体制动3周。

（2）观察切口渗血情况，如切口出现较多鲜红色渗血或渗血范围加大，应通知医生及时处理。

（3）观察肢体远端血运变化，观察内容包括患肢远端的皮色、皮温、足背动脉搏动情况，了解动脉供血程度。

（4）加强尿管护理，防止泌尿系感染的发生，鼓励患者多饮水以起到冲洗尿路的作用，会阴擦洗每天2次，更换尿袋每周2次，保持引流袋低于耻骨联合水平。

（5）加强皮肤护理，防止压疮发生，保持床铺平整、干燥、无皱褶，2小时协助患者翻身一次。

（6）加强肺部护理，指导患者正确的咳嗽、咳痰，防止呼吸道并发症的发生。

3. 出院指导

重视饮食及生活调理，戒烟，禁食高脂、油腻、不易消化及刺激性食物，患肢注意保温，适当运动可增加侧支循环。避免损伤，加强身体的抗病能力，患高血压、高脂血症、糖尿病者，应积极治疗原发病，严密监视病情，肥胖患者应减轻体重。

第六节　血栓闭塞性脉管炎

血栓闭塞性脉管炎，在中医里属"脱疽"范畴，是一种累及血管的炎症和闭塞性病变，主要侵袭四肢中小动静脉，以下肢血管为主。多见于亚洲，在欧美较少见，我国各地均有发病，而北方较南方多见，是周围血管疾病中的常见病。

【临床表现】

疼痛是血栓闭塞性脉管炎的主要症状之一，其基本原因是肢体缺血，如果伴有神经炎或继发感染则疼痛加剧。

（1）间歇性跛行（运动性疼痛）

在病程早期，患肢发凉、麻木，当患者行定一段路程后，小腿或足部肌肉发生胀痛或抽痛，如果继续行走，则疼痛加剧，最后被迫止步，休息片刻后，疼痛迅即缓解，而行走疼痛又复出现。随着病情的发展，行走距离逐渐缩短，止步休息的时间也增长。

（2）游走性血栓性浅静脉炎

血栓闭塞性脉管炎患者在发病的早期或疾病过程中，可在肢体反复发生游走性血栓性浅静脉炎，皮肤上出现痛性发红硬结、斑块及条索状物，常伴有轻度痛，急性发作持续 2～3 周后，红肿疼痛消退，皮肤上可遗留暗褐色色素沉着斑。经过一段时间又可复发。

【辅助检查】

（1）皮肤温度测定

脉管炎患者的患肢皮温均降低。在适宜室温下（20～25℃）患肢温度较正常低 2℃，即表示血液供应不足。

（2）血流动力学检查

表现为红细胞、血小板凝集性增强，血沉加快；全血黏度、血浆黏度增高。

（3）多普勒超声检查

利用足背和胫后动脉的踝肱指数，结合波形描记，可确定动脉狭窄或阻塞的位置和范围。

（4）动脉造影

可显示中小动脉节段性闭塞，闭塞之间的血管多表现为正常，但由于动脉造影对动脉的刺激，可引起动脉痉挛，加重患肢的缺血，故此检查不能作为非手术治疗前的常规检查手段。

（5）血流图检查

可显示血流速度变慢，图形变化与患病程度相一致。

【治疗原则】

1. 非手术治疗

（1）药物治疗

1）扩张血管和抑制血小板聚集药物

前列腺素 E_1（PGE_1）具有舒张血管和抑制血小板聚集作用，对缓解缺血性疼痛，改善患肢血供有一定效果；α 受体阻断剂（如妥拉唑林、酚妥拉明）和 β 受体兴奋剂苯丙酚胺有解除动脉血管的痉挛、扩张血管的作用；硫酸镁溶液有较好的扩血管作用；低分子右旋糖酐能降低血黏度、对抗血小板聚集，因而在防止血栓形成和改善微循环、促进侧支循环中，能起一定作用。

2）抗生素

并发溃疡感染者，应避免广谱抗生素，而根据细菌培养及药物敏感试验，选用有效抗生素。

3）支持疗法

对于病情重、体质差的患者应加强支持疗法，可给予高营养、高维生素，必要时输液、输血。

（2）高压氧疗法

在高压氧舱内，通过血氧量的提高，增加肢体血氧弥散，改善组织的缺氧状况。

（3）创面的处理

干性坏疽者，避免继发感染，用乙醇消毒后，无菌纱布保护，保持创面干燥；湿性坏疽者，应去除坏死组织，积极控制感染，可用敏感的抗生素溶液湿敷，当创面坏疽界限清楚、继发感染局限时，进行清创术。

（4）坏疽的处理

1）干性坏疽

保持创面干燥，避免继发感染。可用乙醇消毒后以无菌纱布保护，保持局部干燥。

2）湿性坏疽

去除坏死组织，积极控制感染。可用敏感的抗生素溶液湿敷。待坏疽边界清楚、感染控制后，做清创术或截肢术。

（5）疼痛的处理

疼痛主要是因肢体缺血，当肢端溃疡、坏疽并发感染时疼痛更剧烈。可采用中西药物以改善肢体缺血、减轻疼痛，但应注意慎用易成瘾的镇痛药如吗啡、哌替啶等。

2. 手术治疗

目的是增加肢体血供和重建血流通道，改善缺血引起的后果，常用术式有以下几种。

（1）腰交感神经节切除术

腰交感神经节切除后，能使手术侧下肢血管张力缓解，血管扩张，促进侧支循环的建立。但主要改善皮肤的血液供应，对肌肉的血液循环改善不明显，手术需切除腰 2~4 交感神经节和神经链，男性患者，避免切除两侧第 1 腰交感神经节，以免术后发生射精功能障碍。适用于腘动脉以下动脉搏动减弱或消失的第一、二期患者。一般术前应行腰交感神经阻滞试验，若阻滞后皮肤温度上升 1~2℃ 以上，术后一般效果较好。若皮肤温度维持原状，说明动脉已经闭塞，血管张力解除后，并不能增进血流，就不宜行交感神经节切除术。亦有注射化学药物破坏交感神经节的方法，称为化学性交感神经节切除术。

（2）动脉血栓内膜剥除术

适用于股动脉、腘动脉阻塞，动脉造影显示胫前动脉、胫后动脉或腓动脉中至少有一支动脉通畅者。血栓内膜剥除术有开放法和半开放法两种。前者动脉壁切口长，找出内膜和中层分离面后，直视下将血栓内膜剥除；后者切口小，以内膜剥除器剥除血栓内膜。

（3）动脉旁路移植术

适应证与血栓内膜剥除术相同。应用自体大隐静脉或人工血管，在闭塞动脉的近端、远端，行旁路移植，使动脉血流经移植的血管，供给远端肢体。移植材料，以自体大隐静脉最好。

（4）大网膜移植术

运用于腘动脉及其以下三支动脉广泛闭塞且静脉亦有病变者，分带蒂网膜移植与游离网膜移植两种。前者较简便，根据网膜血管的不同类型，将网膜裁剪延长，通过皮下隧道，将网膜引至肢体远端；后者较复杂，游离的网膜蒂血管与股血管分支吻合。

（5）肢体静脉动脉化

适用于动脉广泛性闭塞而静脉正常者。手术将动脉血流引入静脉，利用静脉系统作为向远端肢体灌注动脉血流的通道。分浅静脉型、高位深静脉型和低位深静脉型三种手术类型。

（6）截肢术

趾（指）端已有坏疽，感染已被控制，待坏死组织与健康组织间界线清楚后，可沿分界线行截趾（指）术。若肢体有比较广泛的坏死，合并毒血症或有难以忍受的剧烈疼痛，经各种治疗均无改善，可考虑行截肢术。

3. 中医治疗

（1）中药治疗

对于患肢皮肤出现损伤者，在未破溃时可选用冲和膏、红灵丹油膏外敷；亦可用红灵酒少许揉擦患肢足背、小腿。对于患肢皮肤出现溃疡破损，面积较小者，可外敷生肌玉红膏；面积较大出现坏死组织难以脱落者，可先用冰片锌氧油软化创面硬结痂皮，在炎症完全消退后再实施彻底的清创术。

（2）针刺疗法

针刺可调节神经血管功能，缓解肢体血管痉挛，促进侧支循环建立，从而改善局部血液循环。常用体针和耳针。

【护理诊断】

（1）慢性疼痛

与患肢缺血、组织坏死有关。

（2）组织完整性受损

与肢端坏疽、脱落有关。

（3）潜在并发症

出血、栓塞。

【护理措施】

1. 术前护理

（1）绝对戒烟

尼古丁可使血管收缩及动脉痉挛，也可造成坏疽，应帮助患者了解吸烟对肢体及生命的威胁，同时避免各种类型的被动吸烟。

（2）适当的营养

避免肥胖，进食低热量，低碳水化合物，低脂且富含维生素 B、维生素 C 的饮食，鼓励多摄入水分。

（3）保持足部清洁干燥

有足癣者宜及时治疗，对已发生坏疽的部位，应保持干燥，局部用消炎液湿敷。

（4）加强运动锻炼

可促进患肢侧支循环的建立，缓解症状，保存肢体，主要适用于病变较早期的患者。

(5) 适当保暖

患肢应注意保暖，防止受寒，但不可局部热敷，因为会加重组织缺氧，并容易烫破表皮导致溃破经久不愈，甚至坏疽。若要使四肢保暖，可将热水袋放于腹部，使血流增加，反射性扩张，四肢也可穿棉脚套或盖棉被保暖。

(6) 镇痛

疼痛是脉管炎最痛苦的症状，尤其在并发感染或坏疽时，可适当应用镇痛药，但应注意避免滥用成瘾的镇痛药，如吗啡、哌替啶等。

(7) 控制感染

术前应严格控制局部和全身感染。对有溃疡者应加强局部创面换药，控制感染；全身应用抗生素。

(8) 完善术前各项检查

全面评估患者各脏器的功能。

2. 术后护理

(1) 体位与活动

静脉手术后需抬高患肢30°，以利于静脉血液的回流，动脉手术后患肢平放即可。对血管重建者，静脉重建术后卧床制动1周，动脉重建术后卧床制动2周。自体血管移植者如愈合较好，卧床制动的时间可适当缩短。卧床期间，应鼓励患者做足背伸屈活动，以利小腿深静脉血液回流。

(2) 观察血管再通度

在血管重建术后的吻合处及动脉血栓内膜剥脱术后，需观察患肢远端的皮肤温度、色泽、感觉和脉搏强度来判断血管通畅度。如动脉重建术后出现肢端麻木、疼痛、皮色苍白、皮温降低、动脉搏动减弱或消失；静脉重建术后出现肢体肿胀、皮色淤紫、皮温降低或静脉怒张，应考虑血管重建部位发生痉挛或继发性血栓形成，必要时需考虑再次手术探查。

(3) 防治感染

术后密切观察患者体温变化和伤口局部情况，如发现伤口有红肿，应及早用红外线照射，并尽早使用抗生素控制感染。

3. 出院指导

(1) 戒烟，并避开吸烟环境，以免引起血管痉挛。

（2）戒酒，并注意采取低脂饮食，以免血液黏稠。

（3）适当活动，避免长时间行走，注意休息，患肢保暖，避免受冻或热敷。

（4）避免滥用易成瘾的镇痛药。

（5）定期复查。

第七节　腹主动脉瘤

腹主动脉是主动脉在腹部的延续，是人体最大的动脉，主要负责腹腔内脏和腹壁的血液供应。当腹主动脉某段动脉中层结构破坏，动脉壁不能承受血流冲击的压力而形成的局部或者广泛性的永久性扩张或膨出，使该段血管的直径超过正常腹主动脉直径的50%以上时，医学上就称之为腹主动脉瘤。

【临床表现】

（1）疼痛

疼痛是腹主动脉瘤较为常见的临床症状，约在1/3的患者表现出疼痛。其部位多位于腹部脐周、两肋部或腰部，疼痛的性质可为钝痛、胀痛、刺痛或刀割样疼痛。一般认为疼痛是瘤壁的张力增加，引起动脉外膜和后腹膜的牵引，压迫邻近的躯体神经所致。当巨大的腹主动脉瘤瘤体侵蚀脊柱，亦可引起神经根性疼痛。

（2）压迫症状

随着腹主动脉瘤瘤体的不断扩大，可以压迫邻近的器官而引起相应的症状。

1）肠道压迫症状

肠道是腹主动脉瘤最常压迫的器官，可出现腹部不适、饱满感、食欲下降，重者会出现恶心、呕吐、排气排便停止等不全肠梗阻或完全性肠梗阻等症状。

2）泌尿系压迫症状

由于腹主动脉瘤压迫或炎症性腹主动脉瘤侵犯到输尿管时可以出现输尿管的梗阻，肾盂积液。由于解剖学的关系，左侧输尿管最易受累。

3）胆管压迫症状

临床上比较少见。

（3）栓塞症状

腹主动脉瘤的血栓，一旦发生脱落便成为栓子，栓塞其供血的脏器或肢体而引起与之相应的急性缺血性症状。如栓塞部位为肠系膜血管，表现为肠缺血，严重者可引起肠坏死。患者出现剧烈的腹痛和血便，继而表现为低血压和休克以及全腹的腹膜刺激症状。栓塞至肾动脉，则可引起肾脏相应部位的梗死，患者表现为剧烈的腰痛和血尿。栓塞至下肢主要动脉时，则出现相应肢体的疼痛，脉搏减弱以至消失，肢体瘫痪，颜色苍白以及感觉异常等。

（4）腹部搏动性包块

腹部搏动性包块是腹主动脉瘤最常见、最重要的体征。肿块多位于左侧腹部，具有持续性和多方向性的搏动和膨胀感。腹部触诊也是诊断腹主动脉瘤最简单而有效的方法，其准确率在 30%~90%。

（5）破裂症状

腹主动脉瘤破裂是一种极其危险的外科急症。死亡率高达 50%~80%。动脉瘤的直径是决定破裂的最重要的因素。

【辅助检查】

（1）腹部正侧位片

有 67%~75% 的患者腹主动脉壁可有钙化影，并且有 2/3 的患者可通过其钙化的影像来粗略的判断动脉瘤的大小、但阴性的病例也不能否定腹主动脉瘤的存在。

（2）腹主动脉造影

对于了解动脉瘤的大小，腔内管壁的病变情况以及所属分支血管是否有病变，在一定的情况下有不可代替的作用。有选择地使用主动脉造影是非常必要的。

（3）血管超声

避免了电离辐射，为无痛性的非创伤检查，检查费用相对比较低，在血管横向及纵向上均能探测成像，患者检查方便。目前已被作为腹主动脉瘤的首选检测方法。据资料报道，直径 3cm 以上的动脉瘤即可被超声检查发现。

（4）CT 检查

CT 获得的是关于主动脉和身体其他结构的横截面图像，是目前检查主动脉瘤的最好方法之一。

（5）MRI 检查

MRI 是一种无创伤性检查，可以得到冠状面、矢状面和横断面等任何断层像。

（6）DSA 检查

比血管造影更为先进完善的检查方法，能测得各种血管口径，为动脉瘤腔内隔绝术提供准确的数据。

【治疗原则】

（1）非手术治疗

瘤体直径<5cm 时，视各种情况可保守治疗，但应密切随诊观察。

（2）手术治疗

瘤体直径>5cm 的患者应手术修复，对较小的病灶可进行修补，尤其是超声图显示动脉瘤有进行性增大且患者在其他方面是健康的应手术治疗。理想的治疗方法是手术将动脉瘤切除及血管重建手术，手术死亡率<5%。血管重建可选用涤纶或真丝人造血管，效果良好。

（3）介入治疗

为微创技术，创伤小，患者痛苦少，只需在一侧腹股沟处行 5cm 切口，游离出股动脉，另一侧行股动脉穿刺即可，用支架型人工血管行瘤体隔绝术。从而可消除腹主动脉瘤破裂及其他危险情况。

【护理诊断】

（1）疼痛

与腹壁张力增加、瘤体破裂有关。

（2）焦虑与恐惧

与疼痛、担心瘤体破裂有关。

（3）组织灌注异常

与动脉瘤破裂出血有关。

（4）潜在并发症

栓塞、出血。

【护理措施】

1. 术前护理

（1）防止腹主动脉瘤破裂

对较大的或疼痛严重的腹主动脉瘤患者，要警惕随时破裂的可能，应嘱患者卧床休息，减少活动范围，减少引起腹内压增高的因素，预防感冒，防

（2）双下肢血运观察

腹主动脉瘤常伴有附壁血栓形成，造成管腔狭窄，有时血栓脱落，出现急慢性下肢缺血症状，因此应注意观察下肢有

止咳嗽，保持大便通畅，避免用力过猛、屏气等；控制血压增高是预防动脉瘤破裂的关键，对原有高血压病史者应严密监测并控制血压。

无疼痛、皮肤苍白、皮温下降、感觉减退、运动障碍和末梢动脉搏动减弱或消失等缺血症状。

（3）做好患者的术前准备

对有营养不良的患者，术前应补充维生素、高蛋白、高热量及低脂饮食，必要时输血浆，以改善其营养状况，提高对手术的耐受力；对有心力衰竭、糖尿病患者应调整饮食，并给予药物治疗，待心功能改善，血糖控制在 10mmol/L 以下方可手术；对于吸烟的患者，应劝患者戒烟，并教会患者正确有效的卧位咳嗽、咳痰方法；帮助患者掌握肌肉收缩运动的训练方法，预防术后肺部感染及静脉血栓形成。

（4）完善术前各项检查

常规完成三大常规、凝血四项、D-二聚体、3P 试验、乙醇凝胶试验、肝肾功能、生化、心血管功能及结构检查，肺功能检查，全面评估患者的脏器功能。

（5）术前准备

术前 1 周开始口服肠溶阿司匹林 50mg 每天 1 次，双嘧达莫 25mg，每天 3 次，术前应用抗生素。术前 1 天穿刺部位皮肤消毒，做碘过敏试验。术前留置导尿管，测量基础尿量，心功能不全者，术前避免使用阿托品，只用镇静药。

2. 术后护理

（1）呼吸道管理

患者术后常规气管插管应用人工呼吸机辅助呼吸，防止术后 ARDS 的发生，应注意做好呼吸道内的湿化和吸痰，保持呼吸道通畅。停用呼吸机后给予持续吸氧，有利于增加组织氧供，避免缺氧和二氧化碳蓄积。严密观察患者的呼吸动度，常规监测血氧饱和度，及时行血气检查，必要时拍摄肺部 X 线片。

（2）严密观察生命体征变化

持续心电、血压及氧饱和度的监测，观察动脉瘤术后早期破裂征象。

（3）下肢血运的观察

注意双下肢皮温、皮色、感觉及动脉搏动情况，观察是否有血栓形成及内支架堵塞现象发生。正常皮肤呈淡红色，有光泽，富有弹性，皮肤温度与通过皮肤的血流量成正比，双下肢足背动脉和胫后动脉搏动对称有力。鼓励患者早期下床活动可减少血栓发生率。

（4）预防肝肾衰竭

1）术后留置尿管，在严密监测 CVP 下，持续动态观察尿量、尿比重、pH，使尿量不少于 50ml/h。

2）补足液体量，术后患者的血红蛋白应保持在 90g/L 以上，贫血者应适当输血，维持稳定血压，血压应将其维持在 140～150/80～90mmHg，必要时可使用硝普钠降压，但血压不能低于 140/90mmHg，必须保持稳定的肾动脉灌注压。

3）血压过低者可使用多巴胺静滴，以提高血压、扩张肾血管，并可口服妥拉唑林 25～50mg，每天 3 次，以防止肾动脉痉挛。

（5）术后抗凝药物的使用

为预防血栓形成，术中及术后应使用抗凝剂及抗血小板聚集药，应使用输液泵静脉补液，以便准确调整抗凝药物进入人体内的速度。应定期检测有关凝血指标，注意有无出血倾向，发现异常及时通知医生，以调整使用药物的剂量及间隔时间。

（6）内漏及破裂的护理

术后内漏是目前腔内隔绝术后存在的主要问题，其原因主要来自复合体近端与颈主动脉壁之间的裂隙，复合体远端与主动脉壁间的反流，人造血管的微破损以及腰动脉和肠系膜下动脉的反流等。部分内漏可发生血栓栓塞而自行封闭，继而腹主动脉瘤缩小，部分内漏如不治疗可逐渐增大直至破裂，对于可能诱发动脉瘤破裂者，应及时行传统的开腹手术治疗。护理中应密切观察血压和腹痛情况，及时发现病情变化，及时处理。

3. 心理护理

患者术前对手术能否成功治愈、手术后并发症及家庭经济条件等出现担忧心理，护理人员应关心体贴患者，加强心理护理，解除或减轻患者各种消极的心理负担，避免精神紧张致血压升高。详细介绍手术过程，着重强调手术的正面效果，积极配合手术。

4. 出院指导

（1）每半年复查 B 超 1 次。

（2）经常自我检查有无搏动性肿块。

（3）高血压患者应遵医嘱服药控制血压。

（4）注意有无下肢血栓形成的症状。

第八节　下肢深静脉血栓形成

深静脉血栓形成是指血液在深静脉不正常的凝结，好发于下肢，其发病率为上肢的 10 倍，深静脉血栓形成在急性阶段如不及时诊断和处理，一些患者可因血栓脱落造成肺动脉栓塞，此外，未能及时处理者，多数不能幸免慢性血栓形成后遗症的发生，造成患者长期病痛，影响生活和工作能力，严重者可以致残。下肢深静脉血栓形成，属于中医学的"股肿"、"脉痹"范畴。

【临床表现】

1. 症状

深静脉血栓形成的临床症状可能有部分局部症状，部分患者无明显临床症状，发病时即以肺栓塞为首发症状。深静脉血栓形成多为单侧，患肢局部肿胀、发热，沿血管走向可有压痛，可触及条索样改变；部分患者可见皮肤呈蓝紫色，为静脉内淤积的还原血红蛋白所致，称之为蓝色炎症疼痛症；亦有部分患者腿部出现明显的水肿使组织内压超过微血管灌注压而导致局部皮肤发白，称之为白色炎症疼痛症，可能伴有全身症状。浅静脉血栓可见静脉壁可能有不同程度的炎性病变。

2. 体征

静脉压测定：患肢静脉压升高，提示其测量处近心端静脉有阻塞。

【辅助检查】

（1）肢体多普勒超声及成像检测

是一种无创的检查，可提供血流动力学和血管影像方面的资料，判断静脉的通畅性和是否存在血液反流。

（2）肢体光电容积描记仪检查

通过记录下肢静脉容积减少和静脉再充盈时间来反映静脉血容量的变化，判别深浅静脉和穿通静脉瓣膜功能和反流情况。

（3）静脉压测定

可间接了解瓣膜功能，常作为筛查检查。正常时，站立位活动后足背浅动脉压平均为 10~30mmHg，原发性下肢静脉曲张为 25~40mmHg。深静脉瓣膜关闭不全时，可高达 55 ~ 85mmHg。

（4）静脉造影

1）顺行性造影

主要了解深静脉的通畅情况，当行 Valsalva 动作时可以观察瓣膜的功能。

2）逆行性造影

是观察瓣膜反流的最好方法。反流程度的分级目前主要按照 Kistner 标准判断分为 5 级。

0 级：平静呼吸时，无造影剂通过瓣膜向远端泄漏。

1 级：仅有少量造影剂通过股浅静脉最高一对瓣膜泄漏，不超过大腿近段。

2 级：少量造影剂通过瓣膜而倒流至腘窝平面。

3 级：多量造影剂通过瓣膜而倒流至小腿。

4 级：造影剂向远端逆流至踝部。

一般认为 1 级为轻度反流，2、3 级为中度，4 级为重度。

【治疗原则】

（1）非手术治疗

该方法适用于以下情况。

1）病变局限，症状较轻。

2）妊娠期间发病，不能耐受手术者。

患肢穿着医用循序减压袜或用弹性绷带，医用循序减压袜的压力差应远侧高而近侧低，以利于静脉血液回流。此外，还应避免久站，间歇抬高患肢。

（2）硬化剂注射

该方法是将硬化剂注入曲张的浅静脉内造成化学性静脉内皮损伤和炎症，导致静脉内血栓形成和纤维性闭塞。适用于病变小而局限者，亦可作为手术的辅助疗法，以处理残留的曲张静脉。

（3）手术治疗

适于3~4级反流者。手术方法很多，可根据患者情况选择。

1）股浅静脉腔内瓣膜成形术

适用于较狭窄、瓣膜破坏不严重者。通过缝线，将松弛的瓣膜游离缘缩短，恢复其正常的单向开放功能。

2）股浅静脉腔外瓣膜成形术

通过静脉壁的缝线，将两个瓣叶附着线形成的夹角，由钝角恢复至正常的锐角，恢复闭合功能。

3）股静脉壁环形缩窄术

在正常情况下，瓣窦宽径大于非瓣窦部位静脉的宽径，因而利用缝线、组织片或人工血管补片包绕于静脉外，缩小其管径，恢复瓣窦与静脉的管径比例，瓣膜关闭功能随之恢复。

4）带瓣膜静脉段移植术

适应于下行性静脉造影示原发性深静脉瓣膜关闭不全Ⅲ~Ⅳ级或因瓣膜缺如或松弛过多无法做瓣膜成形术者。在股浅静脉近侧植入一段带有正常瓣膜的静脉，替代失去功能的瓣膜，阻止血液倒流。

5）半腱肌-股二头肌祥腘静脉瓣膜代替术

用于治疗原发性深静脉瓣膜功能不全及血栓形成后遗症完全再通后瓣膜遭破坏者。手术适应证广，血管外操作，损伤小。手术原理是构建半腱肌-股二头肌U形腱祥，置于腘动静脉之间，利用肌祥间歇收缩与放松，使腘静脉获得瓣膜样功能。由于深静脉瓣膜关闭不全同时伴有静脉曲张，因此需要同时做大隐静脉高位结扎、曲张静脉剥脱，已有足靴区色素沉着或溃疡者，尚需做交通静脉结扎术。

【护理诊断】

（1）急性疼痛

与深静脉回流障碍或手术创伤有关。

（2）自理缺陷

与急性期需绝对卧床休息有关。

（3）潜在并发症

出血、肺动脉栓塞。

【护理措施】

1. 术前护理

（1）饮食护理

多食青菜、水果，多饮水。应少吃猪肉、少饮酒、少吃刺激性食物以防病情加重，有皮炎或溃疡者尤需注意不要吃鱼、虾等。

（2）预防便秘

保持大便通畅，便秘时行腹部环形按摩，养成定时排便的习惯，必要时遵医嘱服用缓泻剂。

（3）预防血管痉挛

严格戒烟，因烟中尼古丁刺激血管引起痉挛，患者应戒烟并远离吸烟环境。患肢保暖，避免寒冷刺激引起血管痉挛。

（4）患肢有水肿者

术前数日嘱患者卧床，抬高患肢30°～40°，使患肢位置高于心脏水平，有利于静脉、淋巴回流，从而减轻患肢水肿。避免长期站立，必要时行膝踝关节功能锻炼，促进静脉回流，严禁按摩、推拿患肢。

（5）皮肤慢性炎症或皮炎者

需应用抗生素及局部外敷抗感染药物，直至炎症消退后再安排手术。无皮炎及溃疡者每晚洗脚是一个良好习惯，可以促进血液回流，排泄淤积的毒素。下肢皮肤薄弱处应加以保护，以免破损。

2. 术后护理

（1）早期活动中，下肢静脉剥脱术后即用弹力绷带加压包扎，卧床期间指导患者做足背伸屈运动，术后借助于腓肠肌收缩和舒张挤压静脉血液回流。24～48小时后鼓励患者下床活动，应避免静坐或静立不动，促进下肢静脉回流，以免下肢深静脉血栓形成。一般2周后拆去绷带。

（2）注意观察弹力绷带加压情况，若患肢疼痛是因绷带过紧，应及时松开弹力绷带，重新包扎不宜过紧。

（3）鼓励患者及早小便，以免膀胱过度充盈，出现尿潴留。

（4）卧床时抬高患肢30°～40°，以利于静脉回流。观察肢体远端血运，观察的内容包括皮色、皮温、足背动脉搏动、感觉和运动。

（5）观察刀口渗血情况，如局部渗血范围加大，颜色加深，应及时通知医生。

（6）维持良好姿势，坐时双膝勿交叉过久，以免压迫腘窝静脉、影响腘窝静脉回流。

（7）避免引起腹内压和静脉压增高的因素，保持大便通畅防止便秘，避免长时间站立，肥胖者应有计划地减轻体重。

（8）保护患肢血管，除平时不要长时间站立、行走及久坐不动外，还应应用弹力绷带或弹力袜进行进一步保护，其大小及力度应根据具体情况而定，开始应由医生指导，自己熟练后自我应用及维护。

3. 出院指导

（1）饮食、宜食高纤维素饮食，刺激肠蠕动，预防因便秘使腹压升高而影响静脉回流。

（2）保护血管：预防寒冷，避免久立久坐，卧床时抬高患肢，下床活动时，患肢包扎弹力绷带或穿着医用循序减压袜，借助压力梯度挤压血液回流。

（3）改善下肢血液循环：一般需久站或久坐工种的工作人员，应定时改变体位，改善下肢血液循环。

（4）戒烟：烟草中的尼古丁可致血管损伤，影响肢体血供。

（5）按时服药：遵医嘱用药，尤其是抗凝药。

（6）定期门诊复查。

第九节　原发性下肢深静脉瓣膜功能不全

原发性深静脉瓣膜功能不全属于慢性下肢静脉功能不全的范畴，指深静脉瓣膜缺陷不能对抗近侧血柱重力，静脉腔内压力持久升高，从而引起的血液倒流性疾病。本病不同于下肢深静脉血栓形成后遗症，虽然二者的临床表现相类似，但无论病因、病理解剖和病理生理都不尽相同。下肢深静脉瓣膜功能不全远比血栓形成后遗症更为常见。

【临床表现】

（1）深静脉血栓形成的患者中有相当一部分并无症状，当血栓导致血管壁及其周围组织炎症反应，以及血栓堵塞静脉管腔，造成静脉血液回流障碍后，依据病变部位不同，可造成各异的临床表现，急性期主要表现为下肢肿胀、疼痛、代偿性浅静脉曲张，一般认为急性深静脉血栓形成 3~6 个月后，即进入后遗症期。

（2）下肢深静脉血栓形成有三种类型：即周围型、中央型和混合型。

1）周围型

也称小腿肌肉静脉丛血栓形成。是手术后深静脉血栓的好发部位，血栓形成后，因血栓局限，全身症状不明显，主要表现为小腿疼痛和轻度肿胀，活动受限，经治疗多数可溶解，也可自溶，少数未治疗或治疗不当，可向大腿扩展而成为混合型，小栓子脱落可引起轻度肺动脉栓塞。

2）中央型

也称髂股静脉血栓形成。是指髂总、髂外到股总静脉范围内血栓形成，以左侧多见，表现为臀部以下肿胀，下肢、腹股沟及患侧腹壁浅静脉怒张，深静脉走向压痛，皮肤温度升高。血栓向上可延伸至下腔静脉，向下可累及整个下肢深静脉，成为混合型，血栓脱落可导致肺动脉栓塞，威胁患者生命。

3）混合型

即全下肢深静脉主干均充满血栓，可以由周围型扩展而来，开始症状较轻，以后肿胀平面逐渐上升，直至全下肢水肿，也可以由中央型向下扩展所致，其临床表现不易与中央型鉴别。

【辅助检查】

（1）肢体容积描记

最常用的是组抗容积描记（IPG），其原理是使下肢静脉达到最大充盈后，观察静脉最大流出率。

（2）多普勒超声

利用多普勒信号观察血流频谱，以及超声成像系统对血管不同方向的扫描，能相当可靠地判断主干静脉内是否有血栓，是一种简便有效的无创性检查方法。

（3）静脉压力测定

穿刺足背静脉，与压力传感器和记录仪连接，以测量静脉压，正常人站立时，患者心脏至地面的垂直距离代表静息静脉压力。

（4）^{125}I 纤维蛋白原摄入检查

利用放射性核素，^{125}I 的人体纤维蛋白原能被再形成的血栓所摄取，每克血栓中的含量要比等量血液多 5 倍以上，因而形成放射显像。

（5）静脉造影检查

静脉造影检查被认为是诊断的"金标准"，其缺点是侵入性和需使用造影剂，碘过敏和肾功能不全者不能施行此项检查，虽然这是一种创伤性检查，但能使静脉直接显像，可以有效地判断有无血栓，血栓的位置、范围、形态和侧支循环的情况。

【治疗原则】

（1）非手术疗法

适用于周围型及超过 3 天以上的中央型和混合型。

1）卧床休息和抬高患肢

卧床休息 1~2 周，避免活动和用力排便，以免引起血栓脱落。垫高床脚 20~30cm，使下肢高于心脏平面，可改善静脉回流，减轻水肿和疼痛。开始下床活动时，需穿弹力袜或用弹力绷带，使用时间因栓塞部位而异：小腿肌肉静脉丛血栓形成使用 1~2 周；腘静脉血栓形成，使用不超过 6 周；髂股静脉血栓形成，可用 3~6 个月。

2）抗凝疗法

是治疗急性深静脉血栓形成最主要的方法，常作为溶栓疗法与手术取栓术的后续治疗，其目的是防止已形成的血栓扩散和其他部位新的血栓形成，能促使血栓静脉的再血管化和减少血栓形成的后遗症。适应证为急性深静脉血栓形成及血栓取出术后，或以往有肺栓塞病史者。禁忌证为有出血疾病史、严重肝肾功能不良、有溃疡病出血、脑出血和其他疾病出血史者。抗凝疗法大致 4 周左右，一般开始或急症时先用肝素，延续 5~7 天，第 6 天开始可口服香豆素类衍化物，常用的抗凝药物有肝素和香豆素类衍生物。

肝素为非常有效的抗凝药物，一般成人剂量 1~1.5mg/（kg·d），每 4~6 小时静脉或肌内注射 1 次，并监测试管法凝血时间，以控制在 15~20 分钟为宜，若小于 15 分钟或大于 20 分钟，应增大或减少剂量。

香豆素衍生物常用的有华法林、醋硝香豆素和双香豆乙酯等，一般用药后 24~48 小时开始发生效用，故常与肝素联合应用。一般在联合用药 2 天后，停止应用肝素，而用本药维持量。维持抗凝治疗时间，应按照病情和血栓形成的部位而定。小腿深静脉血栓形成，需维持 4~7 周；髂股静脉血栓形成，需 3~6 个月。用药期间，应监测凝血酶原时间，使其控制在 20~30 秒。目前临床常用华法林，一般第 1 天 10~15mg，第 2 天 5mg，以后应用维持量，每天 2.5mg 左右。

3）溶栓疗法

在发病的 7 天内可采用溶栓疗法，其禁忌证同抗凝疗法。常用的药物有链激酶和尿激酶，都是纤维蛋白溶解系统的激活剂，使纤维蛋白原转变为纤维蛋白酶，具有溶解血栓的作用。常用药物有尿激酶、链激酶和纤维蛋白溶酶。

①链激酶

从溶血性链球菌的培养液中提制。成人首次剂量为 50 万 U，溶于 5% 葡萄糖溶液中，在 30 分钟内静脉滴入，以后按 10 万 U/h 的维持剂量，连续静脉滴注，直到临床症状消失，并再继续维持 3~4 小时，疗程一般 3~5 天。用药期间，应监测凝血酶时间和纤维蛋白原含量。凝血酶时间正常 15 秒左右，使控制在正常值的 2~3 倍。纤维蛋白原正常 2~4g/L，不宜低于 0.5~1g/L。

②尿激酶

从人尿中提取，不良反应小，优于链激酶。国外用药剂量较大，首次剂量 3000~4000U/kg，在 10~30 分钟内静脉滴入，疗程一般 12~72 小时。国内多用小剂量，一般 3 万~5 万 U，每天 2 次。以后根据监测纤维蛋白原及优球蛋白溶解时间，若纤维蛋白原低于 2g/L，或优球蛋白溶解时间小于 70 分钟，均需暂停用药 1 次，可延续应用 7~10 天。

③纤维蛋白溶酶（纤维酶，血浆酶）

首次注射剂量为（5 万~15）万 U，静脉滴注，以后每隔 8~12 小时注射 5 万 U，共 7 天。

4）祛聚疗法

临床常用的有低分子右旋糖酐、阿司匹林和双嘧达莫等，可抑制血小板聚集。

5）中药

可用消栓通脉汤（丹参、川芎、当归、牛膝、水蛭、土鳖虫、穿山甲）加味。

（2） 手术疗法

1） 静脉血栓取出术

适用于病期在 3 天以内的中央型和混合型。可切开静脉壁直接取栓，现多用 Fogarty 带囊导管取栓，手术简便。

2） 下腔静脉结扎或滤网成形术

适于下肢深静脉血栓形成向近心端伸延达下腔静脉并发肺栓塞者。下腔静脉结扎，术后心排出量突然减少，可造成死亡，且并发下肢静脉回流障碍，现多不主张应用，而以各种滤网成形术代替。

3） 原位大隐静脉移植术

本手术仅适用于股腘静脉血栓形成，方法非常简单，只需要膝后显露腘静脉，将大隐静脉远侧与膝以下腘静脉做端侧吻合。但必须具备下述条件：大隐静脉近端以上的股静脉和髂静脉通畅；小腿部深静脉通畅；大隐静脉无曲张及栓塞且瓣膜功能良好。本手术只需做一个吻合口，使同侧大隐静脉取代了股腘静脉的血液回流功能。

4） 大隐静脉转流移植术

适用于近侧髂股静脉血栓形成，股静脉中下段及小腿深静脉无明显继发血栓的病例。在患侧股静脉部位做一纵行切开，剖出管腔通畅的股浅静脉一段备用。继而分离健侧大隐静脉，结扎、切断各分支，分离至膝以下达足够长度，在近股静脉处暂时阻断大隐静脉，于远端切断大隐静脉，腔内充盈肝素溶液（肝素 20mg 加生理盐水 100ml）。大隐静脉远端经耻骨上皮下脂层隧道引向患侧股浅静脉。全身肝素化（肝素 1mg/kg）后做大隐静脉与股浅静脉端侧吻合术。为提高吻合口通畅率，可在患肢吻合口远端加做暂时性动静脉瘘，并预置两根缝线于动静脉瘘处，将缝线引出皮肤外，3~4 周待吻合口血管内膜愈合，再结扎此动静脉瘘。

5） 带蒂大网膜移植术

髂股静脉血栓形成患者，如健侧或患肢的大隐静脉均不能利用（如已切除或曲张、栓塞等），可采用带蒂大网膜移植术。

（3） 中医治疗

1） 中药治疗

根据临床表现，中医辨证急性期多属湿热下注证，慢性期属血瘀湿重证，二者之间还有一个比较模糊的"迁延期"，其时间长短难以界定。中医辨证属血瘀湿阻夹热之证。脉痹饮以活血化瘀、利湿消肿、清热凉血为原则组方。

2）肿消散外敷

肿消散是以芒硝、冰片为主要成分，外加三黄散按一定比例，配成的一种外治剂，利用芒硝的脱水作用和冰片能够改变皮肤通透性的原理以及三黄散的消炎利湿、活血化瘀的作用，能够迅速吸收组织间液，减轻肢体张力促进侧支循环的开放，使肢体血管扩张，改善血液循环，达到肢体消肿的目的。

【护理诊断】

（1）活动无耐力	**（2）皮肤完整性受损**
与下肢静脉回流障碍有关。	与皮肤营养障碍、慢性溃疡有关。
（3）自理缺陷	**（4）潜在并发症**
与需绝对卧床休息有关。	肺栓塞、出血。

【护理措施】

1. 术前护理

（1）病房安静、整洁、减少不良刺激，使患者保持良好的精神状态，有利于血液运行及疾病的康复。

（2）饮食宜清淡，忌食油腻、辛辣等食物，进食低脂且富含纤维素的饮食，保持大便通畅，减少用力排便而致腹压增高，影响下肢静脉回流。说服患者严格戒烟。烟草中的尼古丁可使血管强烈收缩，指（趾）皮温降低 $2.5 \sim 3.5℃$。

（3）体位疗法：急性期患者应绝对卧床休息 10~14 天，患肢抬高，高于心脏水平 20~30cm，床上活动时避免动作过大，禁止按摩患肢，待血栓机化黏附于静脉内壁，以防血栓脱落，发生肺动脉栓塞。膝关节屈曲 15°，使髂股静脉呈松弛不受压状态，并可缓解静脉牵拉。避免膝下垫枕，以免影响小腿静脉回流。

（4）观察患肢皮温、脉搏的变化，每日测量并记录患肢不同平面的周径，以判断治疗效果。

（5）中药肿消散外敷的护理

1）防止药物聚集成堆，以保证皮肤与药物的有效接触面积，湿后及时更换，以保证药物的渗透作用，避免发生皮肤湿疹和皮肤压伤。

2）药物外敷要保持连续性，不能间断。

3）药物外敷过程中要密切观察患肢血运情况，每日行患肢定点周径测量，测量部位为髌骨上缘上 15cm，髌骨下缘下 10cm 以及踝上 5cm。

2. 术后护理

（1）体位

术后需抬高患肢 30°，以利于静脉回流，减轻肢体肿胀。

（2）活动

深静脉血栓取栓术后，鼓励患者尽早活动，以免血栓再次形成、延伸而并发肺栓塞。

（3）血管通畅度的观察

血管取栓术后需观察患肢远端的皮肤温度、色泽、感觉和脉搏强度来判断血管通畅情况。如患肢高度肿胀，皮肤苍白，或是暗紫色，皮温降低，足背动脉搏动消失，说明有发生股白肿或股青肿的可能，应立即通知医生紧急处理。

（4）置管溶栓的护理

将溶栓导管与微量注射泵连接，根据凝血指标，经溶栓导管泵入溶栓，抗凝药物，导管引出皮肤处每日用 0.05% 聚维酮碘消毒，更换无菌敷料，全身性应用抗生素，防止局部感染和导管菌血症发生。

（5）抗凝及溶栓治疗的护理

溶栓或抗凝治疗过程中，无论采用何种给药途径，均应常规在给药前 1 小时用试管法测定凝血时间，以调节下次注射剂量。

（6）并发症的观察

1）出血倾向的观察

出血是 DVT 最常见的并发症，在治疗护理过程中，除定时检测凝血时间及凝血酶原时间外，还应严密观察生命体征变化，观察切口、穿刺点、鼻、牙龈部有无异常出血及有无血尿、黑便等，必要时做尿常规、粪便潜血检查，严格遵医嘱用药，用药剂量准确。发现异常报告医生并及时处理。

2）肺栓塞的观察

肺栓塞是下肢深静脉血栓形成最严重的并发症之一。一般在血栓形成 1~2 周发生，多发生在久卧开始活动时，因此在血栓形成后的 1~2 周内及溶栓治疗早期，应绝对卧床休息，床上活动时避免动作过大，禁止按摩、挤压或热敷患肢，保持大便通畅，避免屏气用力的动作。肺动脉栓塞发生率一般为 10%，也有报道为 51%。发生时间：血栓形成后 1~2 周。主要症状：胸闷、胸痛、呼吸困难、咳嗽、咯血、发绀、血压下降。

（7）医用循序减压袜和弹力绷带的应用

急性期过后，开始下床活动时，需要穿医用循序减压袜或医用弹力绷带，能够提供不同程度的外部压力。通过将外部压力作用于静脉管壁来增加血液流速和促进血液回流，以及维持最低限度的静脉压有利于肢体肿胀的消退。

（8）增加活动量

鼓励恢复期的患者逐渐增加活动量，如增加行走距离和锻炼下肢肌肉的活动量，以促进下肢深静脉再通和建立侧支循环。

3. 出院指导

（1）增加活动，长期卧床者定时翻身、深呼吸、咳嗽，做膝关节的伸屈运动、内外翻、环转运动，鼓励患者的足和趾经常主动活动。

（2）避免血液淤滞，避免膝下垫硬枕、过度屈髋。

（3）预防静脉管壁受损，静脉注射时保护血管。

（4）严格戒烟，避免烟碱对血管的刺激作用。

（5）穿着医用循序减压袜。

（6）低脂肪、高纤维素饮食，保持大便通畅。

（7）遵医嘱服药，定期检查。

第十三章　心血管常见介入诊疗技术及护理

第一节　心脏起搏器安置术及护理

心脏起搏器是一种植入于体内的电子治疗仪器。应用脉冲发生器发放人工脉冲电流，刺激心脏使之激动和收缩，以模拟心脏的冲动发生和传导等电生理功能，达到治疗某些心律失常所致的心脏功能障碍的目的。

一、临时起搏器安置术及护理

【适应证】

（1）药物中毒（如洋地黄、抗心律失常药物过量）等引起的有症状的窦性心动过缓、窦性停搏等。

（2）可逆性的或一过性的房室阻滞或三分支阻滞，伴有阿-斯综合征或类似晕厥发作。

（3）潜在性窦性心动过缓或房室阻滞，需做大手术或分娩者，置入临时起搏器以作为保护性起搏。

（4）获得性尖端扭转型室性心动过速，药物治疗无效，置入临时起搏器以提高心率。

【禁忌证】

临时性一般用于抢救，故无绝对禁忌证。若不在抢救时应用，禁忌证主要是尚未控制的感染。

【操作方法】

| 1. 术前准备 | 2. 手术方法 |

（1）所需物品：①药品：消毒用碘伏或碘酒，70%乙醇。局部麻醉药：1%利多卡因或1%普鲁卡因。抢救药：抗心律失常药、升压药、抗过敏药等。②穿刺针及静脉穿刺鞘，双极临时起搏导管，临时起搏器。③心电监护仪和心脏电复律除颤器和氧气、气管插管吸痰器等。

（2）向患者说明手术中需与医师配合的事项，签署手术知情同意书。

（3）备皮，建立静脉通道。

（1）采用经皮股静脉或锁骨下静脉穿刺的方法，在 X 线透视下，将起搏导管置入右心室心尖部。

（2）确认电极导管接触右心室满意后，测定起搏阈值小于 1V，将导管的尾部与起搏器连接，以增加 3 倍阈值电压或更大电压按需起搏。

（3）将静脉鞘退出皮肤外，穿刺处缝一针或以消毒胶布固定导管，加压包扎。

3. 术后处理

（1）患肢保持制动，平卧位或左侧斜位。

（2）心电图或心电监护仪监测起搏和感知功能。

（3）预防性应用抗生素。

（4）妥善放置临时起搏器终端，每日查看电池情况，留备用电池备随时更换。

【护理措施】

（1）置入前向患者解释操作过程，可先给患者镇静药以减轻焦虑、不安。

（2）置入后密切监测心电图和生命体征及血电解质的变化。监测 12 导联心电图及胸部 X 线片，确定电极位置。

（3）起搏阈值太高，说明电极与心内膜接触不良，此时应改变电极位置。

（4）术后平卧 24 小时，经股静脉置入临时起搏器者，需绝对卧床休息，避免手术侧肢体屈曲和过度活动，防止电极移位、脱落或刺破右心室。术侧肢体应按时按摩，促进血液循环，防止静脉血栓的发生。

（5）观察穿刺部位，适时更换敷料。

（6）观察有无出现呃逆或腹肌抽动现象。

二、永久起搏器安置术及护理

【适应证】

（1）病态窦房结综合征：表现为症状性心动过缓；或必须使用某些类型和剂量的药物进行治疗，而这些药物又可引起或加重心动过缓并产生症状者。

（2）因窦房结变时性不良而引起症状者。

（3）任何阻滞部位的三度和高度房室阻滞伴下列情况之一者：①有房室阻滞所致的症状性心动过缓（包括心力衰竭）；②需要药物治疗其他心律失常或其他疾病，而所用药物可导致症状性心动过缓；③虽无临床症状，但业已证实心室停搏≥3秒或清醒状态时逸搏心率≤40次/分；④射频消融房室交界区导致的三度房室阻滞；⑤心脏外科手术后发生的不可逆性房室阻滞；⑥神经肌源性疾病伴发的房室阻滞。

（4）任何阻滞部位和类型的二度房室阻滞产生的症状性心动过缓。

（5）双分支或三分支阻滞伴间歇性三度房室阻滞。

（6）双分支或三分支阻滞伴二度Ⅱ型房室阻滞。

（7）交替性双侧束支阻滞。

（8）反复发作的颈动脉窦刺激导致的晕厥，或在未使用任何可能抑制窦房结或房室传导药物的前提下，轻微按压颈动脉窦即可导致超过3秒的心室停搏者。

【禁忌证】

无绝对禁忌证，其相对禁忌证如下。

（1）尚未控制的感染。

（2）严重的肝、肾功能不全及心功能不全。

（3）电解质紊乱及酸碱平衡失调尚未被纠正。

（4）出血性疾病及有出血倾向者。

（5）糖尿病血糖未控制者。

【操作方法】

1. 术前准备

（1）安装心脏起搏器需要具备一定条件和设备，包括手术间、专业人员、仪器（X线机、起搏分析仪、心电图监护记录仪、除颤器、麻醉机及急救药品）。

（2）与患者及家属充分沟通，使其了解植入起搏器的必要性及风险，向患者说明术中需与医师配合的事项，签署知情同意书。

（3）术前停用一切活血药、抗血小板药和抗凝制剂，以免囊袋内渗血形成血肿，继发感染。

（4）麻醉：除非不能配合手术的年龄太小儿童和少数老人，经静脉插入心内膜电极导线安装起搏器一般均采用局麻。术前可给予少量镇静剂（如地西泮），特别是对于精神紧张的患者。

2. 手术方法

（1）术区充分消毒，铺手术巾。

（2）穿刺锁骨下静脉或切开头静脉建立导线插入的静脉通路。

（3）于左侧或右侧锁骨下第 1 肋间做一约 5cm 横切口，分离皮下组织至胸大肌筋膜，做一与脉冲发生器大小相适应的囊袋，充分止血。

（4）在 X 线透视下，操纵调整电极，使心房电极头端固定于右心房心耳部，使心室电极头端固定于右心室心尖部。

（5）应用起搏分析仪测定心房及心室电极的阈值电压、阻抗、P 波和 R 波振幅等，调整导线位置，直至各项测定值良好。

（6）将电极导线尾端插入脉冲发生器相应孔中，旋紧固定。将脉冲发生器置入囊袋中，逐层对紧缝合皮下、皮肤组织。

3. 术后处理

（1）术区沙袋压迫 6 小时，平卧 24~48 小时，禁下地 48~72 小时。

（2）术侧上肢避免剧烈活动、扩胸运动等 3 个月。

（3）预防性应用抗生素 3~5 天。监测体温、血象变化。

（4）术后连续心电图检查 3 天，观察起搏器工作情况。

（5）定期门诊随访，起搏器程控。

【护理措施】

1. 术前护理

（1）知识宣教

根据患者年龄、文化程度、心理素质等，采用适当形式向患者及家属讲解安装起搏器的目的、意义及大致过程；术中所出现的不适及术后注意事项，如注射局麻药及分离起搏器囊袋时会出现疼痛，安放电极时可能出现心律失常，让患者有一定的思想准备，从而消除因知识缺乏所引起的紧张心理。同时根据患者的窦房结功能与房室传导功能、家庭经济状况选择最适合的起搏器，并让家属在手术通知书上签字。协助完善必要的检查，如血常规、尿常规、出凝血时间、胸部 X 线、心电图、动态心电图等。

（2）备皮

术前 1 天术区清洁备皮，上起颌下，下至剑突，左右至腋后线，包括双侧上臂（如右侧头静脉充盈良好，只备一侧即可）、双侧腹股沟。嘱患者洗澡、更换干净衣服。

（3）患者准备

训练患者床上平卧位排尿、排便。安装 ICD 起搏器，术前禁食、禁水 4~6 小时。

（4）其他

停用抗血小板凝集药物。抗生素皮试，建立静脉通道，术前 2 小时内应用抗生素一次。

2．术中护理

（1）心率、心律、呼吸及血压的监测

由于起搏电极在心腔内的移动及刺激，可诱发一些房性期前收缩、室性期前收缩、短阵室速等心律失常，电极阈值的测试也会给患者带来一些心悸不适，故应做好安慰解释工作，使患者配合手术尽快顺利完成。如测试时患者主诉膈肌或腹肌抽动，应调整其输出能量，必要时更换起搏部位。应用锁骨下穿刺应密切观察患者有无空气栓塞症状。了解患者手术过程中的疼痛情况，必要时告诉手术医生追加局麻醉药，以减少患者的痛苦。

（2）注意电极与起搏器的衔接情况

防止两者间接触不良或脱位，同时注意囊袋大小，切勿过大，以防起搏器翻转，也不能过小，以防起搏器压迫周围皮肤，引起组织坏死穿孔。

3. 术后护理

术后主要观察切口及起搏器功能是否正常。

（1）入住监护室，心电监护 24～48 小时，每天做心电图，观察体温、心率、心律、血压情况。

（2）平卧位 24 小时，禁止右侧卧位，床头可抬高 30°～60°。术侧上肢及肩部制动，切口上方沙袋压迫 6 小时，每间隔 2 小时解除压迫 5 分钟。鼓励患者其他肢体床上活动。观察伤口有无渗血及皮下血肿，定期更换敷料。

（3）密切观察病情变化，注意起搏器的起搏与感知功能是否正常，患者原有症状是否消失，对起搏器是否适应等。

（4）预防感染，术后常规用抗生素 3 天，穿刺部位保持清洁，观察伤口愈合情况，异常及时通知医生。

【健康教育】

（1）随身携带"心脏起搏器身份识别卡"，以便在需要紧急救助时，以兹证明。

（2）教会患者自测脉搏，如出现明显高于或低于起搏器所设定的频率，甚至出现术前的症状，如头晕、黑蒙、乏力、晕厥等症状，及时就诊。

（3）术侧手臂 3 个月内只能轻微活动，避免上举、外展、提拉等动作。不要抚摸、移动起搏器，避免打击与撞击。洗澡时，不要用力搓揉伤口处。

（4）远离强磁场，如大型电器设备、安检设施、放疗机等，家电可以正常使用。

（5）定期随访，术后 1、3、6 个月随访一次，以后每半年随访一次。接近起搏器电能耗竭时，每月随访一次。

第二节　射频消融术及护理

射频消融术（RFCA）是一类新的介入性治疗技术，它是经外周血管插管，将射频消融导管送至心脏内的特定部位，在局部产生阻抗性热效应，使局部心肌细胞干燥性坏死，从而达到治疗各种快速性心律失常的目的。随着导管技术的不断进步,射频消融的应用范围日益扩大,是目前最常见、最安全、最有效、最理想的心律失常根治方法,特别在治疗室上性心动过速方面取得了令人满意的成效。

【适应证】

1. 旁路消融的适应证

(1)症状伴有房室折返性心动过速,经药物治疗无效或对药物不能耐受。

(2)心房颤动伴有预激综合征者且不能耐受药物治疗。

2. 房室结折返性心动过速的消融适应证

(1)伴有症状的房室折返性心动过速。

(2)电生理检查发现房室结呈双通道生理特征。

3. 快速性房性心律失常的消融适应证

(1)伴有房性心动过速、心房扑动、心房颤动。

(2)控制心室率不理想或不能耐受控制其心室率药物的快速心房扑动、心房颤动。

4. 其他的适应证

(1)窦房结折返性心动过速。

(2)频率过快的窦性心动过速。

(3)伴有症状是非阵发性交界区心动过速,患者且不能接受药物治疗。

(4)室性心动过速。

【禁忌证】

(1)患有严重出血性疾病。

(2)静脉炎是外周静脉血栓性。

(3)患者严重肝、肾功能不全。

【操作方法】

(1)消融前准备

手术床放特制橡胶床垫,防止患者与周围金属直接接触,造成短路。粘贴体表心电图电极片,同时将导电糊均匀涂抹于无关电极上,放置的位置:安放在患者腰水平以上背部正中处,电极板应均匀地与患者皮肤接触。

（2）消毒铺巾

患者取平卧位，常规消毒部位双侧腹股沟上至脐部，下至大腿中部，左右至两大腿侧面包括会阴部，同时消毒右侧颈部皮肤。继后铺特制的专科大单于双侧腹股沟、右侧颈部，暴露相应手术部位的皮肤。

（3）穿刺动、静脉，插入动脉鞘

局麻后穿刺右颈内静脉或锁骨下静脉以及左右侧股静脉、右股动脉（左侧旁道消融时）。并分别置入动脉鞘管，用肝素水冲洗鞘管，一次注入量为 2000U，每隔 1 小时补注肝素 1000U，以防血栓形成。

（4）电极到位

用两根普通多极电极导管，一根顶端送到左心室心尖，另一根顶端送至希氏束并记录到希氏束电位，另外动作要轻柔地自颈内静脉的脉鞘内送入冠状窦电极，以免损伤冠状窦。

（5）消融

以上三根电极到位后，首先做心腔内电生理检查（EPS），初步确定靶点位置；再插入大头导管，并将其送至相应心腔内（房室结双径改良术、右侧旁道和房颤消融时大头导管从股静脉插入；左侧旁道和左室室性心动过速时大头导管从股动脉内插入），再用大头导管证实电生理检查的结果，并找到更精确靶点位置。定位后将消融导管尾端与射频消融仪输出端相连，打开射频仪放电，并记录每次的电功、时间及阻抗。

（6）拔管与压迫止血

拔管的适应证：由旁道引起的房室折返性心动过速，经检查证实旁道已被阻断；房室结折返性心动过速的房室结双径的慢径已改良。拔管后压迫止血的要求：首先在穿刺处压迫 10~15 分钟；如无出血，再在穿刺点上放置纱布并加压包扎；最后用盐袋压迫或加压袋 6~8 小时。患者床上平卧 24 小时，手术侧肢体制动 6~8 小时。

【护理措施】

1. 术前护理

（1）沟通与宣教

依据患者的年龄、文化程度、心理素质，针对患者的个体情况向本人及其家属说明所治疾病的简要机制、RFCA 治疗目的、意义及治疗方案、术中术后注意事项和配合要点，进而解除其紧张心理。对精神过度紧张的患者术前遵医嘱给予地西泮 10mg 肌内注射。

(2) 皮肤准备

术前 1 天清洁备皮，范围为双侧腹股沟、双侧锁骨下静脉上、下区的颈部和腋下部位。检查两侧足背动脉搏动情况并标记。

(3) 术前停药

术前停用抗心律失常药物，对于依赖抗心律失常药物控制症状的患者可住院监护下停药。

(4) 其他准备

术前 1~2 天训练床上大小便，术前排空膀胱，不需禁食，术前一餐饮食以六成饱为宜，避免喝牛奶、吃海鲜和油腻食物。

(5) 术前检查

常规检查血型、血小板、凝血酶原时间、肝肾功能、电解质、血糖、血脂、心电图、食管超声检查（确认心房内无血栓方可手术）等，必要时行电生理检查。

(6) 介绍导管室环境，及时解除患者疑问

导管室内的环境要让患者了解，如导管室有很多电子设备，以及工作人员身着手术衣、X 线防护铅衣、铅脖套等，向患者说明各种设备的用途。患者如有疑问，如由于 RFCA 手术时间偏长，接触 X 线偏多，常常成为患者安全方面关心的问题，可说明电极到位及大头电极找精确靶点均需要在透视下进行，短时、小量的 X 线对身体危害极微，并告知患者导管室监护设备先进可靠，抢救措施及时高效，让患者有安全感，以取得患者的最佳配合。

(7) 知情同意

患者及家属应签署知情同意书及介入治疗同意单。

2. 术中护理

严密监护，预防并发症。

严密关注患者的主诉，如出现恶心、呕吐、胸闷、出冷汗、血压下降、心率增快、奇脉、心音低应高度怀疑心脏压塞、心脏穿孔或心律失常，应及时撤出导管，更换导管位置。房室结折返性心动过速在发放射频电波过程中，应非常小心，严防房室传导阻滞的发生。监测生命体征

及血氧饱和度的变化，尤其是心率的变化。

电生理检查时，由于调搏而出现的心悸等，可与患者交谈，缓解患者的紧张与不适。

3. 术后护理

（1）密切观察生命体征

严密生命体征的监测并做好护理记录。术后 2 小时内每 15 分钟测血压、脉搏、呼吸 1 次，以后每 30～60 分钟监测 1 次；每日测体温 4 次，连续 3 天；查心电图，每天 1 次，连续 3～5 天；密切观察有无心脏压塞及心律失常的发生。

（2）饮食护理

给予低盐、低脂、清淡易消化吸收的饮食，补充适量纤维素、新鲜水果蔬菜。进食不宜过饱，并保持大便通畅，禁忌排便屏气用力，以免加重心脏负担，为避免患者发生便秘，必要时可给予通便药。

（3）穿刺局部伤口护理

拔除鞘管后，局部按压 10～15 分钟，并用盐袋压迫止血；患者咳嗽、用力排便时压紧穿刺部位。严密观察局部有无出血、血肿，及时更换敷料。卧床期间保持大腿伸直，禁忌屈腿，为减轻局部僵硬、麻木感，指导患者活动脚趾关节，以防发生深静脉血栓。同时嘱患者 1 周内避免抬重物及特殊劳动（如给自行车打气），这样可有效地预防出血的发生。嘱患者勿用手触摸穿刺处，密切观察体温变化及伤口处有无红、肿、热、痛，防止伤口感染的发生。

（4）预防栓塞的护理

观察足背动脉搏动及肢体末梢循环状况。若出现足背动脉搏动减弱或消失；肢体皮肤颜色发绀或苍白，两侧肢体温度不一致，感觉麻木或疼痛，提示下肢动脉或静脉栓塞，及时通知医生，给予对症处置。

（5）拔管综合征的预防及护理

术后拔除动、静脉内的鞘管，局部压迫止血时，有些患者会因心理过度紧张或疼痛反射引起迷走神经兴奋，而出现心率减慢、血压下降、恶心、呕吐、出冷汗，甚至低血压休克。拔管前对紧张患者给予心理安慰，按压伤口的力度不宜过大，以触摸到足背动脉的搏动为准，多根鞘管最好不要同时拔除，同时准备好阿托品及抢救用药等。

第三节　冠状动脉造影术及护理

冠状动脉造影术的概念是指经皮穿刺外周动脉将冠状动脉造影管送至主动脉根部或左、右冠状动脉口，推注造影剂，用 X 线机连续摄像，用电影胶片或光盘记录下来供医生进行诊疗分析。

冠状动脉造影术目前被称为诊断冠心病的"金指标"。它可以清楚显示心脏冠状动脉的结构，尤其是显示血管畸形以及血管远端走向、回流等情况，为冠心病的诊断、治疗方案的选择和预后判断提供科学依据。

【适应证】

（1）在已知或怀疑冠心病的情况，包括稳定型心绞痛、冠状动脉综合征等。

（2）老年冠心病高危患者，不适合做心脏手术者。

（3）主动脉-冠状动脉搭桥术后观察吻合口通畅程度。

【禁忌证】

（1）原因不明的发热以及有病灶者。

（2）心、肺、肾、肝等主要脏器功能衰竭。

（3）出血性疾病及严重贫血者。

（4）精神障碍者及不能配合手术者。

【操作方法】

目前动脉穿刺常选用股动脉、桡动脉，也可取肱动脉。现介绍股动脉径路。

（1）选择穿刺点	（2）消毒铺巾
右腹股沟韧带下 1cm 处或腹股沟韧带处股动脉搏动最强点为穿刺点。	碘伏常规消毒双侧腹股沟，上至脐部，下至大腿中部。铺洞巾及心导管特制大单，暴露腹股沟部位。

（3）动脉鞘插入

确定穿刺点，用2%利多卡因做股动脉两侧局部麻醉。右手持穿刺针与皮肤成30°~45°斜行刺向股动脉搏动最强点，可见动脉血液呈搏动性射出。左手示指和拇指固定穿刺针，右手将软头导丝插入穿刺针内15~20cm，拔出穿刺针，用左手压迫股动脉以防止血肿形成，助手用湿纱布轻擦导引丝，再沿导引丝插入动脉鞘管和扩张管，术者左手在穿刺点下部固定股动脉，右手拿动脉鞘与扩张管并左右转动插入动脉。最后退出扩张管的导引丝，动脉鞘则留在动脉内，用肝素盐水冲洗动脉鞘内腔。

（4）造影导管的插入与连接

长导丝放入冠脉造影管内，导丝尖端与冠脉造影导管顶端平齐，一起进入动脉外鞘管内，继后用软头J形导丝引路，在荧光屏监视下经降主动脉逆行将导管送到升主动脉后退出导丝，在加压输液下迅速将导管与三通加压注射系统连接，将三通保持在压力监护状态持续观察动脉压力。注入少量造影剂充盈导管，轻轻将导管向前推送至主动脉窦上方约2cm处。

（5）选择造影方位

1）左冠脉造影，常采用右前斜位5°~20°和左前斜位45°加头位30°，或左前斜位45°加足位25°~50°，此方位可观察到冠状动脉主干、左回旋支及左前降支的开口处。左前降支近、中端以及角支和室间隔穿支病变时，常采用较小角度的右前斜位加头位和左前斜位加头位。左回旋支病变时常采用右前斜位或左前斜位加头位。

2）右冠脉造影常采用较大角度的左前斜位或右前斜位加头位，而对右冠状动脉远端，则常采用左前斜位或右前斜位加头位。

（6）注射造影剂

依据患者冠状动脉直径的大小及血流速度决定注射造影剂的剂量与力量。当冠状动脉直径粗大，血流较快时，造影时常需较大力量注射较大剂量的造影剂（8~10ml）。反之，当冠状动脉直径<1.5mm时，注射造影剂的力量宜减少。

（7）拔管与压迫止血

冠状动脉造影结束后，即可从动脉鞘内拔出导管和动脉鞘管，用左手的示指和中指压迫止血10~15分钟。如无出血，则在穿刺点上放置纱布加压包扎，最后用盐袋或加压带压迫4~6小时，患者平卧24小时，手术肢体制动6~8小时。

【护理措施】

1. 术前护理

（1）心理护理，充分了解患者的心理状态，向患者及家属讲解 CAG 检查的目的、必要性和简要的操作过程、注意事项、可能发生的并发症等情况，解除患者及家属的恐惧心理。签署知情同意书。

（2）完善各项检查，如血常规、出血时间、凝血时间、血型、凝血酶原时间、体重、心脏超声、正侧位 X 线胸片等。

（3）详细询问患者有无碘或其他药物过敏史，既往冠脉造影、介入治疗或旁路移植病史。

（4）检查穿刺部位的搏动情况，桡动脉径路要行 Allen 试验。双侧足背动脉搏动最强处做标记。建立静脉通路。

（5）训练患者深吸气、憋气和咳嗽动作以及卧位大小便。

（6）术前 1 天行穿刺部位双侧腹股沟备皮。

（7）手术当天可正常进食，但不宜过饱，不进食难消化、生冷食物，术前一顿五六成饱为宜。

（8）心力衰竭患者应去导管室前静脉注射毛花苷 C、呋塞米等药物，使心率 ≤ 80 次/分，高血压患者血压应控制在 ≤ 21.3/13.3kPa（160/100mmHg）。

2. 术中护理

（1）体位

患者平卧 X 线诊断床上，暴露穿刺部位。连接心电监护仪，建立静脉输液通道，并保持肝素化状态。

（2）心导管的选择

依据患者年龄、血管情况以及不同检查部位选择不同的导管。左心导管检查选用猪尾导管，右心导管检查选用 Cournand 导管。选择性冠状动脉造影最常用的导管 Judkins 冠脉导管。每一种导管分为 3.5、4.0、4.5、5.0、6.0 几种型号。根据导管的粗细，每一型号又分为 5F、6F、7F、8F 和 9F。

（3）观察与配合

密切观察患者生命体征，尤其是在导管通过瓣膜口时，极易发生各种心律失常，发现异常及时报告术者对症处理。配合医生供给术中所需物品，确保检查顺畅、安全地进行，测定各部位的压力，留取标本等。注射造影剂时可出现全身发热、恶心、心悸等症状，应提前告知和安抚患者。

3. 术后护理

（1）严密心电监护和观察

监测激活全血凝固时间（ACT），严密观察有无术后心绞痛，穿刺局部有无出血、淤血、血肿，足背动脉搏动情况，并详细记录。外周血管并发症较为常见，总发生率为6%，包括血管损伤、出血及血肿、动静脉瘘以及血栓性并发症等。血管并发症可能导致永久的损伤和致残，甚至发生死亡，因此，应高度重视防范发生。术后密切观察血压、脉搏等情况及患者有无腹痛等主诉，及时配合输血等其他各项措施。严密监测心电图和血压动态变化，严重心律失常是老年急诊经皮冠状动脉介入治疗（PCI）术后死亡的重要原因，而持续心电监护对预防心律失常及早期处理至关重要。PCI术后易发生低血压，部分患者因焦虑、紧张而出现高血压，因此应动态观察血压变化。血栓脱落造成的周围血管栓塞常会出现神志及瞳孔的改变（脑梗死）或不明原因的相关部位剧烈疼痛。护士要严密观察患者的精神意识状态及相关症状。

（2）拔管后按压穿刺部位

经股动脉途径的患者取平卧位，穿刺术肢自然伸直或微外展制动12小时，局部弹力绷带加压包扎，盐袋或加压袋压迫4~6小时。观察局部伤口有无渗血或血肿和足背动脉搏动情况，以及远端肢体皮肤颜色、温度和感觉变化。避免增加腹压，如咳嗽、打喷嚏、用力大便、恶心、呕吐时协助按压穿刺部位，以防穿刺点出血，发生血肿。注意保护局部皮肤，防止张力性水疱的发生。

（3）术后适量补充液体

根据造影剂剂量，适当补液，鼓励患者饮水500ml以上以促进造影剂的排出，术后4~6小时内尿量达1000~2000ml，防止继发性肾损害。如患者出现尿潴留，遵医嘱给予导尿。

（4）加强基础护理

1）经股动脉造影患者术后给予舒适卧位，床头可抬高20°~30°，术侧下肢自然伸直或外展，避免暴力性屈伸动作。为防止下肢静脉血栓形成，可做冠状动脉造影术后下肢活动操。具体方法：脚部正勾绷运动6~8次；脚部侧勾绷运动6~8次；踝部旋转运动6~8次；被动下肢屈伸4~8次，2~3次/天；下肢被动按摩，次数不限，有静脉曲张者切勿用力捏挤下肢。经桡动脉路径，术后无需严格卧床，术侧手臂自然放置，腕部垫高30°，适当做手指活动，但切忌用力过大。

2）饮食宜低盐、低脂，进食不可过饱。卧床期间应进易消化的食物，少食或不食产气食物如奶制品，以免引起腹胀。有糖尿病者应进食糖尿病饮食。

3）卧床消化功能减退及不习惯床上排便等造成排便困难者，可反射性影响心率和动脉血流量而引起意外，因此，术后对于便秘者应用缓泻药。急性心肌梗死患者排便时护士要在床旁观察心率、血压的变化，还要为患者创造一个安静、舒适、整洁的休养环境，满足患者的生理需求。

【健康教育】

（1）保持穿刺部位清洁、干燥，必要时及时换药。患者术后第1天即可进行擦浴，待伤口完全结痂愈合后方可沐浴。

（2）冠状动脉造影检查仅是解决诊断问题，不能起治疗作用，应正确理解其适应证和检查目的。根据冠状动脉造影检查结果建议患者选择恰当的治疗措施，如介入治疗、手术治疗等。

（3）饮食与活动：患者冠状动脉造影检查术后，可按原来的饮食习惯进食（不可过饱）。术后第2天可下床活动，1周内应避免从事重体力劳动或剧烈运动。

（4）如穿刺侧肢体出现发冷、发麻、刺痛感等症状时，应立即来院复诊。

第四节　经皮腔内冠状动脉成形术及护理

经皮冠状动脉腔内成形术（PTCA）概念：是采用经皮穿刺外周动脉的方法将球囊导管沿主动脉逆行送入冠状动脉病变部位，利用加压充盈球囊的机械作用，直接扩张狭窄的冠状动脉，从而增加血管内径，改善心肌供血，达到缓解症状和减少心肌梗死发生的目的。因此，是一种心血管治疗技术。

PTCA是目前冠心病的主要治疗技术之一，在临床上应用比较广泛。因其治疗效果比药物可靠且较理想，又比心外科冠脉搭桥术（CABG）安全、创伤小，可重复性好。

【适应证】

（1）各种类型心绞痛（包括稳定型心绞痛和不稳定型心绞痛）。

（2）心肌梗死（包括急性心肌梗死和陈旧性心肌梗死）、旁路术后的再狭窄。

（3）PTCA或支架术后再狭窄。

（4）冠状动脉搭桥术后心绞痛。

（5）新近完全阻塞（<6个月），经核医学证实有存活心肌，冠状动脉造影显示远端血管侧支循环充盈者或病变等。

【禁忌证】

（1）绝对禁忌证

冠状动脉狭窄<50%，无心肌缺血症状者。

（2）相对禁忌证

1）多支血管严重钙化、弥漫性粥样硬化。

2）陈旧性完全阻塞病变。

3）严重心功能不全、患者存在尚未控制的感染，有凝血机制障碍。

【操作方法】

PTCA可经外周动脉途径插管，仅介绍经股动脉插管的置管方法。

（1）消毒铺巾

患者取平卧位，用碘常规消毒双侧腹股沟上至脐部，下至大腿中部，铺洞巾及心内导管特制大单，暴露腹股沟部位。

（2）穿刺股动脉并置入鞘管

采用与 CAG 检查方法相同进行股动脉穿刺，并插入动脉鞘，注意尽量不要穿破股动脉后壁，以免血肿形成。穿刺成功后向动脉或静脉内推注肝素 5000~10000U，以后每小时追加 2000U，送入导引导管。

（3）插入导引导管后进行 CAG 检查

在引导导丝的引导下，采用 CAG 操作技术，将引导导管顶端送至狭窄处，注入造影剂予以证实。

（4）球囊导管与导丝的预备

球囊导管中心腔用肝素液冲洗后，紧密连接在与球囊相通的导管接头上，持续负压吸引，将囊内气体吸尽。继后与球囊加压装置连接，抽成负压状态。引导导丝根据病变特点及严重程度恰当选择，将引导导丝轻柔地插入球囊导管中心腔内。

（5）插入导丝

将球囊导管和引导导丝一起，经 Y 形连接器上的止血活瓣插入引导导管内。

（6）球囊充盈

在 X 线透视及压力监测下，引导导管将球囊导管推送至病变部位，一旦球囊到达狭窄处，即可开始扩张。压力自低到高，第 1 次球囊充盈一般以 30~60 秒为宜，通常球囊扩张总时间以 3~5 分钟为宜。

（7）效果评价

狭窄部位扩张后，可将球囊撤至引导导管内，导引导丝留置数分钟，观察造影血管情况，如无血管并发症，扩张效果满意，则在冠状动脉内注入 0.1~0.2mg 硝酸甘油，退出导引导丝及球囊导管，重复冠状动脉造影证实效果无误后，小心退出引导导管，鞘管留置血管内，固定包扎，将患者送回监护室观察 24 小时。

（8）拔管止血

观察 4~6 小时无异常情况即可拔出鞘管，压迫止血 20 分钟，如无出血，则在穿刺点上覆盖纱布加压包扎，盐袋或加压袋压迫 4~6 小时，患者平卧 24 小时，手术肢体制动 8 小时。

【护理措施】

1. 术前护理

（1）术前宣教

向患者及家属说明 PTCA 的目的、简要手术过程、注意事项及可能发生的并发症等情况，消除患者紧张、恐惧心理，避免情绪激动，解除思想顾虑，为患者创造最佳的心态接受手术，保证手术的顺利进行。签署知情同意书。

（2）术前常规检查

血常规、血小板、血型、凝血酶原时间、肝肾功能、电解质、血糖、血脂、心脏负荷试验、描记 12 导联心电图等。

（3）术前训练

术前 1~2 天指导患者在平卧位时进行深吸气-屏气-猛烈咳嗽动作，同时训练患者床上排尿，避免术后尿潴留。

（4）术前用药

遵医嘱术前口服硝酸异山梨酯和钙拮抗药、抗凝药物等。

（5）其他

术前 1 天备皮，标记双侧足背动脉搏动最强处，术前可少量进食和饮水。

2. 术中护理

（1）心理护理

PTCA 手术所需时间较冠状动脉造影时间长，患者处于清醒状态，面对陌生环境及医疗器械，易产生紧张、恐惧心理，导管室护士应做好安慰解释工作，经常询问患者有无不适反应，给予语言与非语言的鼓励。

（2）密切观察生命体征

密切观察心电图、心率、心律、血压的变化，注意有无心绞痛发作。如出现心律失常或血流动力学改变，立即报告医生，给予相应处理，持续性的室性心动过速或心室颤动应立即电复律治疗。

（3）用药

遵医嘱及时、准确给药，如肝素、硝酸甘油、阿托品等。

（4）其他

随时检查各种连接管固定是否完好、通畅。

3. 术后护理

（1）心电监护

PTCA 术后要有医生护送患者入监护病房（CCU）进行观察和监护。绝对卧床休息。立即行心电监护，严密观察患者有无频发期前收缩、室性心动过速、心室颤动、房室传导阻滞等，有无 T 波及 ST 段等心肌缺血的改变，做好急救准备，及时发现并处理。心律失常是 PTCA 术后死亡的重要原因，而持续的心电监护是预防和早期发现术后并发症的重要措施。

（2）术侧肢体观察

严密观察术侧肢体血液循环及足背动脉搏动情况，术后第 1 小时，应每 15 分钟观察 1 次心率、血压、足背动脉搏动情况；术后第 2 小时每 30 分钟观察 1 次，以后每小时观察 1 次，直至术后 6 小时。

（3）穿刺部位的护理

观察穿刺部位有无红、肿、热、痛，及时更换敷料。一般术后 4~6 小时后拔管，局部按压 20 分钟后，无菌敷料加压包扎，盐袋压迫止血。手术肢体制动 8 小时，卧床 24 小时。

（4）服用抗凝药护理

术后继续服用抗凝药物 4~6 个月，注意观察有无皮肤或输液穿刺部位淤斑、牙龈出血等，监测凝血酶原激活时间，注意尿液的颜色，尽早发现可能的出血并发症，早期采取有效的治疗措施。

（5）术后适量补液护理与加强基础护理，同冠状动脉造影术。

【健康教育】

（1）遵医嘱坚持服用抗凝药物，可有效防止术后再狭窄。

（2）定期复查：告知患者在术后 6 个月和 1 年来院复查，如出现心肌缺血症状随时复查。

（3）PTCA 术后注意休息，逐渐增加活动量，切不可操之过急。多数 PTCA 成功的患者可恢复工作。

（4）应积极预防和治疗动脉粥样硬化。

第五节 主动脉内球囊反搏监护及护理

主动脉内球囊反搏（IABP）概念：是一种以左心室功能辅助为主的循环辅助方式。通过放置在胸主动脉内的充气气囊，使动脉压在舒张期获得增益，增加心肌血流灌注；在下一个心动周期，心脏排血前，气囊放气形成的负压作用，使左心室排血阻力（后负荷）降低，左心室排血更充分，进而降低左心室收缩末期容量（前负荷）。

IABP 现在已经成为公认的抢救心力衰竭的重要方法之一，是医院内急诊科、手术室、监护病房内的必备装置。它可以使低心排血量导致的心肌低灌注和心脏负荷、心肌氧供以及氧耗的失衡得以纠正，心功能得以恢复。

【适应证】

（1）心脏外科直视手术后发生低心排综合征经常规药物治疗效果不佳者。

（2）急性心肌梗死合并下列情况者。

1）合并心源性休克：纠正了心律失常，试用内科常规治疗 1 小时后，收缩压低于 13.3kPa（100mmHg），周围循环很差，尿量<25ml/h，有左心房或右心房压力增高（肺淤血、肺水肿）者。

2）合并严重左心功能不全：LVEF<0.3，左心室舒张末压>2.7kPa（20mmHg）。

3）合并室间隔穿孔：乳头肌或腱索断裂引起急性二尖瓣关闭不全或室壁瘤形成，拟行紧急修补术和 CABG。

4）持续缺血性胸痛，梗死范围继续扩大。

（3）心脏手术前心功能差，血流动力学不稳定，心功能Ⅳ级，左心室射血分数（EF）<30%者。

（4）多支、广泛的冠脉狭窄合并心瓣膜病变拟行换瓣术的围手术期辅助循环。

（5）难治性心力衰竭。

（6）严重不稳定型心绞痛。

【禁忌证】

1. 绝对禁忌证

（1）主动脉瓣关闭不全。

（2）主动脉夹层动脉瘤或主动脉窦瘤，包括已做过手术或有主动脉损伤者。

（3）主动脉或股动脉有严重病理变化，如严重的动脉粥样硬化或钙化狭窄者。

（4）严重的凝血功能障碍者。

（5）脑出血急性期及不可逆的脑损伤。

（6）严重周围血管病使气囊插入困难者。

2. 相对禁忌证

（1）心率过快>160次/分以上或期前收缩频发者，宜先纠正心律失常。

（2）血压过高，收缩压>24kPa（180mmHg）或舒张压>16kPa（120mmHg）者，宜先控制血压然后反搏。

（3）严重贫血，血红蛋白<80g/L，血小板<50×10^9/L。

（4）双侧股动脉旁路移植术后。

【操作方法】

（1）连接心电及动脉压监测系统，将信号输入反搏机。启动反搏机，使其处于反搏状态。

（2）经股动脉穿刺置入IABP导管。动脉穿刺成功后，扩张装置对穿刺部位进行预扩张。然后沿钢丝置入IABP鞘管或直接沿钢丝送入IABP气囊，在X线透视下，使IABP气囊远端标记达左锁骨下动脉开口远端1～2cm的胸降主动脉内。

（3）将气囊系统连接管内空气以抽负压方式吸出，连接反搏仪。

（4）触发反搏，采用心电触发模式，应使用气囊在R波高突，T波低平的导联，也可选择压力触发模式，但当脉压<2.7kPa（20mmHg）时，不能触发反搏系统。

（5）调整反搏时相，采用心电触发，应使球囊在T波后充气，Q波前放气。采用压力触发，应使球囊在舒张期，相当于主动脉重波切迹处充气，使冠状动脉血流增加，改善心肌的供血和供氧。在左心室收缩期气囊放气，主动脉内压力骤降，使左心室射血阻力降低，减轻左心室的后负荷，减少心脏做功，从而改善心室功能。

（6）依据大小适量充气，以免影响辅助效果。

【护理措施】

1. 术前护理

（1）沟通、交流掌握患者心理状况，向患者和家属做好解释工作，使其安心接受 IABP 治疗。同时向患者和家属介绍治疗的目的、配合方法，以取得合作。

（2）观察双侧股动脉及足背动脉搏动状态，听诊股动脉区有无血管杂音。

（3）清洁穿刺部位周围皮肤并备皮。

（4）遵医嘱应用镇静、镇痛、局麻药物等，观察患者用药后的反应，并做好记录。

2. 术中护理

（1）密切监测生命体征

连接心电监护仪，全程监测插管过程，协助医生选择合适导联触发反搏，使之与心动周期同步。测量记录患者的血压、心率、心律，重视患者主诉，及时沟通发现患者如有无胸痛、胸闷、呼吸困难等症状，及时发现缺血、心律失常及栓塞表现，若发生上述症状，通知医生停止操作，对症处理症状消失后再继续进行。

（2）固定导管及三通外连接管

导管沿大腿部用宽胶布纵向固定，妥善固定三通外连接管，术侧下肢保持伸直，弯曲不超过 30°，禁忌坐位，以防导管脱位、打折或扭曲，保持气囊管道通畅。

（3）密切观察治疗并发症

在置管过程中可能有会发生如血栓形成、髂动脉内膜剥脱、循环梗阻、主动脉穿通等并发症。发现异常停止治疗并报告医生处理。

3. 术后护理

（1）心理护理

患者常感到孤独而表现恐惧、焦虑和紧张。（多由于患者入住 CCU，进行多功能心电监护，限制探视和陪护。对周围环境陌生，无家属陪护，复杂的仪器、各种管道的连接，加之医疗限制，如术侧肢体制动，担心预后等。）因此，护士不仅要护理操作要轻、快、稳、准，以娴熟的护理技术取得患者的信任，而且要加强用亲切的语言安慰和鼓励患者，及时了解患者的心理状况，并做有效的沟通，如向患者介绍 IABP 治疗的重要性，简要介绍置管操作过程、工作原理、心电监护仪的作用，妥善固定各种管道。使患者增强战胜疾病的信心，保持情绪稳定。

（2）病情监测

严密观察心率、心律及 QRS 波变化（理想心率为 80～100 次/分），出现恶性心律失常，立即对症处理。心率过快或过慢，积极查找原因并及时处理。严密观察动脉收缩压、舒张压、平均压、反搏压与波型，反搏压应高于血压 10～20mmHg，才能发挥循环辅助的效果。依据各项压力的动态变化，结合心率、尿量等数值，调整反搏压大小及反搏频率。长期 IABP 治疗的患者应防止感染的发生，密切监测患者体温和白细胞的变化，更换局部敷料时，严格无菌操作，检查穿刺点有无渗血、渗液及红肿，保持清洁、干燥，避免穿刺部位感染的发生。遵医嘱 4～6 小时监测激活全血凝固时间（ACT）1 次，使 ACT 值保持在 150～180 秒，根据 ACT 值遵医嘱调整肝素的剂量。监测血小板计数，注意观察有无出血及血栓形成的征象。

（3）末梢循环状态的监测

观察双侧足背动脉及胫后动脉搏动情况，并在皮肤上做一标志，每小时记录动脉强弱、双下肢皮肤温度、色泽、感觉及血管充盈情况，必要时可用多普勒探测血流量。尤其应观察有无因大血管受压、缺血等原因造成的骨筋膜室综合征，如出现下肢肿胀，应定时定位测量腿围，小腿从髌骨下缘 15cm，大腿从髌骨上缘 20cm 处测量腿围。一旦发现下肢缺血及时报告医生处理。

（4）维持理想反搏效果

观察 IABP 反搏时相及反搏效果配合医生逐渐调整 IABP 的各种参数，以获得最佳辅助效果 ［血压稳定，收缩压>12kPa（90mmHg），心指数（cl）>2.5L/(min·m^2)、尿量>1ml/(kg·h)］，正性肌力药物用量逐渐减少，末梢循环温暖。

（5）导管护理

绝对卧床，患者插管一侧肢体保持伸直位，严格制动，不能屈曲。导管妥善固定，翻身及整理床单元时防止导管打折、移位、脱落、受压。为确保管道通畅及压力稳定，每班护士交接班前后将连接 IABP 导管的压力转换装置重新校零、调节压力并记录。传感器位置需与患者的腋中线呈水平位。随时观察导管连接处有无血液反流，应用肝素盐水（无菌生理盐水500ml+肝素钠 5000U）冲管，每小时1次，确保管内无回血，以免形成血栓。每日用碘伏棉球消毒导管穿刺部位周围皮肤，更换敷料并检查穿刺处有无红、肿、渗血情况，保持局部清洁干燥。每班护士在反搏过程中保持球囊导管中心腔的通畅，持续使用肝素稀释液抗凝治疗。

（6）基础护理

保持室内安静，限制探视。患者绝对卧床制动，加强基础护理，保持床铺清洁，及时更换湿污的被服。将呼叫器及常用物品放置于患者伸手可及的地方，并教会其使用。协助患者进食、床上大小便，保持口腔清洁，不能刷牙漱口的患者可给予口腔护理。协助患者翻身，预防压疮、坠积性肺炎的发生。进行被动肢体活动以减少血栓的产生。患者半卧位应<30°，避免屈髋卧位，防止球囊导管打折。加强营养支持，给予低盐、低脂、高蛋白、易消化的食物，进食新鲜水果，少量多餐，保持大便通畅。

第六节　经皮二尖瓣球囊成形术及护理

经皮二尖瓣球囊成形术（PBMV）是应用 Inoue 尼龙网球囊导管，借助于 X 线，经外周静脉穿刺到达二尖瓣口进行扩张，达到减少左心房血流阻力的目的。PBMV 是治疗单纯二尖瓣狭窄的风湿性心脏病的一种非外科手术方法。

【适应证】

（1）单纯二尖瓣狭窄或二尖瓣反流及主动脉瓣病变，瓣膜柔韧性好，无明显钙化或纤维化。

（2）心功能 II 级、III 级。

（3）超声心动图检查，左心房内无血栓，瓣口面积<1.5cm²。

（4）心导管检查左心房平均压>1.5kPa（11mmHg），二尖瓣跨瓣压差>1.1kPa（8mmHg）。

【禁忌证】

（1）风湿活动，中重度主动脉瓣病变或二尖瓣反流。

（2）急性心力衰竭、肺动脉高压、严重室性心律失常。

（3）明显主动脉瓣关闭不全，升主动脉明显扩大。

【操作方法】

（1）消毒铺巾

常规消毒腹股沟，上至脐部，下至大腿中部，铺巾暴露腹股沟。

（2）股动脉、静脉穿刺

在右侧腹股沟韧带下方2~3cm股动脉搏动处及其内侧0.5cm处利多卡因局部麻醉，后用手术刀分别切开2~3cm小口，血管钳剥离达皮下组织，插入6~7F动脉鞘管至股动脉中，8~9F动脉鞘管至股静脉中。

（3）测压

自股动脉插入猪尾导管，测主动脉压、左心室压，以评估二尖瓣狭窄严重程度。将Swan-Ganz漂浮导管自股静脉送入右心室、肺动脉，测肺毛细血管楔压和心排血量。

（4）房间隔穿刺

经右股动脉插入房间隔套管至右心房上部，（注意勿使针尖超出套管）将针和套管转向左后方，回撤套管，接近左房影下缘，当针尖突然向左摆动后，轻推套管，顶住房间隔，推送穿刺针有落空感，试射造影剂，测血压或血氧含量证实针尖在左房后推送套管至左房，立即给予肝素2500~5000U。

（5）扩张狭窄部

用石蜡油润滑腹股沟穿刺部皮肤，将Inoue尼龙网球囊导管沿导丝推送至房间隔部位，当球囊进入左心房时，球囊延伸器应从内管中后退2~3cm，使球囊前端有较好的弯曲度，利于推进并避免损伤心房壁。待整个球囊进入左心房后，慢慢逆时针转动，将球囊送入左心室，注入造影剂，使球囊头部、尾部、腰部相继充盈，嵌于二尖瓣口，使二尖瓣融合的交界处撕裂，随即快速抽空球囊，将球囊退至左房测压。

（6）撤管

球囊扩张疗效满意后，即可拔出球囊导管，局部压迫止血 20 分钟，再用盐袋压迫 6 小时、卧床 24 小时。

【护理措施】

1. 术前护理

（1）做好心理护理，克服不良情绪，主动向患者及家属介绍 PBMV 治疗目的和意义，术中、术后注意事项、配合要点及可能出现的并发症，积极配合手术。并让家属签手术知情同意书。

（2）完善心脏多普勒超声心动图、血常规、出凝血时间、肝、肾功能检查等。

（3）清洁术区皮肤，术前禁食 6 小时。做青霉素及碘过敏试验。精神紧张者术前晚可给予镇静药。

（4）术前 3 天停用洋地黄及 β 受体阻断剂。抗凝治疗者，术前 4 天停用华法林等抗凝药物，术前 3 天给予肝素至术前 8 小时停用，将肝素 500～800U/h 静脉滴注，凝血时间在 20～30 分钟（应用试管法）。女性患者避开月经期。

2. 术中护理

（1）监测生命体征

注意心率、心律的变化，准确记录扩前、后左房、右室、肺动脉及主动脉压力曲线。密切观察患者有无呼吸、心率增快、大汗、面色苍白及血压下降等症状，必要时抗心力衰竭或对症处理。

（2）意识监测

如 Inoue 尼龙网球囊导管扩张充盈二尖瓣的时间过长可能会出现一过性脑缺血，患者出现表情淡漠、晕厥、抽搐等症状，应加强监护。

（3）严格控制静脉输液速度

静脉输液速度控制在每分钟 30 滴左右，以免加重心脏负担。

第七节　房间隔缺损封堵术及护理

房间隔缺损（ASD）是较为常见的先天性心脏病。房间隔缺损封堵术主要用于在 40mm 以下，边缘完整，位于房间隔中央，相当于卵圆孔的位置的缺损口。

【适应证】

（1）Ⅱ孔型房间隔缺损，缺损直径<30mm，存在左向右分流。

（2）右心室扩大，有右心室容量负荷增加。

（3）缺损边缘至冠状静脉窦，上、下腔静脉及肺静脉的距离≥5mm，房室瓣≥7mm。

（4）外科手术后有残余分流的 ASD。

【禁忌证】

（1）Ⅰ孔型房间隔缺损及静脉窦房间隔缺损。

（2）严重肺动脉高压导致右向左分流。

（3）下腔静脉血栓形成，盆腔静脉血栓形成，导致完全梗阻。

（4）伴有与 ASD 无关的严重心肌疾患或瓣膜疾病。

【操作方法】

（1）消毒铺巾

常规消毒腹股沟，上至脐部下至大腿中部，铺巾，暴露腹股沟。

（2）股静脉插管

在右侧腹股沟韧带下方 2~3cm 股动脉搏动处其内侧 0.5cm 处利多卡因局麻后各切开 2~3cm 小口，用小血管钳分离达皮下组织。

（3）动脉压监测及右心测压

经股动脉的鞘管连接压力管做连续压力监测，然后将带有导引丝的端孔导管自股静脉鞘管送入右心行右心导管术。

（4）送引导丝至左肺动脉

将端孔导管经房间隔缺损处送入左上肺静脉内，经导管插入 0.035~0.038 英寸 J 形交换导丝至左上肺静脉，退出导管及外鞘管，保留交换导丝前端于左上肺静脉内。

（5）操作方法

选择适宜的 ASD 封堵器经输送鞘管送至左房内，注入 20%泛影葡胺，充胀球囊后轻轻回撤，塞住房间隔缺损，用多普勒超声心动图和 X 线透视同时监测下，先打开封堵器的左房侧伞，回撤至 ASD 的左房侧，然后固定输送导丝，继续回撤鞘管打开封堵器的右主房侧伞。经透视及超声心动图监测封堵器位置，形态满意，无残余分流时，可少许用力反复推拉输送鞘管，重复超声及透视，当封堵器固定不变，可操纵旋转柄释放封堵器。撤出导管、鞘管，压迫穿刺部位，加压包扎止血。

【护理措施】

1. 术前护理

（1）心理护理

因为先心病介入治疗是一项全新技术，对患者及家属都很陌生。针对不同患者及家属对疾病的认知程度和态度，采用不同的心理疏导方法。主动介绍介入治疗的应用方法、注意事项、可能出现的反应等，增强患者信心，稳定情绪，使患者主动配合治疗。家属签署手术同意书。

（2）相关的化验检查

多普勒超声心动图和食管超声、X 线胸片、血常规、出凝血时间、电解质、肝肾功能等。

（3）皮肤准备

术前 1 天清洁皮肤，备皮范围：双侧腹股沟区（脐下至大腿中上 1/3 处）。

（4）过敏试验

术前皮试，术前 1 小时内预防性用抗生素。

（5）肠道准备

局麻者术前不需禁食，术前饮食以六成饱为宜，排空大小便。行全麻者禁食、禁水 6 小时。训练床上大小便。

（6）药物准备

术前 1 天口服阿司匹林；术前晚口服适量地西泮等镇静药，以保证充足睡眠；患者入导管室前 20~30 分钟根据医嘱给予镇静药。左侧肢体建留置针静脉通路。

2. 术中护理

（1）手术体位

协助患者取平卧位，双臂伸直于躯体两侧，双下肢外展45°，固定肢体。全麻患儿应确认麻醉药生效后，方可将其抱到手术台上取平卧位，并有专人看护，防止坠床。

（2）严密心电监测

连接多功能心电监护仪，监护心电图、心率、呼吸、血压等并记录。心电监护导联应放于患者手臂或肩上，以消除医生胸部视野障碍；还应有一个标准基线的心电图记录对比，用来区分导管诱发的暂时性的节律障碍。

（3）病情观察

护士应熟知介入手术的配合程序和操作方法，加强术中巡视，密切观察患者有无气急、胸痛、发绀及意识变化，发现异常立即报告医生停止导管刺激，仍不缓解者，按医嘱紧急处理。

（4）配合抢救

施行心脏介入手术的患者多有器质性心脏病，术中常有意外情况出现，故应备齐抢救物品和药品，保持静脉通道顺畅，以便及时准确给药，防止意外发生。

3. 术后护理

（1）安全护送入监护病房

手术结束后，由医生陪同用平车将患者送入监护病房。移动患者时应轻挪轻放，避免产生振动导致栓子脱落和局部渗血、血肿。全麻及神志不清者将头偏向一侧，保持呼吸道通畅，防止分泌物过多阻塞气道，误吸而导致吸入性肺炎或窒息。必要时给予氧气吸入。

（2）生命体征监护

术后每15～30分钟测体温、脉搏、呼吸、血压1次并记录，有条件的可施行心电监护6～12小时，严密监测血氧饱和度，如血氧饱和度低于95%应查找原因，及时报告医生对症处理。

（3）加强伤口护理

术后平卧12～24小时，术侧肢体伸直制动24小时，静脉穿刺盐袋局部压迫4～6小时，动脉穿刺盐袋局部压迫6～8小时。密切观察伤口有无出血、渗血或裂开、红肿及感染情况，保持伤口干燥，避免尿湿。

（4）防止血管痉挛和血栓形成

介入治疗先心病是一种经静脉插入导引丝、球囊、伞状闭合器等的技术，易造成血管内膜损伤致血栓形成。因此，术后应给予肝素抗凝治疗24小时，口服阿司匹林6个月，密切观察足背动脉搏动，皮肤颜色、温度、感觉等，防止栓塞、供血障碍而致坏死。

（5）假性动脉瘤的防治

术后穿刺处出现肿物，局部有波动，可闻及血管杂音，即为假性动脉瘤形成。较小动脉瘤且时间短者加压包扎可自愈，否则需手术治疗。假性动脉瘤的婴幼儿，尽量避免哭闹、咳嗽、打喷嚏、用力排便，可致腹压增高而使肿物增大。哭闹不止的患儿，可遵医嘱用镇静药。加强皮肤护理，防止皮肤感染导致动脉瘤破裂。

第八节　心包穿刺术及其护理

心包穿刺是指用心包穿刺针经体表穿入心包腔内，抽取一定量的心包积液，并进行化验，以明确疾病的性质；对急、慢性心脏压塞的患者进行穿刺抽液，以缓解压塞症状；对慢性化脓性心包炎患者进行治疗，抽出脓液，注入抗生素等。

【适应证】

（1）有心脏压塞症状的大量心包积液患者进行放液治疗。化脓性心包炎穿刺排脓。

（2）诊断性穿刺。抽液化验检查，明确液体性质及病因。

（3）心包腔内注射药物。

【禁忌证】

超声心动图证实积液位于后心包腔，无穿刺窗口，粘连性、局限性心包积液或心包积液过少。

【操作方法】

1. 术前准备

（1）有条件时术前患者取心包穿刺常用体位（半卧位），行超声定位。

（2）药品：消毒碘酒、乙醇或碘，1%利多卡因及各种抢救药品，静脉切开包1个。

（3）无菌注射器10ml和50ml各一个，消毒手套、纱布及试管、量杯等。

（4）如需持续引流，应备导管盒1个，包括特制心包引流管（或硅胶管、单腔或双腔静脉导管），导丝、扩张管，穿刺针、尖刀片1把。

（5）备用心电图机，心脏复律除颤器和气管插管等急救设备。

（6）向患者说明穿刺目的，家属签署知情同意书。

2. 操作方法

（1）患者取半卧位，建立静脉输液通路，行心电监护和血压监护。

（2）严格消毒心前皮肤，铺无菌孔巾，选择心尖或剑突下穿刺行局部麻醉。

（3）诊断性穿刺：将穿刺针连接注射器，在麻醉部位进针。若已行超声检查则根据超声定位方向及深度，保持负压进针，待抽出液体后停止进针。抽取积液留标本，术毕拔出针头，覆盖消毒纱布后胶布固定。

（4）心包引流：进针方法同诊断性穿刺。待抽出液体后，沿穿刺针送入导丝，取出穿刺针，在导丝入皮处切3mm小口，沿导丝送扩张管至心包腔，撤出扩张管，再沿导丝钢针送入引流管至心包腔内后撤出导丝。抽液留标本化验，导管与引流袋相连。若为双腔导管，另端以肝素帽封堵备用，缝针固定导管。引流结束后，拔出引流管，无菌纱布包扎。

【护理措施】

1. 术前护理

（1）术前准备

1）有条件时，术前患者取半卧位（心包穿刺常用体位），行超声定位。

2）药品：消毒碘酒，25%乙醇，1%利多卡因及各种抢救药品，静脉切开包一个。

3）无菌注射器 10ml 和 50ml 各一副，消毒手套，纱布及试管、量杯等。

4）如需持续引流，应备导管盒一个，包括特制心包引流管（或硅胶管、单腔或双腔静脉导管）、导丝、扩张管、穿刺针、尖刀片 1 把。

5）备用心电图机，心脏复律除颤器和气管插管等急救设备。

6）向患者说明穿刺目的，家属签署知情同意书。

（2）完善检查，如 ECG、出凝血时间测定等。

（3）心理护理

介绍心包穿刺术的治疗方法、注意事项、可能出现的反应。对患者进行心理疏导，稳定情绪，使患者主动配合治疗。精神紧张的患者可适当给予镇静药。

2. 术中护理

（1）密切观察患者面色、呼吸、血压、脉搏等指标的变化。

（2）密切观察患者有无心包胸膜反应、心源性休克等异常情况发生，如有异常及时协助医生处理。

3. 术后护理

（1）穿刺后 2 小时内应密切观察 ECG 的动态变化，同时观察呼吸、血压、脉搏每 30 分钟 1 次，共 4 次，并进行对比记录，注意有无不良反应发生。

（2）观察患者的神态、面色，如有面色苍白，则应提高警惕，谨防休克发生。

（3）心包穿刺后 2 小时内须绝对卧床休息，严禁起床排尿。

（4）观察是否存在胸闷气急，防气胸的发生，尤其是采取心尖部为穿刺点时更应注意。

第九节　心内膜心肌活检术及护理

心内膜活检术（EMB）是经外周静脉送入心内膜活检钳，夹取数块（一般 4～6 块）心肌组织，进行病理组织学化验，从而对心肌疾病的诊断、治疗、预后及科研提供重要依据的一种创伤性检查方法。

【适应证】

（1）心脏移植术后判定有无排斥反应，指导治疗。

（2）确定继发性心肌病的病因。

（3）协助心肌炎的诊断和随访。

【禁忌证】

（1）急性感染期间。

（2）出血性疾病或在抗凝治疗中。

（3）心脏显著扩大，心壁薄者。

（4）心力衰竭和严重心律失常。

（5）心室有附壁血栓。

【操作方法】

1. 术前准备

（1）药品：消毒碘酒、乙醇或碘伏，1%利多卡因、肝素溶液（300ml 液体内含肝素 25mg）及各种抢救药品。

（2）穿刺针及静脉穿刺鞘，导引钢丝，心肌活检钳。经股静脉途径时还要活检长鞘和右心导管。

（3）盛有 4%甲醛液小瓶以固定活检的组织。

（4）心脏监护仪、心脏电复律除颤仪和氧气、气管插管、心包穿刺包等。

（5）向患者说明手术中需要与医生配合的事项，签署手术知情同意书。

2. 手术方法

（1）采用经皮股静脉穿刺方法置入与活检钳相匹配的静脉鞘，在 X 线透视下送入套有右心导管的活检钳长鞘到右心室，退出右心导管，留置内含有肝素液体的活检长鞘在右心室腔内。经颈内静脉穿刺途径可直接经相匹配的静脉鞘送入活检钳。

（2）将活检钳导入右心室，操纵钳尾把柄使头端的钳口张开，缓慢推送至室间隔上中部，在双平面透视下顶住心内膜，迅速拉紧活检钳尾端的力柄，钳口紧闭咬住心内膜心肌组织，小心轻柔地向外牵拉，将活检钳迅速撤出体外。

（3）打开钳口，用小针挑取出活检的组织，置入 4% 甲醛液中固定。然后将钳身和钳口用肝素液浸洗后再次重新操作，每例在不同的部位取 3~5 块活组织送检。

（4）检查结束后，拔出鞘管，局部压迫止血、加压包扎。

（5）术后静卧 12 小时，严密观察脉搏、呼吸、血压情况。

【护理措施】

（1）取出活检钳过程中应保持钳叶关闭。

（2）重复送入活检钳前应用肝素盐水充分洗涤。

（3）取颈内静脉径路，应确定活检钳位于右心室而非冠状静脉窦。

（4）取股静脉径路，因采用长鞘，取出活检钳时需缓缓退出，然后自侧管抽回血弃掉，再用生理盐水冲洗长鞘，以免气体或小血栓进入肺动脉。

（5）心肌活检尚存有一定的并发症，如心肌穿孔、心脏压塞、气胸、空气栓塞、心律失常、神经麻痹等，因此在检查时、检查后应密切观察患者的情况，关注患者的主诉，以及时发现各种并发症，及时处理。心肌穿孔是一个极其严重的并发症，故操作时动作宜轻缓，切忌用力过猛，在右心室游离壁取材时尤其应注意；必要时行心电、血压监护，如有较严重的心律失常及时通知术者；压迫止血时间不应太短，以防穿刺处出血；同时注意无菌操作，防止穿刺部位感染。

参 考 文 献

[1] 孙桂芝. 心外科疾病围术期护理指南[M]. 北京：人民卫生出版社，2013.

[2] 汪道文，曾和松. 心血管内科疾病诊疗指南[M]. 第3版. 北京：科学出版社，2013.

[3] 周玉杰. 临床心血管疾病经典问答1000问[M]. 北京：人民卫生出版社，2013.

[4] 胡大一. 心血管内科[M]. 北京：北京科学技术出版社，2010.

[5] 中华医学会. 临床诊疗指南——心血管分册[M]. 北京：人民卫生出版社，2009.

[6] 侯桂华，霍勇. 心血管介入治疗护理实用技术[M]. 北京：北京大学医学出版社，2010.

[7] 李虹伟，严松彪. 实用心血管内科查房医嘱手册[M]. 北京：北京大学医学出版社，2012.

[8] 尤黎明，吴瑛. 内科护理学[M]. 北京：人民卫生出版社，2012.

[9] 中华医学会心血管病学分会. 心血管疾病防治指南和共识2013[M]. 北京：人民卫生出版社，2013.

[10] 孙淑娟，张志清. 心血管系统疾病[M]. 北京：人民卫生出版社，2012.

[11] 卢才义. 临床心血管介入操作技术[M]. 第2版. 北京：科学出版社，2009.

[12] 卫生部医政司. 心血管内科临床路径[M]. 北京：人民卫生出版社，2012.

[13] 董凤伟. 心血管内科护理基本知识与技能700问[M]. 北京：科学出版社，2010.

[14] 侯桂华，辜小芳. 心血管介入治疗围术期安全护理[M]. 北京：人民军医出版社，2012.

[15] 葛均波，徐永健. 内科学[M]. 北京：人民卫生出版社，2013.

[16] 叶任高. 内科学[M]. 第六版. 北京：人民卫生出版社，2006.

[17] 王吉耀. 内科学[M]. 第七版. 北京：人民卫生出版社，2005.